U0236630

中华医学百科全书

临床医学

核医学

国家出版基金项目
NATIONAL PUBLICATION FOUNDATION

中国协和医科大学出版社
北京

图书在版编目（CIP）数据

中华医学百科全书．核医学 / 田嘉禾，张永学主编．—北京：中国协和医科大学出版社，2020.12
ISBN 978-7-5679-1665-4

Ⅰ．①中…　Ⅱ．①田…②张…　Ⅲ．①核医学－基本知识　Ⅳ．①R

中国版本图书馆 CIP 数据核字（2020）第 242126 号

中华医学百科全书·核医学

主　　编：田嘉禾　张永学

编　　审：谢　阳

责任编辑：吴翠姣

出版发行：**中国协和医科大学出版社**
　　　　　（北京市东城区东单三条 9 号　邮编 100730　电话 010-65260431）

网　　址：www.pumcp.com

经　　销：新华书店总店北京发行所

印　　刷：北京雅昌艺术印刷有限公司

开　　本：889×1230　1/16

印　　张：12.25

字　　数：360 千字

版　　次：2020 年 12 月第 1 版

印　　次：2020 年 12 月第 1 次印刷

定　　价：218.00 元

ISBN 978-7-5679-1665-4

《中华医学百科全书》编纂委员会

总顾问　吴阶平　韩启德　桑国卫

总指导　陈　竺

总主编　刘德培　王　辰

副总主编　曹雪涛　李立明　曾益新　吴沛新

编纂委员（以姓氏笔画为序）

丁　洁	丁　樱	丁安伟	于中麟	于布为	于学忠	万经海
马　军	马　进	马　骁	马　静	马　融	马安宁	马建辉
马烈光	马绪臣	王　伟	王　辰	王　政	王　恒	王　铁
王　硕	王　舒	王　键	王一飞	王一镗	王士贞	王卫平
王长振	王文全	王心如	王生田	王立祥	王兰兰	王汉明
王永安	王永炎	王成锋	王延光	王华兰	王旭东	王军志
王声湧	王坚成	王良录	王拥军	王茂斌	王松灵	王明荣
王明贵	王金锐	王宝玺	王诗忠	王建中	王建业	王建军
王建祥	王临虹	王贵强	王美青	王晓民	王晓良	王高华
王鸿利	王维林	王琳芳	王喜军	王晴宇	王道全	王德文
王德群	木塔力甫·艾力阿吉		尤启冬	戈　烽	牛　侨	毛秉智
毛常学	乌　兰	卞兆祥	文卫平	文历阳	文爱东	方　浩
方以群	尹　佳	孔北华	孔令义	孔维佳	邓文龙	邓家刚
书　亭	毋福海	艾措千	艾儒棣	石　岩	石远凯	石学敏
石建功	布仁达来	占　堆	卢志平	卢祖洵	叶　桦	叶冬青
叶常青	叶章群	申昆玲	申春悌	田家玮	田景振	田嘉禾
史录文	冉茂盛	代　涛	代华平	白春学	白慧良	丛　斌
丛亚丽	包怀恩	包金山	冯卫生	冯希平	冯泽永	冯学山
边旭明	边振甲	匡海学	邢小平	达万明	达庆东	成　军
成翼娟	师英强	吐尔洪·艾买尔		吕时铭	吕爱平	朱　珠
朱万孚	朱立国	朱华栋	朱宗涵	朱建平	朱晓东	朱祥成
乔延江	伍瑞昌	任　华	任钧国	华　伟	伊河山·伊明	
向　阳	多　杰	邬堂春	庄　辉	庄志雄	刘　平	刘　进
刘　玮	刘　强	刘　蓬	刘大为	刘小林	刘中民	刘玉清
刘尔翔	刘训红	刘永锋	刘吉开	刘芝华	刘伏友	刘华平

刘华生	刘志刚	刘克良	刘更生	刘迎龙	刘建勋	刘胡波
刘树民	刘昭纯	刘俊涛	刘洪涛	刘献祥	刘嘉瀛	刘德培
闫永平	米玛	米光明	安锐	祁建城	许媛	许腊英
那彦群	阮长耿	阮时宝	孙宁	孙光	孙皎	孙锟
孙少宣	孙长颢	孙立忠	孙则禹	孙秀梅	孙建中	孙建方
孙建宁	孙贵范	孙洪强	孙晓波	孙海晨	孙景工	孙颖浩
孙慕义	严世芸	苏川	苏旭	苏荣扎布	杜元灏	杜文东
杜治政	杜惠兰	李飞	李方	李龙	李东	李宁
李刚	李丽	李波	李勇	李桦	李鲁	李磊
李燕	李冀	李大魁	李云庆	李太生	李曰庆	李玉珍
李世荣	李立明	李永哲	李志平	李连达	李灿东	李君文
李劲松	李其忠	李若瑜	李泽坚	李宝馨	李建初	李建勇
李映兰	李思进	李莹辉	李晓明	李凌江	李继承	李森恺
李曙光	杨凯	杨恬	杨勇	杨健	杨硕	杨化新
杨文英	杨世民	杨世林	杨伟文	杨克敌	杨甫德	杨国山
杨宝峰	杨炳友	杨晓明	杨跃进	杨腊虎	杨瑞馥	杨慧霞
励建安	连建伟	肖波	肖南	肖永庆	肖培根	肖鲁伟
吴东	吴江	吴明	吴信	吴令英	吴立玲	吴欣娟
吴勉华	吴爱勤	吴群红	吴德沛	邱建华	邱贵兴	邱海波
邱蔚六	何维	何勤	何方方	何绍衡	何春涤	何裕民
余争平	余新忠	狄文	冷希圣	汪海	汪静	汪受传
沈岩	沈岳	沈敏	沈铿	沈卫峰	沈心亮	沈华浩
沈俊良	宋国维	张泓	张学	张亮	张强	张霆
张澍	张大庆	张为远	张世民	张永学	张华敏	张宇鹏
张志愿	张丽霞	张伯礼	张宏誉	张劲松	张奉春	张宝仁
张建中	张建宁	张承芬	张琴明	张富强	张新庆	张潍平
张德芹	张燕生	陆华	陆林	陆小左	陆付耳	陆伟跃
陆静波	阿不都热依木·卡地尔		陈文	陈杰	陈实	陈洪
陈琪	陈楠	陈薇	陈士林	陈大为	陈文祥	陈代杰
陈尧忠	陈红风	陈志南	陈志强	陈规化	陈国良	陈佩仪
陈家旭	陈智轩	陈锦秀	陈誉华	邵蓉	邵荣光	武志昂
其仁旺其格	范明	范炳华	林三仁	林久祥	林子强	林江涛
林曙光	杭太俊	郁琦	欧阳靖宇	尚红	果德安	
明根巴雅尔	易定华	易著文	罗力	罗毅	罗小平	罗长坤
罗颂平	帕尔哈提·克力木		帕塔尔·买合木提·吐尔根			

图门巴雅尔	岳伟华	岳建民	金玉	金奇	金少鸿	金伯泉
金季玲	金征宇	金银龙	金惠铭	周兵	周永学	周光炎
周灿全	周良辅	周纯武	周学东	周宗灿	周定标	周宜开
周建平	周建新	周春燕	周荣斌	周福成	郑一宁	郑志忠
郑金福	郑法雷	郑建全	郑洪新	郑家伟	郎景和	房敏
孟群	孟庆跃	孟静岩	赵平	赵群	赵子琴	赵中振
赵文海	赵玉沛	赵正言	赵永强	赵志河	赵彤言	赵明杰
赵明辉	赵耐青	赵临襄	赵继宗	赵铱民	赵靖平	郝模
郝小江	郝传明	郝晓柯	胡志	胡大一	胡文东	胡向军
胡国华	胡昌勤	胡晓峰	胡盛寿	胡德瑜	柯杨	查干
柏树令	柳长华	钟翠平	钟赣生	香多·李先加		段涛
段金廒	段俊国	侯一平	侯金林	侯春林	俞光岩	俞梦孙
俞景茂	饶克勤	施慎逊	姜小鹰	姜玉新	姜廷良	姜国华
姜柏生	姜德友	洪两	洪震	洪秀华	洪建国	祝庆余
祝陳晨	姚永杰	姚克纯	姚祝军	秦川	袁文俊	袁永贵
都晓伟	晋红中	栗占国	贾波	贾建平	贾继东	夏照帆
夏慧敏	柴光军	柴家科	钱传云	钱忠直	钱家鸣	钱焕文
倪健	倪鑫	徐军	徐晨	徐云根	徐永健	徐志云
徐志凯	徐克前	徐金华	徐建国	徐勇勇	徐桂华	凌文华
高妍	高晞	高志贤	高志强	高金明	高学敏	高树中
高健生	高思华	高润霖	郭岩	郭小朝	郭长江	郭巧生
郭宝林	郭海英	唐强	唐向东	唐朝枢	唐德才	诸欣平
谈勇	谈献和	陶广正	陶永华	陶芳标	陶·苏和	陶建生
黄钢	黄峻	黄烽	黄人健	黄叶莉	黄宇光	黄国宁
黄国英	黄跃生	黄璐琦	萧树东	梅亮	梅长林	曹佳
曹广文	曹务春	曹建平	曹洪欣	曹济民	曹雪涛	曹德英
龚千锋	龚守良	龚非力	袭著革	常耀明	崔蒙	崔丽英
庾石山	康健	康廷国	康宏向	章友康	章锦才	章静波
梁萍	梁显泉	梁铭会	梁繁荣	谌贻璞	屠鹏飞	隆云
绳宇	巢永烈	彭成	彭勇	彭明婷	彭晓忠	彭瑞云
彭毅志	斯拉甫·艾白		葛坚	葛立宏	董方田	蒋力生
蒋建东	蒋建利	蒋澄宇	韩晶岩	韩德民	惠延年	粟晓黎
程伟	程天民	程仕萍	程训佳	童培建	曾苏	曾小峰
曾正陪	曾学思	曾益新	谢宁	谢立信	蒲传强	赖西南
赖新生	詹启敏	詹思延	鲍春德	窦科峰	窦德强	赫捷

蔡　威　　裴国献　　裴晓方　　裴晓华　　廖品正　　谭仁祥　　谭先杰
翟所迪　　熊大经　　熊鸿燕　　樊飞跃　　樊巧玲　　樊代明　　樊立华
樊明文　　樊瑜波　　黎源倩　　颜　虹　　潘国宗　　潘柏申　　潘桂娟
薛社普　　薛博瑜　　魏光辉　　魏丽惠　　藤光生　　B·吉格木德

《中华医学百科全书》学术委员会

主任委员　巴德年

副主任委员（以姓氏笔画为序）

汤钊猷　　吴孟超　　陈可冀　　贺福初

学术委员（以姓氏笔画为序）

盛志勇	康广盛	章魁华	梁文权	梁德荣	彭名炜	董　怡
程天民	程元荣	程书钧	程伯基	傅民魁	曾长青	曾宪英
温　海	裘雪友	甄永苏	褚新奇	蔡年生	廖万清	樊明文
黎介寿	薛　淼	戴行锷	戴宝珍	戴尅戎		

《中华医学百科全书》工作委员会

主任委员　吴沛新

副主任委员　李　青

顾问　罗　鸿

编审（以姓氏笔画为序）

司伊康　　张之生　　张立峰　　陈　懿　　陈永生　　呼素华　　郭亦超
傅祚华　　谢　阳

编辑（以姓氏笔画为序）

于　岚　　王　霞　　尹丽品　　孙文欣　　李元君　　李亚楠　　吴翠姣
沈冰冰　　陈　佩

工作委员

蔡洁艳　　谢　阳　　张　凌　　左　谦　　韩　鹏　　张　宇　　吴　江
李志北　　陈　楠

办公室主任　吴翠姣

办公室副主任　孙文欣　　沈冰冰

临床医学

王跃涛　　常州市第一人民医院

王瑞民　　中国人民解放军总医院

韦智晓　　广西医科大学第一附属医院

左长京　　第二军医大学附属长海医院

石洪成　　复旦大学附属中山医院

田　梅　　浙江大学医学院附属第二医院

田嘉禾　　中国人民解放军总医院

兰晓莉　　华中科技大学协和医院

朱朝晖　　北京协和医院

安　锐　　华中科技大学协和医院

安少辉　　上海联影科技有限公司

安建平　　兰州总医院

李　方　　北京协和医院

李　林　　四川大学华西医院

李　彪　　上海交通大学医学院附属瑞金医院

李亚明　　中国医科大学附属第一医院

李思进　　山西医科大学第一医院

杨　志　　北京大学肿瘤医院

杨国仁　　山东省肿瘤医院

吴　华　　厦门大学附属第一医院

何作祥　　清华大学附属北京清华长庚医院

何志礼　　香港养和医院

汪　静　　空军军医大学西京医院

张永学　　华中科技大学协和医院

张晓丽　　首都医科大学附属北京安贞医院

张锦明　　中国人民解放军总医院

陈　跃　　西南医科大学附属医院

林岩松　　北京协和医院

赵长久　　哈尔滨医科大学附属第一医院

赵新明　　河北医科大学第四医院

侯桂华　　山东大学实验核医学研究所

袁耿彪　　重庆医科大学附属第二医院

耿建华　　中国医学科学院肿瘤医院

徐　浩　　暨南大学附属第一医院

徐白萱　　中国人民解放军总医院

徐慧琴　　安徽医科大学第一附属医院

高再荣　　华中科技大学协和医院

阎紫宸　　台湾长庚医院

黄　钢　　上海交通大学医学院附属仁济医院

韩星敏　　郑州大学第一附属医院

富丽萍　　北京中日友好医院

谭　建　　天津医科大学总医院

霍　力　　北京协和医院

学术秘书（以姓氏笔画为序）

王瑞民　　中国人民解放军总医院

高再荣　　华中科技大学协和医院

前　言

　　《中华医学百科全书》终于和读者朋友们见面了！

　　古往今来，凡政通人和、国泰民安之时代，国之重器皆为科技、文化领域的鸿篇巨制。唐代《艺文类聚》、宋代《太平御览》、明代《永乐大典》、清代《古今图书集成》等，无不彰显盛世之辉煌。新中国成立后，国家先后组织编纂了《中国大百科全书》第一版、第二版，成为我国科学文化事业繁荣发达的重要标志。医学的发展，从大医学、大卫生、大健康角度，集自然科学、人文社会科学和艺术之大成，是人类社会文明与进步的集中体现。随着经济社会快速发展，医药卫生领域科技日新月异，知识大幅更新。广大读者对医药卫生领域的知识文化需求日益增长，因此，编纂一部医药卫生领域的专业性百科全书，进一步规范医学基本概念，整理医学核心体系，传播精准医学知识，促进医学发展和人类健康的任务迫在眉睫。在党中央、国务院的亲切关怀以及国家各有关部门的大力支持下，《中华医学百科全书》应运而生。

　　作为当代中华民族"盛世修典"的重要工程之一，《中华医学百科全书》肩负着全面总结国内外医药卫生领域经典理论、先进知识，回顾展现我国卫生事业取得的辉煌成就，弘扬中华文明传统医药璀璨历史文化的使命。《中华医学百科全书》将成为我国科技文化发展水平的重要标志、医药卫生领域知识技术的最高"检阅"、服务千家万户的国家健康数据库和医药卫生各学科领域走向整合的平台。

　　肩此重任，《中华医学百科全书》的编纂力求做到两个符合。一是符合社会发展趋势：全面贯彻以人为本的科学发展观指导思想，通过普及医学知识，增强人民群众健康意识，提高人民群众健康水平，促进社会主义和谐社会构建。二是符合医学发展趋势：遵循先进的国际医学理念，以"战略前移、重心下移、模式转变、系统整合"的人口与健康科技发展战略为指导。同时，《中华医学百科全书》的编纂力求做到两个体现：一是体现科学思维模式的深刻变革，即学科交叉渗透/知识系统整合；二是体现继承发展与时俱进的精神，准确把握学科现有基础理论、基本知识、基本技能以及经典理论知识与科学思维精髓，深刻领悟学科当前面临的交叉渗透与整合转化，敏锐洞察学科未来的发展趋势与突破方向。

　　作为未来权威著作的"基准点"和"金标准"，《中华医学百科全书》编纂过程中，制定了严格的主编、编者遴选原则，聘请了一批在学界有相当威望、具有较高学术造诣和较强组织协调能力的专家教授（包括多位两院院士）担任大类主编和学科卷主编，确保全书的科学性与权威性。另外，还借鉴了已有百科全书的编写经验。鉴于《中华医学百科全书》的编纂过程本身带有科学研究性质，还聘请了若干科研院所的科研管理专家作为特约编审，站在科研管理的高度为全书的顺利编纂保驾护航。除了编者、编审队伍外，还制订了详尽的质量保证计划。编纂委员会和工作委员会秉持质量源于设计的理念，共同制订了一系列配套的质量控制规范性文件，建立了一套切实可行、行之有效、效率最优的编纂质量管理方案和各种情况下的处理原则及预案。

《中华医学百科全书》的编纂实行主编负责制，在统一思想下进行系统规划，保证良好的全程质量策划、质量控制、质量保证。在编写过程中，统筹协调学科内各编委、卷内条目以及学科间编委、卷间条目，努力做到科学布局、合理分工、层次分明、逻辑严谨、详略有方。在内容编排上，务求做到"全准精新"。形式"全"：学科"全"，册内条目"全"，全面展现学科面貌；内涵"全"：知识结构"全"，多方位进行条目阐释；联系整合"全"：多角度编制知识网。数据"准"：基于权威文献，引用准确数据，表述权威观点；把握"准"：审慎洞察知识内涵，准确把握取舍详略。内容"精"："一语天然万古新，豪华落尽见真淳。"内容丰富而精练，文字简洁而规范；逻辑"精"："片言可以明百意，坐驰可以役万里。"严密说理，科学分析。知识"新"：以最新的知识积累体现时代气息；见解"新"：体现出学术水平，具有科学性、启发性和先进性。

《中华医学百科全书》之"中华"二字，意在中华之文明、中华之血脉、中华之视角，而不仅限于中华之地域。在文明交织的国际化浪潮下，中华医学汲取人类文明成果，正不断开拓视野，敞开胸怀，海纳百川般融入，润物无声状拓展。《中华医学百科全书》秉承了这样的胸襟怀抱，广泛吸收国内外华裔专家加入，力求以中华文明为纽带，牵系起所有华人专家的力量，展现出现今时代下中华医学文明之全貌。《中华医学百科全书》作为由中国政府主导，参与编纂学者多、分卷学科设置全、未来受益人口广的国家重点出版工程，得到了联合国教科文等组织的高度关注，对于中华医学的全球共享和人类的健康保健，都具有深远意义。

《中华医学百科全书》分基础医学、临床医学、中医药学、公共卫生学、军事与特种医学和药学六大类，共计 144 卷。由中国医学科学院/北京协和医学院牵头，联合军事医学科学院、中国中医科学院和中国疾病预防控制中心，带动全国知名院校、科研单位和医院，有多位院士和海内外数千位优秀专家参加。国内知名的医学和百科编审汇集中国协和医科大学出版社，并培养了一批热爱百科事业的中青年编辑。

回览编纂历程，犹然历历在目。几年来，《中华医学百科全书》编纂团队呕心沥血，孜孜矻矻。组织协调坚定有力，条目撰写字斟句酌，学术审查一丝不苟，手书长卷撼人心魂……在此，谨向全国医学各学科、各领域、各部门的专家、学者的积极参与以及国家各有关部门、医药卫生领域相关单位的大力支持致以崇高的敬意和衷心的感谢！

《中华医学百科全书》的编纂是一项泽被后世的创举，其牵涉医学科学众多学科及学科间交叉，有着一定的复杂性；需要体现在当前医学整合转型的新形式，有着相当的创新性；作为一项国家出版工程，有着毋庸置疑的严肃性。《中华医学百科全书》开创性和挑战性都非常强。由于编纂工作浩繁，难免存在差错与疏漏，敬请广大读者给予批评指正，以便在今后的编纂工作中不断改进和完善。

刘德培

凡　例

一、《中华医学百科全书》（以下简称《全书》）按基础医学类、临床医学类、中医药学类、公共卫生类、军事与特种医学类、药学类的不同学科分卷出版。一学科辑成一卷或数卷。

二、《全书》基本结构单元为条目，主要供读者查检，亦可系统阅读。条目标题有些是一个词，例如"标记率"；有些是词组，例如"体内示踪"。

三、由于学科内容有交叉，会在不同卷设有少量同名条目。例如《中医儿科学》《针灸学》都设有"惊风"条目。其释文会根据不同学科的视角不同各有侧重。

四、条目标题上方加注汉语拼音，题目标题后附相应的外文。例如：

hé yī xué
核医学（nuclear medicine）

五、本卷条目按学科知识体系顺序排列。为便于读者了解学科概貌，卷首条目分类目录中条目标题按阶梯式排列，例如：

实验核医学……………………………………………………………………………
　放射性测量技术………………………………………………………………………
　　γ 计数测量 …………………………………………………………………………
　　β 计数测量 …………………………………………………………………………

六、各学科都有一篇介绍本学科的概观性条目，一般作为本学科卷的首条。介绍学科大类的概观性条目，列在本大类中基础性学科卷的学科概观性条目之前。

七、条目之中设立参见系统，体现相关条目内容的联系。一个条目的内容涉及其他条目，需要其他条目的释文作为补充的，设为"参见"。所参见的本卷条目的标题在本条目释文中出现的，用楷体字印刷；所参见的本卷条目的标题未在本条目释文中出现的，在括号内用楷体字印刷该标题，另加"见"字；参见其他卷条目的，注明参见条所属学科卷名，如"参见□□□卷"或"参见□□□卷□□□□"。

八、《全书》医学名词以全国科学技术名词审定委员会审定公布的为标准。同一概念或疾病在不同学科有不同命名的，以主科所定名词为准。字数较多，释文中拟用简称的名词，每个条目中第一次出现时使用全称，并括注简称，例如：甲型病毒性肝炎（简称甲肝）。个别众所周知的名词直接使用简称、缩写，例如：B 超。药物名称参照《中华人民共和国药典》2015 年版和《国家基本药物目录》2012 年版等。

九、《全书》量和单位的使用以国家标准 GB 3100～3102—1993《量和单位》为准。援引古籍或外文时维持原有单位不变。必要时括注与法定计量单位的换算。

十、《全书》数字用法以国家标准 GB/T 15835—2011《出版物上数字用法》为准。

十一、正文之后设有内容索引和条目标题索引。内容索引供读者按照汉语拼音字母顺序查检条目和条目之中隐含的知识主题。条目标题索引分为条目标题汉字笔画索引和条目外文标题索引，条目标题汉字笔画索引供读者按照汉字笔画顺序查检条目，条目外文标题索引供读者按照外文字母顺序查检条目。

十二、部分学科卷根据需要设有附录，列载本学科有关的重要文献资料。

目　录

hé yī xué

核医学（nuclear medicine）

研究核技术在医学领域的应用及其理论的交叉学科。涉及物理、化学、生物学、工业制造、电子学等多个学科。随着医学、生物学和生命科学的进步，核医学不断地快速发展和扩大。

发展简史 核医学源于三个方面的科技发展。①核素（主要是放射性核素）：1986 年 2 月，法国物理学家亨利·贝可勒尔（Henri Becquerel）发现了天然放射性；随后法国科学家居里（Curie）夫妇提炼分离出天然放射性元素钍、钋和镭；1930 年，美国物理学家劳伦斯（Lawrence）发明并制造了回旋加速器；此后，利用原子能反应堆和加速器生产出多种放射性核素，奠定了核医学的物质基础。②示踪原理与示踪剂（放射性药物）：1913 年，匈牙利化学家哈维赛（de Hevesy）发现放射性元素与非放射性元素化学性质不可区分，提出用放射性探测追踪微量化学活动，称为示踪原理；1925 年，美国内科医生布卢姆加特（Blumgart）等将放射性元素引入人体完成循环时间测定，1936 年，劳伦斯用 ^{32}P 完成了人体白血病治疗，到 20 世纪 40～50 年代，^{131}I 治疗甲状腺疾病及通过逐点检测绘制 ^{131}I 在甲状腺二维图像，均成为核医学发展史上重要的事件。③放射性检测及成像设备：放射性核素发出的高能射线无法用肉眼直接观察，20 世纪 20～30 年代，发展出通过不同原理检测放射线的设备，经过以盖革计数器、定标器、井型探测器为代表的单纯测定射线（一维）；到以逐点探测的直线扫描仪，以 SPECT、PET 为代表的一次测定设定范围（视野）内射线分布（二维）成像，通过探测器环绕或成角度实现容积内射线分布（三维）的断层（又称体层）成像的历程，发展到当前将不同成像方式在空间上相互融合、以 PET/CT 和 PET/MR 为代表的结构 - 功能多模态成像的阶段。目前，除保留在核素放射性测定等场合外，单纯的一维、二维（扫描仪）在日常临床工作中已经基本弃用，而融合成像设备（SPECT/CT、PET/CT 和 PET/MR）已经成为核医学的主流设备。

根据目前掌握的资料，中国大陆核医学起步于 20 世纪 50 年代中期。1956 年，在西安第四军医大学举办了中国首届放射性同位素技术学习班，主要教员为丁德沣、王世真、吕家鸿（姓氏笔画为序），主要设备为 64 位电子管定标器，并在第四军医大学建立了同位素实验室。次年，国家主管部门选派叶根耀、吴德昌、邢家骝等赴苏联学习同位素技术，这些专家回国后，先后在北京、天津、上海、广州举办培训班。1958 年起，全国多家医疗机构建立了同位素室，核医学开始进入临床实用阶段。20 世纪 60 年代初，中国原子能科学研究院同位研究所联合多家医疗机构和药品检测机构，协作攻关，实现了部分医用同位素国产化，并且大力发展核素标记技术，形成多种诊断、治疗和体外用核素产品，推动了中国核医学发展。20 世纪 70～80 年代，中国陆续引进 γ 照相机、SPECT 等设备，1995 年、2002 年、2012 年又先后引进 PET、PET/CT、PET/MR 等设备，中国大陆地区核医学逐步实现了现代化。同一时期，中国大陆地区核医学临床与实验技术迅速发展，已经在国际上产生了一定的影响。1954 年，

台湾大学医学院姜蓝章建立同位素实验室，王光柱用 ^{131}I 诊断并治疗甲状腺功能亢进症。叶鑫华创立台北荣民总医院（1970 年）和三军总医院（1972 年）核子医学部，1984 年购买 SPECT，1992 年设立回旋加速器中心，购买 PET 和回旋加速器。2004 年，林口长庚医院阎紫宸建立分子影像转译平台，开启了学界和国内外产业界直接沟通的桥梁。香港的核医学起步于 1957 年，早期属放射治疗辖下，20 世纪 70 年代归入放射诊断科，1980 年，何鸿超制订核医学科独立方案，1988 年核医学列为专科。1973 年，伊利沙伯医院引进首台伽马扫描仪；1989 年，养和医院何志礼创建了配备医用回旋加速器、PET 扫描仪及放射同位素药室的临床正电子扫描中心，并在 2002、2015 年先后引进 PET/CT 和 PET/MR。1985 年香港核医学会成立。

研究内容 核医学的研究内容较广泛，亚专科较多（图）。根据核素（或放射性药物）与使用对象的关系，可分为体内和体外两类；根据应用目的，可分为治疗、诊断和实验研究三类；根据研究方向和范围，可以分为基础核医学、临床核医学和分子（实验）核医学等亚专科。不同亚专科和分类之间，有部分概念和内容的重叠和相互融合。

研究方法 核医学技术是将核素、核素标记物引入特定生物活动过程，利用标记物的生物定位（称为靶向）和标记核素所发出的放射线实现诊断、治疗和与医学相关研究。主要方法包括：①利用不同生物特性分子的标记，实现全身几乎所有器官的功能、代谢等生物特征的在体可视化检测，如脑代谢显像、肺通气显像、心

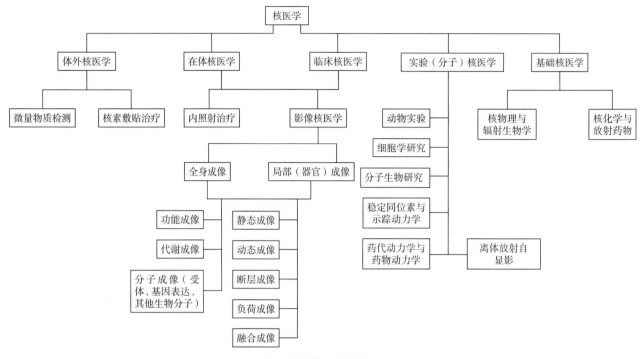

图　核医学分类示意图

肌灌注显像、肾功能显像、全身骨显像等。②利用具有高辐射效应的核素标记物完成特异性高、毒副作用少、效果明显等优势的内照射放疗，如甲状腺功能亢进症、甲状腺癌、转移性骨肿瘤等的核素治疗。③利用标记物辐射效应进行体外微量物质测定、体外核素敷贴治疗皮肤疾病，具有肯定效果。④利用示踪技术，包括稳定性同位素技术，可以进行一般方法难以实现的生命科学与药学研究方面的工作。⑤随"精准医疗""转化医学""分子医学"等新理念的实用化，核医学在体、靶向性质的价值更得到进一步的体现。

与邻近学科的关系　根据国家有关部门的分类，核医学与影像医学共同组成二级学科。核医学相关技术与其他影像技术（如CT、超声、磁共振等）均通过可视化方式反映人体状态，为诊断和指导治疗决策提供重要的辅助信息。但核医学与其他影像技术的成像基础不同，兼具体内外应用、固有治疗效应，可以作为其他学科的重要补充。与其他影像技术相比，核医学技术的特点突出。①非药理性：通过核素的射线实现定量检测、成像或治疗，绝大多数放射性药物本身并不具备药理学作用，因此无毒、无损伤、不影响被检测的生物过程。②特异靶向性：放射性药物与体内（外）生物靶分子的亲和性，可以"主动"与靶分子结合，实现自身固有的生物靶向性。③高灵敏性：基于放射线探测的原理，核医学可以检测到体内 10^{-15}mol 浓度的生物分子，因此所用"痕量"（极微量）放射性药物即足以完成诊断与治疗任务。④动态生理性：大多数放射性药物，特别是正电子核素标记药物，与体内固有生物分子相似性很高，故可以定量、定性、定位反映所结合生物分子性状、代谢、清除等在体生物活动的过程。⑤高适应性：核素标记是目前最成熟的标记技术，可以根据不同的观察目的灵活选择特定或多种相关分子进行标记，具有多模态成像属性和很高的临床、研究适应性。⑥有一定的辐射剂量：绝大多数核医学诊治实践使用放射性核素标记的放射性药物，融合成像技术（SPECT/CT 和 PET/CT）还有源于 CT 的辐射，虽然目前核医学成像技术产生的辐射剂量完全符合安全范围，但核素治疗的剂量在特殊人群应用时，还是应该严格控制应用对象接受的辐射效应，规范辐射防护措施。

此外，由于在体使用痕量放射性药物，核医学实践过程中必须注意的问题：①获得信号少，成像质量相对较低、成像速度相对慢。②对放射性药物供应的依赖。③治疗应用、儿童和特殊人群应用时的辐射安全性考虑。④专科工作人员、工作环境的放射性防护和管理。⑤放射性药物使用后残余或体内排出的液体、固体、气体放射性废物的安全处理。

由于上述特点，一般核医学

很少被临床疾病诊治指南推荐为首选诊断、治疗技术，而是作为重要甚至是必要的补充手段。

（田嘉禾 阎紫宸 何志礼）

hé yīxué wùlǐ jīchǔ

核医学物理基础（physical basis of nuclear medicine）

研究核医学相关核物理概念、规律及表达方式等基础知识。

1869 年俄国门捷列夫发明元素周期表；1896 年法国贝克勒尔发现元素自发放射性；1898 年法国居里夫妇研制了专门仪器测量放射性，相继发现钋和镭；1899~1907 年加拿大卢瑟福、法国维拉德和英国索迪先后发现 α、β、γ 射线及放射性指数衰变规律；1910 年美国索迪、法扬斯提出同位素概念；1930 年奥地利泡利提出了中性微粒，并在 1932 年被意大利费米命名为中微子；1929 年中国赵忠尧发现高能 γ 射线的"反常吸收"和"特殊辐射"，后被美国安德逊在 1932 年证实为正电子；1957 年，吴健雄等证实了李政道和杨振宁 1956 年提出的宇称不守恒理论，进一步促进了粒子物理的研究发展。

核物理发展历史久，研究方法多样，涵盖了原子构成、元素、核素、同位素、核衰变等概念，放射性、射线的表征、射线与物质相互作用的规律，以及必要的测定、计算及表达式等。核医学的核物理基础只涉及核物理学中的部分内容。

核医学物理基础与核药学、辐射生物与放射防护并列为核医学及相关工作的重要背景知识，是进一步了解和开展核医学各项工作的必要前提。核物理基础还是放射性探测及核医学相关设备发展的基础。

（田嘉禾）

yuánsù

元素（element）

具有相同核电荷数（质子数）的同一类原子的总称。不同学科领域对元素有不同的定义与内容，不加注明的情况下，通常指化学元素。化学元素的认定与命名由国际理论与应用化学联盟（International Union of Pure and Applied Chemistry，IUPAC）负责。

存在形式 元素的自然存在形态有气态、液态和固态三种。不同元素的三种存在状态可以在不同条件（压力和温度）下转换。固态下的纯物质，可以在特定条件下形成原子间有规律的排列状态，称为晶态。

元素可以单独存在（如金、铜、碳、氦），但多数情况下元素通过化学键与其他元素结合，即化合物形态，包括简单小分子（如水、氯化钠）和复杂大分子（如蛋白质）。元素是地球一切有形物质的基本构成成分。

表达符号 元素准确和方便的文字表达方式：$_{Z}^{A}X_{n}^{n'}$，其中 X 为元素符号，为元素大写拉丁或英语字头（如 H-氢，O-氧）或大写字头+元素名中便于区别的小写字符（如 Cu-铜，Tc-锝）；左下角标 Z 为原子序数，即元素原子核内质子数；左上角 A 为原子量（原子质量），即元素原子核内质子和中子数量之和；右下角 n 为非纯物质形式中该元素的原子数量（如 H_2O-水，Na_2HPO_4-磷酸氢二钠）；右上角 n' 用字母和符号表征原子特定状态（如 +/- 表示离子态，即原子缺/多电子状态，m 表示原子核同质异能状态）。

自然属性 元素具有独特的专一化学属性，独立元素必须有存在超过原子核吸引电子云形成所需时间（$>10^{-14}$ 秒）的原子。

随原子序数增加，元素的化学特性呈现周期性变化，故按其化学特性，可以将元素排列成表格，即化学元素周期表。目前为止，元素周期表收录了 118 种化学元素。前 94 种为地球自然环境中存在的元素；后 24 种元素自然寿命极短，只能通过人工核反应技术产生，自然界中难以发现。

元素的物理、化学和生物学特性，受其原子核组分左右。同一元素家族的不同核素，无论是否有放射性，均处在元素周期表上同一固定位置，故称为同位素（isotope），其中带有放射性者称为放射性同位素（即放射性核素）。每种元素的同位素均具有相同的原子序数（质子数），故其基本性质、化学特性、生物学特性相同，但核内中子数不同，故核物理特性不同，并具有不同的原子量。氢元素由于仅有 1 个质子，故其同位素（如 ^2H）的化学性质也受其核内中子数量影响。科学实践中，常用元素符号+原子量的方式表达特定核素（如 ^{131}I、^3H）。

来源 自然存在的元素多产生于宇宙起源过程：氢、氦在宇宙大爆炸时形成，原子序数较高的重元素（如铁）在恒星形成过程中产生，超重元素在中子星、超新星爆发时产生，并通过不同途径转到地球；一些元素在宇宙射线作用下通过核反应产生；还有部分元素通过宇宙产生的长半衰期母核衰变而来，也可通过重元素裂变产生。

序数高（Z > 95）的重放射性元素半衰期过短，即使在宇宙起源时可能存在，到目前也早已衰变殆尽，只能通过人工方式产生并认定。

核医学中常用到与元素相关

的概念，包括核素、同位素。这些概念有一定的重合，一定程度上可以换用。但严格意义上，核素指特定的元素，由具有相同的原子核内基本粒子组成，强调的是其核性质；同位素仅要求原子内质子数相同，强调的是其化学性质；而元素是所有同类核素、同位素的总称。

（田嘉禾）

hésù

核素（nuclide）

具有一定数量质子、中子、核电荷、质量、能态，平均寿命足以被观察到的同类原子的统称。核素的内涵与元素、同位素有交叉，一般元素或同位素包括同一基本属性的所有核素，核素只是其中一种类型的原子。如碳 –11、碳 –13 和碳 –14 与日常生活中的碳 –12 具有同样数目的质子（6 个），均属于碳元素，但却是 4 种不同的核素，互称为碳的同位素。

组成 除元素氢（^{1}H）外，所有核素的原子核均含有一定数量的基本粒子，主要为：质子（proton，质量 $1.6726231 \times 10^{-27}$kg，带 1.6×10^{-19}C 正电荷；其数目等于原子序数，符号"p"），中子（neutron，质量 $1.6749286 \times 10^{-27}$kg，电中性，符号"n"）。质子数目决定原子的化学性质及其元素归属（原子序数 Z）；中子与原子核的稳定与物理特性相关；质子与中子数量之和等于核素的原子量（A）。由于任何特定原子的基本属性（化学、物理、生物）由其原子核内的基本粒子决定，故在 1947 年启用了"核素"统一这些原子的名称。

原子核中的质子带有正电荷，故核素中的原子带有同等数量负电荷的电子，保持正常静态核素的电中性。在特定条件下，电子

可以增加和减少，原子处于离子状态，但电子数量变化不影响元素的根本属性。反之，如果质子数增加和减少，必然伴随原子根本属性（原子序数）的改变，从一种核素变成另一种核素，这一过程称为核衰变。

中子不带电荷，在原子核内发挥稳定作用，故凡有 2 个及 2 个以上质子的核素，原子核内均有一定数量的中子。随核内质子量的增加，中子与质子的比例也逐渐从 1:1 增加到 1.5:1。单纯中子数量改变不改变核素基本属性，但中子自身携带能量，可以通过释放粒子（α 射线、β$^+$ 射线、中微子或中子自身）或/和能量（γ 射线、X 射线）实现衰变。

种类 元素的基本属性取决于原子核内质子、中子的比例及核结合能态，故一种元素可有多种不同核素，每种核素在同族元素中自然存在的比重（又称丰度）不同。原子序数 1 ~ 82 的元素含有长期存在、不发生核素基本性质改变（即衰变）的稳定性核素（stable nuclide）。序数 83 ~ 94 的元素中，一些核素衰变很慢，从其产生到衰变为原始数量一半的时间（即半衰期，$T_{1/2}$）长达数万亿年，如 ^{209}Bi（$T_{1/2}=1.9 \times 10^{19}$ 年），其衰变基本无法观测，故科学上将半衰期 > 10^{15} 年的放射性核素也归入稳定性核素。序数 95 以上的元素没有稳定核素，能自发衰变或发生核能态变化，伴有射线发出，称为放射性核素（radioactive nuclide）。放射性核素的衰变方式、衰变时间及发出的射线种类与能量不同。一些原子序数高的放射性核素可以发生多次、多种衰变，分别称为连续衰变和分支衰变。每次衰变前的核素称为母核（素），衰变产生的核素称为子核

（素），子核素可以继续衰变直到达到稳定的核素或核能态（基态，ground state）。目前已知地球上自然存在的放射性核素 86 种，稳定核素 253 种。

（田嘉禾）

tóngwèisù

同位素（isotope）

原子序数（核内质子数）相同，但质量数不同（中子数不同）的一类核素。因其原子序数相同，在元素周期表中占据同一位置而得名。同一种元素的所有组成核素相互为同位素，非特指情况下，同位素是该元素代表性稳定元素（如 ^{1}H、^{12}C）外的其他同类核素（如 ^{2}H、^{13}C）的总称。其中部分核素不稳定，称为放射性同位素（如 ^{3}H、^{11}C）。

同位素核内质子数相同，因此几乎所有同位素（包括放射性同位素）的化学性质基本一致，故其生物化学性质、生物学性质也基本一致，如用 ^{15}O 取代普通氧（^{16}O），得到的 ^{15}O$_2$ 与分子氧的化学、生物学性质是一样的。这是核医学利用同位素完成医疗和生物学研究的化学和生物学基础。但同位素原子核内中子数不同，致使其原子量、核稳定性及物理性质有所不同。如 ^{14}C 是放射性同位素，自然丰度占碳元素 0.0000000001%，半衰期为 5 730 ± 40 年，经 β 衰变转变为 ^{14}N。^{14}C 由宇宙射线与氮作用生成，其丰度基本保持不变，故常用于考古学中测定含碳物质的年代。放射性同位素在保留元素性质不变条件下，规律性发出射线，是核医学完成医疗和生物学研究的核物理基础。

虽然元素（核素）的化学（生物）性质由原子核内的质子数量决定，理论上用放射性同位素取

代生物分子中的稳定核素不会改变该分子的功能与作用，但一些原子量大的同位素会影响标记产物与自然分子的化学性质，在核医学实践中应予以充分注意。氢（^{1}H）只有 1 个质子，故其同位素 ^{2}H、^{3}H 各有 1、2 个中子，由于元素过轻，中子数目对氢的生物学表现的影响不可忽视，是同位素性质特征的一个特例。

原子核内基本粒子的组成与数量对核素性质及其应用有决定性作用，故根据原子核内基本粒子不同方式组合，不同类型但有一定"相似性"的原子有单独的称谓。①同中素（isotone）：又称同中子异位素、同中子异荷素，即中子数相同、质子数不同的一类核素。②同量异位素（isobar）：即质子数、中子数不同，但原子质量数相同的一类核素。③同质异能素（isomer）：与核素本身原子序数和质量数相同，但处于不同核能态，通过同质异能跃迁从高能态退激发达到相对稳定能态，但不改变性质的核素。这些衍生的核物理概念与核素衰变规律有一定关系。

（田嘉禾）

tóngzhìyìnéngsù

同质异能素（isomer）

原子序数和质量数相同，但处于不同核能态的核素。通常在核素化学符号右上角加"m"表达，如 ^{113}In^m 是 ^{113}In 的同质异能素。在核医学实践中，为了方便，通常将"m"直接写在原子质量数后，如 ^{99m}Tc。

同质异能素是放射性核素的一种特殊存在方式。与其他放射性核素不同，同质异能素原子核内一个或几个基本粒子处于高能激发状态，这种激发状态的能量源于其他形式的衰变或核反应，受与基态时核内粒子自旋方面差异的影响，受激原子不能立即将多余能量直接释出，而是保持一段时间，再以 γ 射线形式释出多余能量，或通过同质异能跃迁方式，将激发能量转移给内层轨道电子，使电子退激能量脱离原子，称为内转换电子（internal conversion electron）。

同质异能衰变释放的 γ 射线与其他衰变伴随的 γ 射线本质一样，但后者与核衰变同时发生，而前者保持核激发态一段时间后才发生，所以同质异能素衰变有半衰期，如 ^{99m}Tc 的半衰期为 6 小时，而 ^{180m}Ta 的半衰期长达 10^{15} 年。同质异能跃迁释放的高能内转电子本质上与 β 射线一样，但内转电子源于核外，不伴核素性质改变，且电子能量为原子核退激能量，与 β 射线连续能谱不同。内转电子释放后留下电子轨道缺位，由其他低能级电子补充，因此，同质异能衰变除高能内转电子外，还伴有特征 X 线和俄歇电子。

同质异能素在核医学应用普遍，主要是因为单纯 γ 射线对生物组织的损伤小、能量合适的 γ 射线适合于目前的探测－成像设备。其中 ^{99m}Tc 的半衰期适当、来源方便、有大量配套标记药盒，是核医学应用最广的核素。

（田嘉禾）

hé shuāibiàn

核衰变（nuclear decay）

处于不稳定状态的核素通过改变原子核内组成粒子性质/数量，或改变核内粒子能态的方式向更稳定的核素或核能态转化的过程。又称放射性衰变（radioactive decay）。转化过程中伴有射线及能量的释放，即为放射性（radiation）。

特征 核衰变的基本动力源于核素原子核内组成粒子（中子、质子）的比例及粒子核能量的不稳定状态，即激发态。按动力学原理，不稳定核素自发释放能量，改变核内粒子，向更稳定的状态转化。这一过程特点明确：自然发生，不受已知外界因素影响，在衰变速率（概率）、时间、方式、能量释放等物理特征方面有严格的规律。

核素衰变是一种随机过程：放射性核素单一原子的衰变完全随机，原则上无法预测；但多个原子存在条件下，核素衰变量呈现指数递减规律。衡量核衰变物理量（又称放射性活度）的国际标准单位为贝可勒尔（Bq）。核素衰变时释放射线能量与母核与子核的原子核能级差、射线种类、是否伴有中微子等因素相关，不同射线的能量用电子伏特（eV）表征，或用千电子伏特（keV）或兆电子伏特（MeV）以方便实际应用。射线能量只是表征核衰变时释放射线能量的单位，与射线的穿透能力、射线与物质间的作用等不完全相关。

类型 由自身性质决定，核素有多种衰变方式，核医学最常涉及的经典衰变方式包括如下几种。① α 衰变：原子核释放带 2 单位正电荷、质量为 4 的 α 射线。② β$^-$ 衰变：原子核释放带 1 单位负电荷、质量为 0 的电子，即 β 射线。③ β$^+$ 衰变：原子核释放带 1 单位正电荷、质量为 0 的正电子，即 β$^+$ 射线。④ γ 衰变：激发态原子核释放电荷为 0、质量为 0 的电磁波，即 γ 射线。⑤电子俘获衰变（EC）：原子核吸收自身内层电子轨道的电子，释放中微子，通常伴有 γ 射线释放。⑥内转电子衰变（IC）：原子核内过高能量传递并驱动其轨道电子脱离原子，通常伴有 γ 射线及 / 或特征 X 射线。还有一些少见的其他衰变方式，如中子射线、自发核裂变等只发生于原子量较大的核素，与核医学关系不大。

核素衰变后，如果没有达到稳定状态，可以继续衰变（衰变链，chain-decay）；部分核素可以有一种以上的衰变方式（分支衰变，alternative decay）。科学上可以用衰变纲图完整、准确表达该核素的所有衰变特征。

(田嘉禾)

shuāibiàn gōngshì

衰变公式（decay equation）

表达和计算核素衰变的数学公式。又称衰变数学表达式（mathematics of radioactive decay）。

计算公式 所有放射性核素，无论其原子量、衰变方式、能量等的差异，均遵守固有的指数衰变规律。经典衰变公式为：

$$\frac{dN}{dt} = -\lambda N$$

式中，N 代表特定核素初始时间的量，λ 为该核素衰变的概率，即衰变常数，dN 为经过单位时间（dt）观察到的该核素衰变后的存量。不同核素的衰变规律、方式不同，故各有独特的衰变常数（λ）。公式中的"–"表示随着时间（t）增加，核素量（N）不断减少。故解析衰变公式可以获得某时间特定核素存量（Nt）：

$$N(t) = N_0 e^{-\lambda t} = N_0 e^{-t/\tau}$$

式中 N_0 为 0 时间（即初始时间）该核素总量，e 为自然底数，τ 为该核素衰变前的平均寿命。

特殊衰变公式 一些放射性核素需要多次衰变（衰变链）方能达到基态，这种衰变方式下，第一次衰变遵循前述公式，由母核素（A）产生的子核素（一代子核，B）随时间增加而增加，但同时子核自身二次衰变致 B 的数量减少，单位时间（dt）时其核素存量（N_B）与母核初始量（N_A）及两次衰变常数（λ_B、λ_A）的关系可表达为：

$$\frac{dN_B}{dt} = -\lambda_B N_B + \lambda_A N_A$$

以此类推，存在多次衰变的核素衰变公式有相应变化：

$$\frac{dN_j}{dt} = -\lambda_j N_j + \lambda_{j-1} N_{(j-1)0} e^{-\lambda j - 1t}$$

式中 j=1，2，…，n，代表第 1，2，…，n 次衰变。

除多次衰变外，部分核素可以有不止一种的衰变方式或途径（分支衰变），不同衰变方式、衰变规律及在总体衰变中所占比例可以参考该核素的衰变纲图。由于核素 A 可以衰变成子核素 B，也可以衰变成子核素 C，故核素 A 的综合衰变常数为

$$\lambda = \lambda_B + \lambda_C$$

通过衰变公式解析，子核素 B、C 的公式分别为：

$$N_B = \frac{\lambda_B}{\lambda} N_{A0} (1-e^{-\lambda t})$$

$$N_C = \frac{\lambda_C}{\lambda} N_{A0} (1-e^{-\lambda t})$$

(田嘉禾)

bàn shuāiqī

半衰期（half-life）

一定量的物质（核医学中主要指放射性核素及其标记化合物）减少至其初始量一半所需要（或经过）的时间。符号为 $T_{1/2}$，单位为标准时间单位（秒至年）。半衰期的概念可以延伸到多个学科领域。由于核医学在体使用放射性药物，因此半衰期可以进一步分为物理半衰期（physical half-life）、生物半衰期（biological half-life）和有效半衰期（effective half-life），以保证实际应用需要。通常在不加说明情况下，某核素的 $T_{1/2}$ 指其物理半衰期。

物理半衰期 放射性核素原子核数目按自身衰变规律，数量减少至初始量一半所需要的时间，符号"T物理"。核衰变是自发过程，不受外界因素影响，故 T物理 是一个恒量，是核素的特征性单位之一。不同放射性核素的 T物理 不同，与该核素的衰变常数 λ 的关系的公式表达为：

$$T_{1/2} = \frac{\ln(2)}{\lambda} = \tau \ln(2)$$

式中 ln（2）为常数，ln（2）约等于 0.693，τ 为该核素的平均寿命。

根据公式，放射性核素经过 1 个半衰期，所余核素为初始量的一半（$1/2^1$），经 2 个和 3 个半衰期时剩余 1/4（$1/2^2$），1/8（$1/2^3$）……以此类推，10 个半衰期后，所余核素是原始量的 $1/2^{10}$，即 1/1024。核医学实践中，一般认为放射性核素及其标记物经 10 个半衰期后，所剩余的辐射影响就可以忽略不计了。

生物半衰期 因生物消除（代谢和排出）的原因使进入生物体内的放射性核素或其标记化合物减少一半所需的时间，符号"T生物"。不同的放射性药物（物质）在不同个体内表现的生物学行为、经历的生物学过程（如吸收、分布、不同组织间平衡、代谢、排泄等）不同，故其数量减少不完全符合标准的指数衰减方式，但大体上，进入体内的生物物质在一定时间内减少的过程与指数衰减近似，可以基本上按指数规律进行表达和计算。

有些情况下，放射性药物在体内的生物衰减有不同时相，即具有多个不同生物半衰期。放射性药物综合 T生物 可以做如下方式求测：

$$\frac{1}{T_{1/2}}=\frac{1}{t_1}+\frac{1}{t_2}+\frac{1}{t_3}+\cdots$$

式中 $T_{1/2}$ 代表综合 T生物，t_1、t_2、t_3 分别代表该药物不同时相的 T生物。

有效半衰期 由于放射性自然衰变（T物理）和在生物体内消减（T生物）的共同作用，使进入生物体内的放射性物质减少至进入量一半所需的时间，符号为 T有效。核医学实践中，体内的放射性药物的剂量计算、防护策略、检查条件等多用 T有效，而不用于体内的放射性相关计算则适用 T物理。有效半衰期是物理和生物衰变（消减）的共同作用，其衰变常数为：

$$\lambda_e=\lambda_p+\lambda_b$$

式中 λ_e、λ_p、λ_b 分别代表综合衰变常数、物理衰变常数和生物衰变常数。

计算有效半衰期的数学表达式为：

$$T_{\text{有效}}=\left(\frac{T_{\text{物理}}\times T_{\text{生物}}}{T_{\text{物理}}+T_{\text{生物}}}\right)$$

半衰期是代表放射性核素性质重要的物理参数，依据不同的半衰期可以鉴别所测定的放射性核素品种。半衰期在一定程度上决定了放射性存在（即对周围物质产生辐射）的时间长短，反之亦可通过已知半衰期放射性核素测定量，反推自 0 时到测定当时该核素衰变所经过的时间（如，考古工作中利用物质中 ^{14}C 含量推测所测物质的年份）。相当程度上，核素的半衰期决定了特定核素在医学中的应用方式和应用剂量，并影响辐射吸收剂量和辐射防护相关工作。

（田嘉禾）

shuāibiàn gāngtú

衰变纲图（decay scheme）

表征放射性核素衰变特征和数据的示意图。通过不同高度水平线、不同方向箭头、标注数字等形式，将核素衰变的方式、比重、时间、能量、层级等特征归纳在一张类似坐标系的图上，完整、准确地表达核素衰变特征，有利于对该核素物理性质的理解和应用。

形式及意义 衰变纲图包括以下内容：纵坐标为能量，由下向上能量增高；横坐标为质子数量（Z），从左向右逐步增加（见图例）。

图中，最上的水平线标注母核的元素符号及原子序数、原子量；最底部水平线标注相对稳定子核的元素符号、原子序数及原子量；中间的水平线代表衰变过程中子核能量的中间状态；下指的箭头代表衰变，箭头向左代表 Z 降低的衰变（α 衰变、β$^+$ 衰变），箭头向右代表 Z 增加的衰变（β 衰变、电子俘获衰变），箭头垂直代表无 Z 改变的衰变（γ、IT）。在水平线上标示出衰变中间能量及存在时间信息，箭头旁标示出该衰变占总衰变的分支比例，及射线能量（其中 γ 射线能量为单一值、β 射线为最大能量值）。

图例 举例如下。

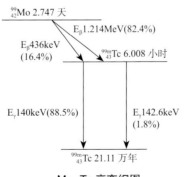

Mo-Tc 衰变纲图

图解：^{90}Mo 为纯 β 衰变，半衰期 2.747 天，其子核原子序数增加一位，箭头指向右下，其中 82.4% 最大 β 能量为 1.214MeV，16.4% 最大 β 能量为 436keV；子核处于同质异能态，为 ^{99m}Tc，半衰期 6.008 小时，通过 γ 衰变释放激发能，其中 88.5% 为 140keV，1.8% 为 142.6keV。退激发后 ^{99}Tc 为放射性核素，但半衰期长达 21.11 万年。

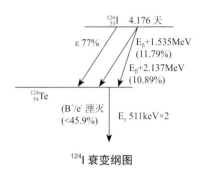

^{124}I 衰变纲图

图解：^{124}I 有两种衰变方式：77% 为电子俘获衰变，仅 23% 为正电子衰变，其子核原子序数减一位，故箭头指向左下方，半衰期为 4.176 天；其中 11.79% 的 β$^+$ 能量为 1.535MeV，10.89% 的 β$^+$ 能量为 2.137Mev；正电子与电子湮灭发生概率 < 45.9%，生成一对能量为 511keV 的 γ 射线。子核素为 ^{124}Te，是稳定核素。

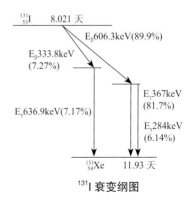

^{131}I 衰变纲图

图解：^{131}I 为纯 β 衰变，子核原子序数增加一位，箭头指向右下方，半衰期 8.021 天；主要有两种 β 射线，88.9% 最大 β 能量为 606.3keV，7.27% 的 β 能量为

333.8keV；不同中间能态通过不同 γ 射线释出，主要有三种 γ 射线，能量（占比）分别为 364keV（81.7%）、636.9keV（7.17%）和 284keV（6.14%）；子核 ^{131}Xe 仍为放射性核素，半衰期 11.93 天。

（田嘉禾）

píngjūn shòumìng

平均寿命（average life span, mean life）

某种放射性核素的所有成员（原子）在衰变为子体核素前的平均存活时间。用 τ 表示。单位为标准时间单位（秒至年）。

根据放射性核衰变的随机性，任一种放射性核素，都可能需要经历无限长时间（∞）后才全部衰变为其他核素，但也可能有部分核素在任意时刻发生衰变。也就是说，对某一个具体核素原子而言，它的寿命可能无限接近于 0，也可能是 ∞，更可能是二者之间的某一值，具体核素原子衰变前的存在时间是完全随机的。为方便实际工作，F. 索迪在 1904 年提出平均寿命的概念。

根据放射性衰变定律：$dN=-\lambda Ndt$，在 t 时刻（dt）时间内有 dN 个核素发生衰变，则这 dN 个核素的寿命都是 t，其寿命之和为 tdN，那么起始（t=0）N_0 个核素原子的寿命之和则为：

$$\tau N_0 = \int_{N_0}^{0} dtN = \int_{0}^{\infty} t(-\lambda Ndt) =$$

$$\int_{0}^{\infty} t(-\lambda N_0 e^{-\lambda t} dt) = \frac{N_0}{\lambda} e^{-\lambda t} dt(\lambda t - 1)\Big|_{0}^{\infty} = \frac{N_0}{\lambda}$$

故该核素的平均寿命为：

$$\tau = 1/\lambda = 1.44 T_{1/2}$$

式中可见平均寿命比半衰期长一些。根据放射性指数衰变规律，经过一个半衰期后，余下的核素数目为原来的 50%；而一个平均寿命后，剩余的核素数目约为原始值的 36.8%。

平均寿命（τ）、半衰期（$T_{1/2}$）和衰变常数（λ）本质上都是描述放射性核素衰变速度的物理量，只取决于核素种类，与核素数量无关。λ 表示某个放射性核素在单位时间内发生衰变的概率；$T_{1/2}$ 描述放射性核素衰变一半所需的时间；τ 则反映核素不同步衰变的全部核素的寿命的定值。

平均寿命主要用于计算一种放射性物质完全衰变所产生的辐射剂量。可以理解为：放射性物质保持起始时（t_0）的放射活度（N）不变，直至平均寿命时所有放射性物质消失，因此方便计算放射性物质的辐射效应。换一种说法是：在核物理中用半衰期 $T_{1/2}$ 描述核素衰变的快慢，而平均寿命更宜于描述核素放射活度的稳定性。在辐射防护领域、体内放射药物辐射吸收剂量计算时常需使用平均寿命。

（王瑞民　陈英茂）

α shuāibiàn

α 衰变（Alpha decay）

衰变时原子核内释放出 α 射线的衰变类型。

衰变表达式　α 粒子实质是由 2 个质子和 2 个中子组成的原子核，即氦核（$^4_2$He）。因此 α 衰变发生后，母核的质量数减少 4 个单位，原子序数减少 2 个单位。其衰变表达式为：

$$X_{(Z, A)} \rightarrow Y_{(Z-2, A-4)} + {}^4_2He$$

式中可见 $X_{(Z, A)}$ 为衰变前的原子核（母核），其中 Z 为原子序数，A 为质量数；$Y_{(Z-2, A-4)}$ 为衰变后的原子核（子核）；$^4_2$He 为氦核（即 α 粒子）。

衰变规律　α 衰变实质上是一种自发核裂变，受控于强相互作用力——核力。由于 α 粒子质量、电荷数大，因此在天然核素中，α 衰变主要发生于 $A > 200$ 的重核素。地球上的氦气主要是铀和钍的 α 衰变所产生的。

α 放射性核素的半衰期与 α 粒子的能量有很强的关联。依据量子力学隧道效应理论，α 粒子能量越大，穿透势垒发生 α 衰变的概率就越大，从而半衰期就越短；反之亦然。α 衰变的半衰期随 α 粒子能量变化呈指数规律，因而 α 粒子能量的微小变化，就会引起 α 衰变半衰期的巨大变化。α 粒子的动能因母核而异，一般在 4~9 兆电子伏之间。

实用意义　α 粒子的质量比其类型的射线大，故移动速度低，因带有 2 个正电荷，具有很高的传能线密度，电离作用很强，因此，α 粒子射线射程短，在空气中也只能传输几厘米。这说明 α 射线的穿透力小，便于外照射防护，另一方面也说明在其能量沉积的地方具有很强的杀伤力，因此防止将其吸入体内很重要。

（王瑞民　陈英茂）

β shuāibiàn

β 衰变（beta decay）

衰变过程中释放 β（$β^+$）射线，母核的质量数不变，但原子序数改变一个单位的衰变类型。其中释放 β（$β^-$）射线，原子序数加 1 者为 $β^-$ 衰变；释放 $β^+$ 射线，原子序数减 1 者为 $β^+$ 衰变，也称正电子衰变。一般不加说明的情况下，β 衰变指 $β^-$ 衰变。

衰变表达式　包括以下方面。

$β^-$ 射线（粒子）　本质上是源于原子核内的电子，是核内中子转换为质子过程中生成的，由于电子没有质量，而核内质子数发生改变，故原子核的质量数不变，原子序数增加 1 个单位。其衰变表达式为：

$$X_{(Z, A)} \rightarrow Y_{(Z+1, A)} + e^- + \nu_e$$

式中可见 $X_{(Z, A)}$ 为衰变前的原子核（称母核），其中 Z 为原子序数，A 为质量数；$Y_{(Z+1, A)}$ 为衰变后的原子核（称子核）；e⁻为电子；-νₑ 为反中微子。

由于 β⁻ 衰变本质上是母核中的中子－质子转换过程，一般中子相对丰富的放射性核素常发生这种衰变。

β⁺ 衰变 产生于母核中一个质子转变成一个中子的过程中。正电子本质上是电子的反物质，故与电子质量相同，但电荷相反（带 1 个正电荷，又称 β⁺ 粒子）。由于电子没有质量，而核内质子数发生改变，故 β⁺ 衰变时原子核的质量数不变，原子序数减少 1 个单位。其衰变表达式为：

$$X_{(Z,A)} \rightarrow Y_{(Z-1,A)} + e^+ + \nu_e$$

式中可见 e⁺ 为正电子；νₑ 为中微子；其他同上 β⁻ 衰变。

由于 β⁺ 粒子的反物质性质，故其产生后在很短时间内会与周围环境物质中的自由电子结合湮灭，正负电子消失，转化成一对各为 511keV 的光子。

β⁺ 衰变本质上是母核中质子转变成中子的过程。一般质子相对丰富的放射性核素常发生这种衰变。

衰变规律 β 衰变可发生于多种核素；β 衰变可以单独发生，也可以与其他衰变伴行；β⁺ 衰变的半衰期分布在 10 秒到 10 年的范围内；发射出的粒子能量最大为几兆电子伏。核素 β 衰变放出一个电子的同时还放出一个静质量为零、自旋为 1/2 的中性粒子（即中微子），衰变释放的能量随机分配给电子和中微子，因此 β 射线能量并非确定值，而是连续能量谱。

实用意义 核素 β 衰变是核医学应用最早的衰变方式。β（β⁺）射线无质量、带负（正）电荷，相对传能线密度（LET）中等，组织内射程短，所以成为核

素内照射治疗最理想的核素；因 β 射线通常伴有 γ 射线，可以用于显像；β⁺ 衰变是正电子显像的基础。

（王瑞民　陈英茂）

diànzǐ fúhuò shuāibiàn

电子俘获衰变（electron capture decay）

不稳定核素原子核从核外电子壳层上夺取（俘获）一个电子，将核内 1 个质子转化为中子的衰变类型。又称逆 β 衰变。衰变后原子核的质量数不变，原子序数减少 1 个单位。电子俘获衰变伴随产生标识 X 射线或 / 和俄歇电子。

衰变表达式 电子俘获衰变可以看作是母核中的一个质子转变成一个中子的过程。其衰变表达式为：

$$X_{(Z,A)} + e^- \rightarrow Y_{(Z-1,A)} + \nu_e$$

式中各字符的意义同上 β⁻ 或 β⁺ 衰变。

衰变规律 电子俘获可以归为 β 衰变的一个亚类，其核物理规律与 β 衰变类似，一般来说，能发生 β⁺ 衰变的核素均有可能发生电子俘获衰变。核素的原子序数越高、半衰期越长、伴随核衰变的核自旋变化越大，则发生电子俘获的概率越高。对于每种核素来说，这两种衰变的概率比值是确定的。但如果母核与子核的能量差小于 1.022MeV，就只能发生电子捕获衰变。

衰变过程中原子核可俘获 K 层电子，称为 K 俘获；也可以俘获 L 层电子，称为 L 俘获。衰变后的子核因缺少一个内层电子而处于激发态，外层电子跃迁以填补内层上的空位，并发射 X 射线标识谱，或使更外层电子成为自由电子发射出去，这种自由电子称作俄歇电子。

由于电子俘获衰变释放的标

识 X 射线或俄歇电子源于轨道电子，故其射线本质与源于原子核内的其他射线不同。标识 X 射线或俄歇电子的能量是相对核素专一性的。

实用意义 电子俘获衰变本身难以直接观察和利用，核医学通常利用其标识 X 射线进行显像，如心肌灌注显像剂 [²⁰¹Tl]－氯化铊即为电子俘获衰变。

（王瑞民　陈英茂）

γ shuāibiàn

γ 衰变（gamma decay）

处于能量激发态的原子核，在跃迁到基态或较低能态时，以电磁波（γ 射线）形式释放其多余能量的衰变类型。此种衰变仅有原子核内能级变化，母核与子核间无原子序数和原子量的改变，故在元素符号前用能级符号 m 表示。

衰变表达式 γ 衰变通常伴发于其他粒子类型衰变，然后再按指数衰变规律从核激发态衰变至低能态。由于 γ 射线实质上是电磁波，故此衰变过程不会引起质量及电荷变化，其衰变表达式为：

$$^mX_{(Z,A)} \rightarrow X_{(Z,A)} + \gamma$$

式中左上标 m 表示原子核处于能量较高的激发态。

衰变规律 母核经过粒子（α 或 β）衰变后，子核处于不稳定的激发态，会进一步通过放出 γ 射线从激发态跃迁到基态。γ 衰变可以与粒子衰变几乎同时发生，也可以在一定时间内保持子核的激发态，称为同质异能状态或同质异能素。

γ 射线本质上是电磁波。1900 年由法国保罗·维拉尔首次发现，1903 年加拿大欧内斯特·卢瑟福将之命名为 γ 射线，是继 α 射线、β 射线后发现的第三种源于原子核内的射线。1913 年被证

实其性质和 X 射线相似，但来源不同。由于原子核内的能级差较大，故 γ 射线能量高，在整个电磁波谱中处于最高端，穿透力很强，很难防护。

γ 射线能量是核素专一性的，在射线能谱上呈现单一的光电峰。部分核素可以释放多个不同能量的 γ 射线，是由于前次衰变后子核能级水平不一所致。在 γ 射线能谱上表现出多个光电峰，称为多能峰核素。如 ^{67}Ga 有能量（丰度）93.3keV（39.2%）、184.6keV（21.2%）、300.2keV（16.8%）三种主要 γ 射线。

实用意义 γ 射线本质是光子，无质量、无电荷，因此电离效应小、射程长。核医学的各种显像基本上都是基于对 γ 射线的探测与显示进行的，包括对正电子湮灭后产生的 γ 光子对的检测。高能 γ 光子也可用于放射治疗（如伽马刀）。

（王瑞民　陈英茂）

zhèng diànzǐ yīnmiè

正电子湮灭（positron annihilation）

正电子衰变时释出的正电子（β$^+$ 射线）在物质环境中的电子相遇时，通过质 - 能转换，正、负电子消失，全部能量转化为 γ 光子的过程。又称电子对湮灭（electron pair annihilation）、电子对互毁、电子对相消以及电子对消灭。

原理与特征 宇宙中存在着两种对立的物质，即（正）物质和反物质。人类所处环境主要由（正）物质组成，反物质的各种基本属性同（正）物质正好相反，反物质寿命很短，平时看不见。反物质中的原子核是由"反质子"和"反中子"构成的"反核"，核外有正电子环绕，形成"反原子"。正电子是电子的反物质，这里的"正"是带正电荷的意思，而不是"正物质"。

正电子与电子相遇后，因属性相反而结合消失，遵从电荷守恒、动量守恒、能量守恒及角动量守恒等定律的制约，电子对湮灭后有几种可能的最终状态。①生成 1 个 γ 光子：产生这种结果的条件是正电子和被原子核紧密束缚的电子湮灭，由于有原子核的参与，单光子湮灭也可满足动量守恒及能量守恒原理。②生成 2 个 γ 光子：产生这种结果的条件是正电子和自由电子湮灭，且其动量都接近于零。这一对光子的能量均为 511 keV，且沿相反的方向从湮灭点同时向外发射。③生成 3 个及以上 γ 光子：电子对湮灭过程是一个量子电动力学的过程，理论上，产生 3 个及以上 γ 光子的概率都是有的，只不过产生的光子数越多，其概率越低。一般情况下，以产生双光子的概率最大。

实用意义 正电子湮灭是核医学目前最受关注的一种湮灭类型。通过对向放置的探测器，同时接受电子对湮灭产生一对方向相反的光子，通过探测器间连线（称为符合线）确定正电子湮灭的一维位置，经计算机处理多条符合线，可以获得正电子湮灭的空间分布，是正电子发射计算机断层扫描（PET）成像的物理基础。

（王瑞民　陈英茂）

diànlí fúshè

电离辐射（ionizing radiation）

能够导致被照射物质中的原子电离，形成自由电子和离子的一类辐射。包括各种带电粒子射线（中子）和高能电磁波（X 射线、γ 射线、α 射线、β 射线）等。

原理与特征 具有一定能量的带电粒子或电磁波把本身的部分或全部能量传给被照射物质原子的轨道电子，如果入射粒子或波传递给轨道电子的动能足以克服原子的束缚，从原子壳层逸出而成为自由电子，此过程称为电离（ionizing）。如果轨道电子获得的能量较小，不足以使其脱离原子核的束缚，但可以使电子从低能级状态跃迁到高能级状态，这种过程被称为激发（excitation）。处于激发状态的原子不稳定，多余能量以光的形式释放，称为退激，就是受激原子的发光现象。

相关衍生概念 ①与物质直接或间接作用时能使物质电离的一切辐射为电离辐射。目前所知最低致元素电离的能量为 3.89eV（Cs 元素），但一般将 10eV 作为电离辐射的能量低限。不能够引起电离的粒子和电磁波称为非电离辐射（例如能量小于 10eV 的紫外线、可见光、红外线、微波和无线电波等）。②无论在空间还是在介质内部，凡电离辐射在其中通过、传播以及经由相互作用发生能量传递的空间范围称为电离辐射场。入射粒子与核外电子发生非弹性碰撞，将能量传递给电子，使物质原子电离或激发，入射粒子的速度降低，称为电离能量损失。而物质原子中的电子使入射粒子能量损失可称为电子阻止；入射粒子与物质原子核发生弹性碰撞引起的能量损失，则称为核阻止。只有当入射带电粒子的速度很低时才发生核阻止。③不同物质的原子壳层电子受原子核束缚的程度不同，入射粒子必须具有足够大的动能或较强电场，引起物质的分子、原子电离，即直接电离。引发直接电离的射线称为直接电离粒子，多为电子、β 射线、质子和 α 射线等带电粒子。不带电的光子或中子须与物质原子核或电子直接碰撞，发生直接电离的概率低。但无论入射粒子是否带电荷，由它们产生的次级带电粒子，只要有足够能量，均可在环境中穿行时进一步引起周围原子电离，称为次级电离。次级电离产生的电子称为 δ 电子。④不带电粒子，如光子和中子，或直接击出原子的壳层电子，或与原子核相碰撞，形成反冲核，或引发核反应发射出质子、氘核和 α 粒子，这些次级粒子造成次级电离比入射粒子自电离效应大，故非带电粒子的这类过程也称为间接电离。

实用意义 电离辐射与物质相互作用，从某种意义上讲是一种能量的传递过程，其结果是电离辐射的能量被物质吸收，而物质阻止射线、接收能量、产生辐射效应。核医学实践离不开电离辐射：①利用电离辐射将不易接收的高能射线转换，成为可以被接收、探测，并进一步用以形成探测信号和生物成像。②用可控方式利用电离辐射的生物效应实现对疾病的生物治疗。③利用物质吸收能量的性质，用高阻止能力的物质做成屏蔽装置，以保护放射物质周围环境和人的安全。④按照电离辐射–物质相互关系，实施放射性工作场所及人员的辐射安全防护保障。

（富丽萍 沈智辉）

rènzhì fúshè

轫致辐射（bremsstrahlung）
高速带电粒子被辐射物质中原子核库仑场作用所阻滞，粒子突然减速，运动方向偏转，部分或全部动能转换成 X 射线形式释放的过程。轫致辐射也泛指带电粒子碰撞过程中发出的辐射。

原理与特征 带电粒子进入物质后与物质原子核间相互作用，

将部分能量转换为光子形式释出。这一过程产生的 X 射线有明显特征：①轫致辐射的产生与原子核的电场作用相关，但不产生于原子核，因此严格意义上不属于核辐射。②由于在靶原子核作用下，带电粒子的速度变化是连续的，因此轫致辐射的能量谱是连续的，没有明确的光电峰。③轫致辐射方向性不强，轫致辐射具有部分偏振性。④在库仑碰撞时，轫致辐射的强度与靶物质中原子核电荷的平方成正比，与带电粒子质量的平方成反比。所以，靶物质元素越重、入射粒子越轻，轫致辐射效应越明显。⑤轫致辐射发生率与入射带电粒子的能量（速度）相关：带电粒子的速度远小于光速时，与物质的相互作用以电离效应为主，带电粒子的速度接近光速时，轫致辐射则成为其能量损失的主要机制。

实用意义 轫致辐射广泛应用于医学和工业。轫致辐射是高能光子束的主要来源之一（如各种 X 线球管、X 射线脉冲星、太阳耀斑等），用这种光子束可研究基本粒子和原子核的电磁结构，以及辐射与物质相互作用过程。发射 β 粒子的物质有时会表现出有连续光谱的微弱辐射是因为轫致辐射。

特别说明 ①当高能量电子打在固定靶上产生轫致辐射（如 X 线球管），电子能量转换为 X 射线与热能，因此应用中必须注意局部的热效应。②轫致辐射的强度与靶核电荷的平方成正比，与带电粒子质量的平方成反比。因此重物质和轻带电粒子（β+ 和 β− 射线以及电子）的轫致辐射效应大于轻物质和重粒子，是辐射防护时应予关注的。

（富丽萍 麻广宇）

tèzhēng X shèxiàn

特征 X 射线（characteristic X-ray）
物质电离后，原子外层电子向内层轨道所遗空缺跃迁时发射电磁波（X 射线）的过程。又称标识辐射。特征 X 射线的能量为两层电子轨道之间的能量差，是靶物质原子的特征值之一。

原理与特征 根据经典原子模型，原子由原子核及核外电子组成，按不同壳层轨道围绕原子核运动的核外电子与原子核之间的结合能不同：靠近原子核的内层电子结合能大，电子的定态能级低；离原子核较远的外壳层电子的结合能较小，定态能级比内层电子高。在外加高能粒子（电子、光子或质子等）作用下，内层电子吸收的能量大于其结合能时，可产生电离，此后，处于高能态的外壳层电子向内壳层跃迁填补内壳层电子空位，同时将层间电子能量差以 X 射线形式释放出来。不同物质原子的内部能级结构不同，因此辐射光子的能量和波长也不同，每种元素的标识 X 射线的波长固定不变。

理论上讲，所有壳层轨道电子均可能产生标识 X 射线，不过离原子核越远，壳层电子结合能越小，即 L、M、N 等壳层间跃迁产生的光子能量小，常被周围物质所吸收，所以大多数情况下只能探测到元素的 K 层特征 X 线。如果弥补 K 层轨道空缺的电子源于 L 层，产生的特征 X 线标识为 K_α；如果源于 M 层，标识为 K_β。

实用意义 特征 X 射线能量因不同元素而保持不同恒定值，自身能量单一，故可以用于对放射源中核素种类的鉴别。医用 X 线产生过程主要为轫致辐射，但也因 X 射线阳极靶物质不同而有特征 X 射线成分存在。X 射线荧光光谱、能量色散 X 射线光谱及波长色散 X 射线光谱也是基于特征 X 射线的单色性（单一能量）和频率稳定的特点进行工作的。

特殊说明　与医用 X 线产生（X 线球管）过程中通过轫致辐射产生的连续能谱 X 线不同，特征 X 线的能量是单一的。在一定条件下，有时高能级电子向低能级跃迁时，层间能差可以直接造成轨道电子脱离，此时逸出原子的电子即为俄歇电子（Auger electron）。

（富丽萍　沈智辉）

néngpǔ

能谱（energy spectrum）　表征能量分布特征的谱图。能谱通常是以坐标体系表达，X 轴代表能量（E），Y 轴代表不同能量射线的强度分布。不同能量的 γ 射线在能谱上有不同的能量特征峰，以此反映放射性核素衰变的能量特征。

测定方法　利用 γ 闪烁能谱仪可测定 γ 射线能谱，通常采用闪烁晶体如 NaI（Tl）探测能量较高的 γ 射线。γ 射线穿越晶体，使晶体原子或分子激发或电离，受激原子或分子退激发产生可见光，随后被光电传感器（如光电倍增管）收集并转换为电信号。不同能量的 γ 光子在闪烁晶体内能量沉积不同，从而导致闪烁体光产额不同，因此可以获得能量 – 强度分布曲线，即 γ 射线的能谱。

应用　核医学领域主要利用放射性核素所产生的 γ 射线能谱。测量 γ 射线能谱的主要意义在于：①根据每种放射性核素特有的辐射能谱，用来鉴定和分析放射性核素的品类。②确定该种放射性核素标记物测量或显像时设置能量探测窗宽或阈值，提高测定或成像的精度。③使用不同

放射性核素或标记放射性药物时，区别单一核素及标记物，完成多核素显像或定量计算。

特殊说明　有些射线（如普通 X 线）没有明确的光电峰，其能谱是连续、不规则的曲线，此种情况下，多通过计算平均能量分布的方式表达该射线能量。

（富丽萍　李　灿）

fàngshèxìng huódù

放射性活度（radioactivity）　每秒发生衰变的原子数。简称活度。是放射性核素或同位素衰变强度的度量值，用 A 表示。国际辐射单位和测量协会（ICRU）推荐使用的放射性活度国际单位为贝克勒尔（Becquerel，Bq），简称贝可。放射性核素每秒有一个原子发生衰变时，其放射性活度即为 1Bq。为方便使用，常用单位还有 kBq（10^3Bq）、MBq（10^6Bq）、GBq（10^9Bq）。历史上曾以居里（Ci）为放射性活度单位，$1Ci=3.7 \times 10^{10}$Bq，Ci 的派生单位有 mCi、μCi 等。由于历史原因，虽然 Bq 是放射性活度的国际单位，实际工作中仍然经常使用 Ci。

测定与表达　放射性活度可以通过医用放射性活度计测量放射源一定时间内放射出射线的数目来计算，即 A= λ N（λ 为衰变常数，指发生衰变的原子核数占当时总核数的比例）。由于放射性核素原子随时间呈指数规律减少，即 $N=N_0e^{-\lambda t}$（其中 N_0 为初始时间的放射性计数，N 为经过 t 时间衰变后的放射性计数），因此可得出放射性活度以时间 t 为自变量的计算公式：$A=A_0e^{-\lambda t}$（其中 A_0 为初始时间的放射性活度，A 为经过 t 时间衰变后的放射性活度）。

实际应用价值　放射性活度是所有涉及放射源实际操作中的重要度量单位。①客观评价放射

性的多少，并进一步实现放射源的使用、规范和辐射防护。如核医学使用放射性药物进行的诊断、治疗工作，必须按有关规定使用并注明所用放射性药物（放射源）的活度，以保证相应工作的科学性、正当性和准确性。②放射性活度也广泛用于核技术领域对辐射源高低的检测和标识。③控制本底：水、空气、房屋、土壤与岩石等物质存在放射性物质活度很低的天然放射性，称为天然本底。为了控制人为活动（核设施、核技术利用、伴生放射性矿开发利用等）对环境造成的放射性污染，国家对排放到环境中的放射性物质的活度水平都有明确的严格规定。

特殊说明　①放射性活度仅代表所测定放射源或放射性的高低，在定义中未包含射线物质相互作用的方式与途径，未考虑射线种类、能量和电离效应等因素，因此不代表放射源实际产生的辐射效应。②所有测定辐射体放射性活度的辐射测量仪，必须定期用已知放射性活度的单一元素（例如，^{125}I、^{57}Co、^{137}Cs、^{60}Co 等）标准源进行刻度，得到测量设备对不同活度、不同射线能量元素的响应效率与线性系数，保证未知量放射性元素放射性活度的测定准确。

（富丽萍　杨　晖）

bǐhuódù

比活度（specific activity）　单位质量特定核素的放射性活度。也称比放射性。符号为"a"，常用单位是贝可 / 克（Bq/g），或其千或百万倍（kBq/g，或 MBq/g）。实际应用时，也常用传统的活度单位居里 / 克（Ci/g）。

放射性液体或气体的比活度，一般用放射性浓度（activity

concentration）表达，单位为贝可 / 升（Bq/L），或其整倍数。

测量与表达 由于不同放射性核素物理质量不同，为规范不同品类核素比放射性活度与放射活度的关系，需要引入描述物质量的摩尔（M）进行归一化，称为摩尔活度（molar activity，Am），单位为贝可 / 摩尔（Bq/mol）。摩尔是把一定数目的微观粒子与该物质的宏观可称量联系起来的基本物理量，表示物质所含组成原（分）子数（N）与阿伏伽德罗常数（NA，约为 6.02×10^{23}）之比，单位 g/mol。标准的比活度表达式为：

$$a[Bq/g] = \frac{\lambda N}{mN/N_A} = \frac{\lambda N_A}{m}$$

式中 a 为比活度，N 为放射源的核素数量，λ 为该核素的衰变常数，m 为该核素物理质量（g/mol），N_A 为阿伏伽德罗常数。

考虑到放射性核素衰变计算中常用半衰期数值，比活度表达式可变换为：

$$a = \frac{N_A ln2}{T_{1/2} \times m}$$

摩尔活度与比活度的关系式为：Am=aM

实际应用价值 受实际应用对象的条件制约，核医学实际操作中不可能仅考虑所用放射活度的高低，无论是体内诊断、治疗用放射性药物，还是体外治疗和检测所用放射性核素制品，都有一定的物理体积、容积、质量或化学量的限度，比活度因此成为核医学实际操作中最常用的度量单位和质量控制因素：过高比活度核素或放射药物的物理、化学量过于微小而无法操作；过低的比活度也造成物理、化学量超出可承受的范围。特别是一些高生物活性的体内物质（如部分神经递质），不适当的比活度有可能

改变被测对象生物活性的应有状态。选择核医学临床应用时，必须考虑到比活度的因素。

特殊说明 比活度与摩尔活度度量有所不同。比活度与质量相关，而摩尔活度仅与半衰期有关，与核素无关，钙 –48 和铋 –209 的比活度相差 4 倍多（因为它们的摩尔质量相差 4 倍多），但半衰期相近，故摩尔活度相近（如下例）。使用过程中应予注意。

举例 举例如下。

固体放射性核素

40钾：

比活度：aK=263.789 kBq/g

摩尔活度：AmK=10.576354MBq/mol

48钙（$T_{1/2}$=1.6E+19a）：

比活度：aCa=17.22789 μBq/g

摩尔活度：AmCa=0.82694MBq/mol

209铋（$T_{1/2}$=1.603E+19a）：

比活度：aBi=3.94924 μBq/g

摩尔活度：AmBi=0.82539MBq/mol

液体放射性核素

80溴：

比活度：aBr=4.971791EBq/g

摩尔活度：AmBr=393.433EBq/mol

气体放射性核素

放射性浓度的条件为在标准状态下，即气体摩尔体积 Vm=22.4L/mol。

3氢（氚）：

比活度：aT2=178.991TBq/g

放射性浓度：CT2=47.944TBq/L

摩尔活度：AmT2=1.07395PBq/mol

85氪：

比活度：aAr=14.445TBq/g

放射性浓度：CAr=54.8135TBq/L

摩尔活度：AmAr=1.22782PBq/mol

222氡：

比活度：aRn=5.72495PBq/g

放射性浓度：CRn=56.7383PBq/L

摩尔活度：AmRn=1.27094EBq/mol

（富丽萍 麻广宇）

fàngshèxìng nóngdù

放射性浓度（radioactive concentration） 单位体积液态放射性物质所含的放射性活度。即专门用于液态放射源的狭义比放射性活度，单位为 Bq/ml 或其倍数（MBq/ml）。

测定与表达 由于核医学中制备和使用医用放射性核素及其标记的化合物多为液态形式，需要专门适合液态放射性物质的度量单位，其测定与表达与比放射性活度相似，只是引入了液体容积取代质量单位，其测定与表达式与比放射性活度相同。

实际应用价值 核医学实践中常需要根据临床实际需求和受检者具体条件，调整所使用的液体容积和其中放射性物质的活度，故在实际工作中，放射性浓度的概念应用极为普遍、实用。

注意事项 放射性浓度不仅取决于放射性物质的放射性活度，还受该物质化学纯度的影响。

（富丽萍 杨晖）

shuāijiǎn

衰减（attenuation） 任一信号通过介质时逐渐丧失原始强度的现象。核医学中专指 γ 射线穿过物质时因被物质吸收而减少的现象。衰减不同于衰变，虽然二者均导致核素原始强度减少，但衰变源于核素自身内在性质，衰减则源于外部物质对射线的作用。衰变不可更改，而衰减会因不同物质的性质而有所变化。

原理与特征 γ 射线（光子）没有电荷与质量，理论上没有射程限制，但光子与物质中原子和电子发生直接碰撞，或因物质原

子的力场导致光子的散射，射线携带的能量全部（吸收）或部分（散射）转移给物质，射线本身的能量和数量减少，只有一部分能沿着初始发射方向穿透物质。

这种直接、间接作用，或散射造成 γ 射线（光子）数量的减少与射线能量负相关，与照射物质质量与密度正相关，表达式为

$$I=I_0 exp^{(-\mu d)}$$

式中 I_0、I 分别为通过物质前、后 γ 射线强度；d 为 γ 射线所通过物质的厚度（单位 cm）；μ 为该物质的吸收衰减系数。

实用意义 在核医学成像条件下，衰减作用是不可忽视的。衰减效应有正负两方面的意义：①由于光子的吸收或散射而引起穿过物质的射线强度降低，影响机体深部辐射源（放射药物）的检测，进而影响图像质量，影响定量或半定量分析结果的准确性。②利用物质对射线的衰减效应，可阻止不必要的射线对外界或不相干人员或物体的照射，是辐射防护中"屏蔽防护"的物理基础。

（王 卉 胡蓉蓉）

shuāijiǎn xìshù

衰减系数 (attenuation coefficient, AC)

表征物质对非带电粒子类辐射吸收（或阻止）能力的参数。又称线性吸收系数。符号"μ"，国际单位是 cm^{-1}。物质的衰减系数越大，表明光子辐射穿过介质时衰减（减弱）越明显。

表达 严格意义上，衰减系数表达了射线与物质相互作用多种物理过程的综合结果，如光电吸收（光电效应）、质量衰减、散射、光生电子偶等因素的作用，包括以下方面。

质量衰减系数 (mass attenuation coefficient, μm) 又称质量吸收系数 (absorption coefficient of

mass)。表征特定质量物质被特定能量射线穿透的难易程度的量，表达式：

$$\mu m=\mu/\rho m$$

式中 ρm 为质量密度，单位 cm^2/g。一般质量大、密度高的物质对电磁辐射光子的吸收、散射作用强，物质的质量和密度越小，对于电磁辐射光子的吸收和散射能力越弱。

散射 射线与物质的另一种作用是射线方向改变，包括弹性（不造成射线能量损失）和非弹性散射（主要是康普顿散射）。

射线－物质作用概率 通常用截面 δ 表示，即一个入射光子与单位面积上一个靶原子发生相互作用的概率，单位为靶恩（b），$1b=10^{-24}cm^2$。对于上述各种射线－物质相互作用的截面分别为光电效应截面 δph，康普顿散射截面 δc 和电子对生成截面 δp。

效应概率 各种效应的概率取决于作用物质的原子序数 Z 和入射光子能量 Eγ，对于低能 γ 射线和原子序数高的物质，光电效应占优势，中等能量的 γ 射线以康普顿散射为主；而电子对生成则发生在高能光子和高原子序数的物质的作用中。例如在软组织中，光子能量低于 50keV 时，主要发生光电效应。光子能量在 50～90keV 时，光电效应和康普顿散射占同等比重，而光子能量为 200keV 至 2MeV 时仅发生康普顿散射。

综上所述，能量高的电磁辐射不易被物质吸收和散射，入射光子能量越高，对应的总体衰减系数将越低。

实用意义 在核医学及诊断放射学中，线性衰减系数和质量衰减系数用于确定穿行一定长度（cm）或单位质量物质（g）时，

射线强度损失的程度。在图像重建时，须将相应衰减系数代入衰减校正计算，以保证图像质量及定量分析结果的准确性。

（王 卉 胡蓉蓉）

guāngdiàn xiàoyìng

光电效应 (photoelectric effect)

光子（γ 射线、X 射线）与物质原子的电子（主要是内层电子）相互作用，全部能量转移给该电子，使其脱离轨道发射出去，而光子自身消失的物理过程。

原理与表达 能量大于壳层电子的结合能的光子与物质原子的电子直接碰撞，光子转移给电子的全部能量超过其与原子结合所需能量，电子脱离原子束缚，成为自由电子（称为光电子）。光电效应的光子一般在可见光－紫外光频段，易发生于有导电性的金属物质，特别是位于真空态中的光洁金属表面。光电效应产生光电子后，光子携带的剩余能量则成为光电子的动能（E_e）；光电子动能为入射光子能量 h_v 与该电子在原子内的结合能 B_i 之差，公式为 $E_e=h_v-B_i$。光电效应产生的光电子动能与入射光子密度无关，只与其能量相关，但产生的光电子数量与能量与密度均成正比。光电子释出后的发射方向及形成的电流与入射光子的极化方向相关，与外加电场的极性相关。

光电子释出后，所遗内层轨道电子空位由外层轨道电子跃迁填补，并发出特征 X 射线，或者能量直接传递给外层电子，使其脱离轨道成为俄歇电子。

实用意义 光电效应在核医学领域最广泛应用的代表是光电倍增管：在真空管一端涂布一层铷、铯、锑等光电子逸出阈低的金属形成光阴极，在另一端加吸收光电子的阳极，通过阴阳极间

的栅电极实现逐级放大，最终将光阴极接收的微量光子放大输出为可探测的电流。光电倍增管是多种核医学探测和成像设备的关键元件。

（王 卉 胡蓉蓉）

chuánnéngxiàn mìdù

传能线密度（linear energy transfer, LET）

表征带电离粒子在单位距离上传递给所穿过物质的能量的物理度量。也称线能转换。单位为焦耳每米（J/m），核医学中常用千电子伏特 / 微米（keV/μm）或兆电子伏特 / 厘米（MeV/cm）表示。

原理与表达 带电粒子在穿过被照物质时，不断与物质原子的电子发生相互作用，将自身携带的能量转移给物质。LET 表征特定射线在单位长度径迹上消耗的平均能量，是照射剂量在微观上的空间分布。LET 又可分为限定传能线密度和非限定传能线密度。

限定传能线密度 特指排除了次级电离从带电粒子主要轨迹带走的能量，只集中于粒子在物质中穿过单位长度时的能量转移，以方便计算。用公式表示为：

$$L_\Delta = (dE_\Delta/dl)$$

式中 dE_Δ 为带电粒子丢失的能量，dl 为带电粒子穿越的距离。Δ 代表特定能量限定值。

非限定传能线密度 是某种能量的带电粒子在物质中穿过单位长度路程时的能量总损失。此时，Δ 无限大，涵盖了所有能量转移方式（包括次级电离），其值与物理学中常用的线性电子阻止能力基本相等。

实践中常根据 LET 值将辐射分为两类。①低 LET 辐射：水中 LET 小于 3.5keV/μm 的辐射。常用的 X 射线、γ 射线和 β 射线属低 LET 辐射，在单位长度上入射

粒子发生的能量转移低，对组织产生的电离密度小。X 射线和 γ 射线的生物效应基本相同。②高 LET 辐射：水中 LET 大于 3.5keV/μm 的辐射。如 α 粒子、质子、中子和 π 介子。由于高 LET 辐射，单位长度上入射粒子发生的能量转移大，生物效应显著，因而对肿瘤放射治疗有较大价值。中子、质子属于高 LET 辐射，LET 值大，1 ~ 10 兆电子伏的快中子产生的生物效应比 X 射线、γ 射线大 10 倍（表）。

表 不同类型和不同能量电离辐射的传能线密度

辐射类型	粒子动能（MeV）	传能线密度（keV/μm）
γ 射线	1.17 ~ 1.33	0.3
	8	0.2
X 射线	250kVp	2
	3	0.3
β⁻ 粒子	0.0055	5.5
	0.01	4.0
	0.1	0.7
	1.0	0.25
	2.0	0.21
中子	4	17
	14	12
质子	0.95	45
	2.0	17
	7.0	12
	340	0.3
α 粒子	3.4	130
	5.0	90
	27	25

实用意义 LET 值与辐射生物效应的大小有重要关系。不同 LET 射线在物质中产生的电离密度不同，引发的生物效应也不同。LET 值越大，生物效应也越显著，在放射治疗、辐射防护中有着重要意义。

注意事项 在相同吸收剂量下，不同辐射的生物效应是不同

的，反映这种差异的量称为相对生物效应（RBE）。辐射的相对生物效应越大，其生物效应越高。LET 与 RBE 成函数关系。当 LET < 10keV/μm 时，RBE 随 LET 增大上升很小；当 LET > 10keV/μm 时，RBE 随 LET 增大迅速上升；当 LET > 100keV/μm 时，RBE 随 LET 增大而降低。

（王 卉）

shèxiàn shèchéng

射线射程（range of ray）

射线（常指带电粒子）穿过某物质时，从发射点到终止点的最短直线距离。以长度单位 / 代表性物质（如水或空气）为单位。射程大小取决于射线类型、能量及受照物质的物理属性和特征。如 α 粒子在空气中射程有几厘米，在水和生物体内有几微米。

特点 从原子核内释出的射线在其运行轨迹上与周围的物质原子发生直接碰撞，或发生间接作用，射线能量不断被周围物质吸收，射线运动方向和动能改变，经过一段距离后，射线能量完全被吸收，射线停止运行并消失在物质中。这一过程发生在一定的空间范围（距离）内，与射线种类、能量及被照射的物质相关：①无电荷、无质量的 γ 射线和 X 射线在物质中的穿行途径可以基本认定为直线，射程基本等同于其发射点到消失点的距离。②带电粒子与物质中的原子相互作用复杂，其运行轨迹多不是直线，因此，其射程通常取发射点至消失点的直线值，其射程明显小于射线在物质中实际穿行轨迹。

实用意义 高动能、质量大的带电粒子（如质子、重离子）与物质原子物理场作用初期，入射能量损失小，其射程近似于运行轨迹长度。在物质中穿行过程

中随着多次连续碰撞，速度下降，在近射程终点时大幅释放所携带能量，形成能量释放峰，即"布拉格峰（Bragg peak）"，在放疗中有重要意义。动能小、质量大的 α 粒子在物质中损失能量多，水中（组织内）射程极短，但电离能力大，应用时应注意其内照射风险。

质量和动能小的带电粒子（如 β 射线、$β^+$ 射线、电子），与物质相互作用时能量损失大，穿过物质时的轨迹曲折，发射点 – 消失点（$β^+$ 射线的湮灭点）距离变化较大，由于 β 射线能量是连续的，因此通常其射程由 β 射线能谱中最大能量对应的射程代表，称为 β 射线的最大射程。β 射线的电离作用低于 α 射线，但射程长，常用于核素内照射治疗。$β^+$ 射线的射程导致正电子显像时空间定位的偏差，动能越大的核素越明显，应予注意。

γ 射线和 X 射线不带电，穿过物质时其强度按指数规律衰减，除部分因直接碰撞或散射的光子外，沿入射方向穿过物质的 γ 射线能量不变，因此不存在严格意义上的射程。γ 射线在核医学领域应用最广，主要是用于单光子和正电子显像。

特殊说明 带电粒子，特别是带负电荷、无质量的高速运动电子或 β 射线，在与其他带电物质（如原子核）作用下，会明显减速，同时将多余动能以电磁波（光子）形式释出，即轫致辐射，也称制动辐射（braking radiation），因其射程不同于带电粒子，在放射防护时需加以注意。

（王 卉）

hé yàowù huàxué

核药物化学（radiopharmaceutical chemistry）

通过化学方法，研究放射性物质及原子核转变过程中相关问题，特别是医用放射性核素及放射性药物制备、分离、纯化、鉴定、性质、应用及有关理论的核医学基础分支领域。简称核药学。

发展简史 1896 年贝克勒尔（法）发现自发放射现象、1898 年居里夫妇（法）发现钋和镭后，1912 年赫维西（匈牙利）等用 20 种化学方法试图从铅中分离镭 D（即铅 210），未获成功，继而提出以镭 D 指示铅，成功地研究了铅在多种化学反应中的行为，从而创立了放射性示踪技术；1910 年，卡麦隆（Cameron）首次提出了"放射化学"（radio–chemistry）这一专有术语；1935 年中国郑大章建立了镭学研究所，开展放射化学研究，1937 年因战争被迫中断；1951 年，郑大章的学生杨承宗创建了中国第一个放射化学实验室；1956 年，肖伦在北京大学开设了放射化学课；王世真、刘伯里先后在生物化学、核药物学和核医学领域做出重要贡献，是中国放射性药物领域的主要开拓者和推动者。

研究内容 利用放射化学与原子核物理学的相关理论和技术，以及药物化学的基本研究方法，并根据具体研究对象（各种不同放射药物）自身特点（微量、有放射性和半衰期等），在具体技术方法、操作和结果判定方面有所调整，用于放射性药物相关的化学、药物学相关规律的研究，以保证放射药物的质量，为其合理应用提供相应参数和依据。

实用意义 放射性药物化学。是放射化学在核医学领域应用的分支，覆盖了各型、各种放射药物制备、标记技术、质量控制等具体内容。核药学（放射药物化学）与核医学物理基础、辐射生物与放射防护是开展核医学相关工作的重要基础和必要前提。

（张锦明）

fàngshèxìng yàowù

放射性药物（radiopharmaceuticals）

含有放射性核素、用于医学诊断和治疗的一类特殊化学制剂或药品。核医学中常将放射性药物与示踪剂视为同义。

放射性药物和放射性药品的概念有所区别：放射性药品是被国家药品监督管理部门批准，具有规格标准，可在市场上销售；放射性药物则可不具备完善的规格标准，可经当地药品监督管理部门批准，只可在研制单位作为医院制剂使用。

基本组成 放射性药物以多种方式存在：①放射性核素形成的无机盐，如碘 [$^{131/123}$I] 化钠、氯化亚铊 [^{201}Tl]、氯化锶 [^{89}Sr] 等。②放射性核素标记的小分子化合物。③放射性核素标记的复杂大分子化合物。

大多数放射性药物自身由 2～3 部分组成。①放射性核素：根据设计目标，选择具有适合衰变类型、半衰期、射线能量、理化性质和比放射性活度的核素，是放射药物诊断、治疗所需信号（放射线）的来源。②配基：即非放射性的被标记成分，包括各种化学分子、抗生素、血液成分、生化制剂（多肽、激素等）、生物制品（单克隆抗体等）等，提供放射性药物的生物学定位、结合、代谢等必要的生物活性。③连接剂：部分放射药物需要特殊分子，将放射性核素与配基结合为完整的放射性药物。

分类 核医学通常按放射性药物的临床使用途径和应用目的进行分类（图），即体内放射性

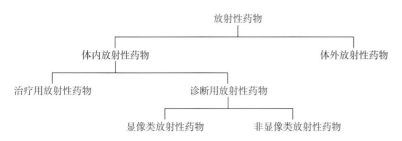

图　按临床核医学用途放射性药物的分类

药物和体外放射性药物；体内放射性药物又进一步分为诊断用放射性药物和治疗用放射性药物；放射性诊断药物再分为显像类放射性药物和非显像类放射性药物。体外放射性药物主要指放射免疫诊断试剂盒，用于放射性同位素体外微量分析。无特殊注明情况下，放射性药物一般指体内放射性药物。

此外，为方便临床应用，放射性药物还可以根据所用放射性核素和应用范围采用其他多种分类方式：①按放射性核素的物理半衰期可分为长半衰期（以日计）、短半衰期（以时计）和超短半衰期（以分计）放射药物。②按放射性核素生产来源可分为核反应堆生产（包括裂变）、加速器生产和从放射性核素发生器获得的放射性药物。③按放射性核素辐射类型可分为单光子、正电子、β粒子和α粒子类放射性药物。④按放射性药物本身的剂型可分为注射液、悬浮液、口服溶液、胶囊、吸入剂（气体、气溶胶）等类型。⑤按放射性药物的给药途径可分为静脉、动脉、腔内、鞘内、皮内、皮下注射类。国务院发布的《放射性药品管理办法》明确规定了放射性药物管理的品类。

性质与特点　①具有放射性：《中华人民共和国药品管理法》规定将放射性药物归为特殊药物

管理，主要是因为其利用放射性核素放出的粒子（射线）达到诊断与治疗目的，而自身并不体现普通药物具有的药理作用。放射性药物的放射性是放射性药物有效性的基础，没有"毒性"；另一方面在放射性药物制备、使用、储藏和运输过程中，必须注意其对患者、医护人员可能的辐射危害，以及对环境造成的放射性污染。②不恒定性：放射性药物中的核素不断衰变，故放射性药物的量随时间不断减少，大多数放射性药物有效期很短，如锝 [^{99m}Tc] 药物一般为 6 ~ 8 小时，在药品检验、经营销售、储藏运输等诸多方面存在与普通药品极大的不同。③化学用量微小：普通药物一次用量大多以毫克或克计；放射性药物的引入量少得多，以一次静脉注射 370MBq（10mCi）锝 [^{99m}Tc] 放射性药物为例，其锝 [^{99m}Tc] 化学量仅为 1.9ng，一并注射的其他组分也不过毫克水平。放射性药物大多数一次使用，因此不存在体内蓄积引起的化学危害。④辐射自分解：由于射线的物理效应、化学效应、生物学效应也直接作用于放射性药物本身，可引起其结构或生物活性改变，导致放射性药物在体内生物学行为改变。发生辐射自分解的程度通常与放射性药物的放射性浓度或比活度成正比。

注意事项　除安全、有效的

基本要求外，放射性药物的制备、质控、使用等方面有诸多特殊性，包括标记用放射性核素、配基、方法及保护剂等，应遵循下述原则：①根据临床目的、半衰期与射线种类、能量选择。一般治疗用放射性药物选择较高生物效应粒子或射线（如 α、β 粒子或内转换电子、俄歇电子）的核素；$T_{1/2}$ 较长，以增大对靶组织的辐射，实现稳定的标记。非显像用放射性药物选择能量低的光子或部分发射 β 粒子的核素，$T_{1/2}$ 适中；显像用放射性药物用同质异能跃迁（IT）、电子俘获（EC）或正电子衰变（β$^+$）的核素，γ 能量从 100keV 到 511keV，$T_{1/2}$ 应尽量短。②根据合成要求选择。标记核素与取代基团的原子半径及原子量尽量一致，以免引起标记物生物学性质的差异或同位素效应；作为医用放射性核素要尽可能高的核纯度，如伴有核杂质，该杂质核素的有效半衰期应远短于主要核素。③配基选择。应该无毒或低毒，无副作用，无致敏性，具有明确的在靶器官或组织中浓集的生物学特性，便于被放射性核素标记。④标记方法选择。应简单、快速，标记后不需纯化或可以快速纯化。⑤稳定性考虑。通过选择合适方法，包括连接剂或保护基团，保证放射性药物使用期内足够的体内、体外稳定性。

（张锦明）

fàngshèxìng shìzōngjì

放射性示踪剂（radiotracer）化合物（或特定物质）分子上一个或多个原子被放射性核素取代，用以研究化学反应的机制或标记化合物在生物体内的代谢途径或在研究对象内部的流向等的特殊物质。临床上有时将示踪剂与放射性药物等同使用。

性质与特点 只要选择合适、标记方法恰当，放射性核素标记的化合物（放射性示踪剂）与未经标记的同类化合物的化学、生物学性质一致或基本一致，因此可以通过探测核素的放射性，反映通常无法或难以观察、测定与分析的化合物在化学、生物学、药理学等过程中的定位、定量、定性信息。

由于放射性检测高度灵敏，所用放射性示踪剂的化学量极其微小。因此不会改变所观测对象的自然过程和性质，没有毒性，没有药理作用，同时具备便于观测、可重复、可定量、可动态实施等优点，因此放射性示踪剂广泛应用于化学、生物学和工业领域。

实用意义 放射性示踪剂主要用于两个方面：①放射性标记化合物参与化学反应，通过分析放射性同位素的状态可了解化学反应过程及其机制等内容。②将特定放射性标记化合物（放射性诊断药物）引入生物体内，通过成像仪器（SPECT，PET）测量放射性分布的图像，显示该化合物及其反应产物在生物体内的分布和动态变化，从而反映生物体生理或病理状态，及其随时间和条件（如治疗）的变化。

在核医学（生物学和药学）中，长半衰期核素（如氚和 ^{14}C）标记的示踪剂用于基础研究，如标记的葡萄糖摄取率、脂肪酸合成，以及其他代谢过程；微量碳 -14 也可用于人体，如 $^{14}C-$ 尿素呼气试验用于测量幽门螺杆菌等；而短半衰期的核素，如 ^{99m}Tc（$T_{1/2}$=6 小时）和 ^{18}F（$T_{1/2}$=110 分钟）和 ^{11}C（$T_{1/2}$=20 分钟）等可直接应用于人体医学成像。

（张锦明）

biāojì yòng fàngshèxìng hésù

标记用放射性核素（nuclides for radiopharmaceuticals）

放射性药物标记所用的放射性核素。包括单光子核素和正电子核素。放射性核素是放射性药物的核心成分，是放射性药物示踪效应的信号源。未经放射性核素标记的化合物不是放射性药物。

基本要求 并非所有的放射性核素均可用于标记放射性药物。根据放射性药物的种类和使用目的，诊断用放射性药物要求标记的理想核素的半衰期在数分钟至数小时，最好是纯光子发射体或正电子核素，光子能量在数十至数百千电子伏；治疗用放射性药物使用核素的半衰期在数日至数周，多为 β 发射体，或同时有 α/β 衰变，β 能量在兆电子伏（MeV）水平，最好伴有能量适合显像的 γ 射线；体外使用的放射药物对核素要求不大，主要关注是标记后的生物学性质。只有少量放射性核素可以直接作为放射性药物使用，大多数放射性核素需通过各种标记技术和连接剂与有特定生物活性的化合物分子（配基）组合成放射性药物。

核素来源 常用放射性药物标记的放射性核素半衰期短，在自然界不存在，需经核反应产生。标记用放射性核素的主要来源包括原子能反应堆中的中子辐照、回旋加速器高能粒子照射、同位素发生器（"母牛"）淋洗。

反应堆和加速器通过照射特定靶材料，改变其原子核结构产生需要的放射性核素。常用的方式如下：

^{13}C 吸收一个中子，元素质量数加 1，生成 ^{14}C，用如下方式表达：

$$^{13}C + n \rightarrow {}^{14}C$$

也可以通过生成不稳定原子核（如 ^{32}S），然后利用其衰变，放出质子，变成产物核素（^{32}P）：

$$^{32}S + n \rightarrow {}^{32}P + p$$

或利用回旋加速器的高能质子轰击材料（^{18}O），原子核吸收一个质子，得到核素（^{18}F）：

$$^{18}O + p \rightarrow {}^{18}F$$

有时质子轰击生成的原子核不稳定发生衰变，放出其他粒子，生成需要核素（^{13}N）：

$$^{16}O + p \rightarrow {}^{13}N + \alpha$$

同位素发生器直接利用淋洗方式，从固定在"母牛"上的母核中分离得到需要的核素。

注意事项 ①辐射（轰击）可能引发 1 种以上核反应，因此生产的核素通常需要纯化，以得到高纯度、低杂质的产品。②为得到高比活度的核素，需要使用富集的靶材料和装、卸靶技术。③根据使用目的，注意选择标记用放射性核素的纯度、比活度及核性质。

（张锦明）

yàohé

药盒（kit）

预装特定配基、配套试剂、酶、缓冲剂、克隆载体、交联剂等必需成分，用于即时制备核医学诊断所需放射性药物的成套包装。

特点 按照放射性药物标记必须的条件和规范，提供精确称重、正确配比、经预处理或已固定于载体的各种试剂分装于合适容器（如注射剂小瓶），在注射前与放射性核素重组或结合，最终得到所需放射性药品。不同放射性药品的药盒内容物不同，但基本条件均符合相应放射药物制备的要求，可以简化标记操作、节省时间，以最快速度和适当的效率达到预期效果。药盒本身没有放射性，可以按规定条件和保质期单独保存，按需取用。药盒是制备放射性药物，特别是医疗机构依法自行制备放射性药物最方便、实用的技术手段。

操作与应用 用药盒制备放射性药品的技术比较成熟。药盒一般为内含无菌无热原配基、试剂冻干品的小瓶，使用前在无菌操作条件下，参考说明书，取适量放射性浓度的核素溶液如高锝（^{99m}Tc）酸钠淋洗液注入瓶中，充分振摇，使冻干品溶解后，静置反应一定时间即可使用。部分放射药物制备时有特殊要求，需按说明书或相应操作规范完成制备。用法、用量参照相关药物说明书或者临床规范执行

注意事项 ①药盒的保管、存贮和使用，必须遵照有关主管部门的法规，并参照药盒说明书。②应使用新鲜淋洗液制备放射药物。③不同药盒保质期不同，应严格遵守。④用药盒制备的即时用放射药物的有效期不同，应按说明书规范使用。

（杨 志）

zàitǐ

载体（carrier） 载带某种微量物质共同参与特定化学或物理过程，用以提高该微量物质的稳定性的常量物质。核医学所用的同位素载体，与所用放射性核素属于同一元素。

原理 处于相同的化学状态（氧化态、络合物形式等）或者两者能迅速进行同位素交换的同位素载体可以载带微量放射性元素，从而保持微量元素的稳定性，便于进一步操作。特别是在放射性标记过程中，各类微量核衰变和核反应过程产物的化学性质和产额无法确定时，可以通过加入各种不同状态的载体，再通过适当反应使该元素的状态共同化，实现载体功能。

实用意义 各类核衰变和核反应过程中产物的化学性质和产额测定及放射性标记过程中，常常需要用同位素载体，如1934年，约里奥—居里夫妇以红磷和氮化硼作为载体，成功地从辐照靶中分离出人工放射性核素磷-30和氮-13。不同化学状态或不能迅速进行同位素交换的物质不能作为载体，如磷酸钠不能载带处于不同氧化态的放射性磷。

注意事项 一般引入载体可提高放射性产物的稳定性，但会引起化合物比活度的下降。载体与微量放射性物质属于同一种元素，可能造成进一步分离的困难。

（杨 志）

shuāng gōngnéng áohé jì

双功能螯合剂（bifunctional chelator） 能与生物分子（抗体、蛋白）或其他大分子共价连接，同时又能螯合金属核素的化学功能基团。又称双功能连接剂。可以保证标记率、放射性核素体内稳定性和标记物的功能。

原理 双功能螯合剂含有一个化学功能基团和一个强力金属螯合基团，前者可与具有生物功能的大分子结合，后者结合放射性核素形成稳定的核素-螯合剂-生物分子标记物。因此双功能螯合剂既保证标记到生物分子上的核素不易脱落，又保持了标记分子的生物活性，是用于特异性靶向诊断与治疗的生物大分子类放射性药物标记的主要手段。

条件 理想的双功能螯合剂需满足如下条件：①同时具有化学功能和金属螯合基团。②结构稳定，能抵抗核素的放射性自分解。③形成的金属螯合物具有热力学稳定性和动力学惰性，保持螯合物在体内完整，避免核素的脱落沉积。④具有较强的亲水性，

便于从血液中清除和肾脏排泄（图）。

图 常用双功能螯合剂化学结构

应用 许多核医学放射免疫治疗和放射免疫显像中标记核素都是金属元素，如^{64}Cu、^{111}In、^{90}Y和^{177}Lu等，但是大多数生物分子（如单克隆抗体）没有与金属结合的功能团，必须通过双功能螯合剂将二者连接。双功能螯合剂可以稳定地偶联放射性核素和与肿瘤特异性结合的生物分子，实现全身或局部的肿瘤特异性诊断和治疗。

（杨 志）

fàngshè huàxué chúndù

放射化学纯度（radiochemical purity） 放射性核素以特定化学状态（价态、分子位置、旋光构型等）存在的活度，占样品放射总活度的百分数。简称放化纯度。

要求 同一种放射核素样品中可能存在不同化学状态的核素，

如碘 -131 碘化钠（Na^{131}I）注射液，98% 以上的 ^{131}I 以碘化钠形式存在，其余的 ^{131}I 则以碘分子、碘酸等形式存在，该样品的放化纯度为 ≥ 98%。

部分放射药物标记位置可能不止一处，此时放射化学纯度应标明核素标记位置，如 5- 羟色胺受体显像剂 ^{11}C-WAY100635，应注明标记位是氮原子还是氧原子上；对有光学异构化合物，应注明其旋光构型，如 ^{18}F-DOPA 的二个异构体，^{18}F-L-DOPA 可以用于脑显像，而 ^{18}F-D-DOPA 则不能进入大脑，属于杂质。

测量方法 放射化学纯度通过分离并测量不同化学成分的放射活性进行测定，具体方法有放射性色谱法（如纸色谱和薄层色谱）、高效液相色谱法、电泳法等。①纸色谱法（纸层析法）：以色谱纸为支持体，当溶剂沿色谱纸向上渗透时，由于各组分的分配系数不同，其随溶剂渗透方向展开、分布在色谱纸的不同位置，用比移值（R$_f$）表示。R$_f$ = 溶质移动的距离 / 溶剂移动的距离。②薄层色谱法：以色谱用硅胶、聚丙烯酰胺等材料均匀涂布的薄片（大多数为塑料片）或薄板（大多数为玻璃板）取代色谱纸为支持物进行层析。层析完成后用放射性薄层色谱扫描仪或分段刮取法测定放射性分布。③高压液相色谱法：选择合适的流动相和色谱柱实现各化学组分的分离与测定，适用于分析较复杂的化合物。

实用意义 用于检测放射性标记产物的效果，是放射性药物质量控制的主要指标之一，也是在制备和使用间期，放射性药物或标记化合物稳定性的主要评价指标。

注意事项 ①放射性标记产物受光、热等因素，或辐射自分解等影响，可能使标记化合物的价态、结构发生变化，因而使放射化学纯度降低。②放射化学纯度与标记率的概念有区别。

（张锦明）

biāojì lǜ

标记率（labeling yield）

放射性核素标记到待标记化合物（底物或配基）上的量占核素投入总量的百分比。

测定方法 标记率的测量方法与放射化学纯度测定相近，包括纸层析法、薄层层析、柱色层法（包括高压液相法）和沉淀法。其中柱色层法能分离多种相似组分，但应注意在测量分析完成后，应使用专业设备测量色层柱上有无放射性残留，以免导致分析数据失真。

实用意义 ①作为评价标记效率、标记路线或方法的指标，用于选择标记率高的路线或方法。②评价临床使用的放射性药物质量：标记率小于90%以下的标记物需要经过纯化，以提高药物的化学纯度和放射化学纯度；如标记率大于95%，而标记底物量较少且无毒性者则无需纯化，标记后可直接使用。

注意事项 标记率与放射化学纯度从定义上有区别，前者是指特定核素标记到底物上的百分数，后者是标记化合物的纯度；实际操作时，有时两者数值相同（如 ^{99m}Tc 标记药物）；有时两者不一，如标记化合物经纯化后，放射化学纯度大于标记率。

（张锦明）

héchéng xiàolǜ

合成效率（synthesis yield）

通过多步化学合成方法制备放射性药物时，最终得到的产品的放射活度占起始原料放射性活度的百分比。

放射性药物合成需要多个步骤和一定时间，因核素自身衰变及其他操作因素影响，标记操作过程所占时间对最终产品活度会有不同程度影响。制备时间短、长半衰期核素合成效率与标记率相仿，可以直接使用标记率代表合成效率；而在短半衰期核素标记操作中，如果化学合成过程所占时间长，则会影响最终产品的活度。

合成效率又分为校正合成效率（corrected synthesis yield，CSY）和非校正合成效率（non-corrected synthesis yield），后者又称合成终点效率（end of synthesis yield，ESY）。

合成效率用以客观评价同一药物不同工艺合成工艺的优劣。对短半衰期或超短半衰期的核素标记的药物，只有合成终点效率有实用价值。如碳 -11（^{11}C）的半衰期为 20 分钟，而碳 -11（^{11}C）药物合成路线复杂，如 ^{11}C-Raclopride 最初合成时间 40 分钟，通过优化工艺，现在只需要 20 分钟，即 ESY 提高一倍；又如 ^{18}F-FDG，最早的亲电合成需要 120 ~ 140 分钟，ESY 10% ~ 15%；改成亲核反应、酸水解，时间缩短到 60 分钟，ESY 提高到 50%；最新亲核反应、碱水解，只需要 18 分钟，ESY 提高到 75%；同样亲核反应下的酸水解和碱水解的 CSY 基本一致，即两种工艺的标记率一致，但 ESY 不同。

（张锦明）

tǐwài wěndìng xìng

体外稳定性（stability *in vitro*）

放射性药物或示踪剂制备后，在放置、运输或储存过程中，耐受外界一定条件而保持自身结构和性质稳定的特性。即标记放射药物不因放射自分解和其他环境条件（如温、湿度、物理作用力等）的作用而发生分解、变性或标记核素脱落的能力。属于放射药物的化学稳定性指标之一。

检测方法 用规定溶剂（如生理盐水、5% 人血清白蛋白等）配制不同放射性浓度的溶液，按规定时间间隔，检查在室温、其他规定温度、湿度或其他规定条件下放射性药物的性状、标记率或放射化学纯度，计算其与放射性药物标记初始指标的百分比。部分药物还需根据要求，测定极限条件（如高温、高湿、高压等）下的稳定性。稳定性以特定条件下放射性药物维持自身基本性状的时间长短表示，以规定时间点或规定时间段内所测放射性药物保留其固有化学性状或生物学功能与引入体内前原始性状的百分比表示。

实用意义 判定放射性药物质量的重要指标，在制备后规定时限内保持自身结构与属性稳定，是放射性药物储存、运输、使用的必要前提。稳定性是确定放射性药物制备后有效期限的重要参照指标，临床只能使用符合相应稳定性要求的放射性药物。如果稳定性能达不到要求，必须通过药物设计、制备、存放条件与方式的改进，或通过必要措施使稳定性符合要求，否则不能在临床或其他方面应用。

（杨　志）

tǐnèi wěndìng xìng

体内稳定性（stability *in vivo*）

放射性药物在生物体内环境中，保持其固有分子结构和生物功能完整性的特性。即放射药物引入生物体系后，不因体内其他生物条件（如酶的作用等）而分解、变性或标记核素脱落的特性。在有效期内，放射性药物应具有良好的体外与体内稳定性。

原理与特点 放射性药物进入活体内，会受到体内各种生物因素（如血浆内容物、pH 值、酶、组织内生物因素、细胞代谢等）的作用，有可能造成不同程度的自身结构、生物学行为等原有属性的改变，进而失去放射性药物设计时显示体内生物过程的能力。为保证放射性药物的设计目标，在规定的时限内，放射性药物应有足够的维系自身稳定、实现即定示踪目标的能力。体内稳定性是在体外稳定性基础之上对放射药品实用性的进一步要求。

检测方法 一般通过动物体内实验进行。将放射性药物体注射到生物活体内，在规定的时间范围内，或按规定的时间间隔获取血液、各主要器官的提取物或排泄物进行药物成分分析（见标记率和放射化学纯度），计算分析结果与放射性药物初始指标的比例。以引入体内后放射性药物维持自身基本性状的时间表示，或以规定时间点、或规定时间段内所测放射性药物保留其固有化学性状或生物学功能与引入体内前原始性状的百分比表示。

实用意义 判定放射性药物可用性的重要指标，只有符合相应体内稳定性要求的放射性药物方可用于临床。如果体内稳定性不达标，必须通过药物设计、制备、投入途径与方式的改进，或通过必要措施使体内稳定性符合要求，否则不能用于临床或其他在体应用。

说明 一般情况下，体内稳定性与体外稳定性相关，通常可用后者代表放射性药物的化学稳定性。但一些放射性药物的体内、体外稳定性有较大差异，故在不能明确关系的情况下，体内稳定性是放射性药物质量控制的必测指标。

（杨　志）

fàngshèxìng shēngwù fēnbù

放射性生物分布（radio-biodistribution）

引入体内的放射性核素或其标记化合物，根据其生物学性质和给药途径，在一定时间范围内进入机体不同组织和器官的量及其比重。

通过不同途径与方式（如静脉给药、气雾吸入、肌内或皮下注射等）引入体内的放射性药物，根据自身生物学性质，可以通过特异性生物结合、合成代谢、细胞吞噬、循环系统流通或存留、特殊分子选择性结合、生物排泄、通透弥散、离子交换和化学吸附等不同机制在特定组织中选择性存留或聚集。

放射性生物分布的特点与示踪技术相同。①同一性：放射性核素标记的化合物与相应的非标记化合物具有相同的物理、化学特性和生物学性质，无差别地参加生物代谢。②可测性：标记化合物的放射性核素发出射线，可被放射性探测仪器所探测。③信息一致性：在检测期间内，放射性标记化合物是稳定的，即放射性核素分布可代表化合物的分布。

利用放射性核素或其标记化合物作为示踪剂，追踪和显示其在机体内的分布，进而反映人体组织的形态、生理、病理变化，是核医学显像的基础，也是放射性核素内照射治疗的基础。利用放射性探测仪器体外探测放射性分布及其动态变化，或用显像设备（γ 相机、SPECT、PET 等）对放射性分布进行可视化显示，是核医学的主要临床工作方式。

（张锦明）

tóngwèisù xiàoyìng

同位素效应（isotopic effect）

同一元素的同位素原子（或分子）之间，由于质量或自旋等核性质的不同而造成理化和生物学性质出现差异的现象。

原理 同位素对物质结构会产生一定影响。体积较大的原子，同位素差异对结构的影响不明显，但对于体积较小的原子影响较大。如氢的三种同位素氕（H）、氘（D）和氚（T）构成的单质氢气结构有区别，如键长 l_{H-H} 比 l_{D-D} 长 0.012Å，键长差异将直接影响其他参数（如键离解能和键角）。同位素效应对构成化合物的许多物理性质也有影响，如 D_2O 比 H_2O 分子质量略大，密度略大（1.1079g/cm³），冰点略高（3.82℃），沸点也略高（101.42℃）。同位素效应引起示踪剂与原化合物在制备和性质上的差异也不能忽视。

实用意义 放射性同位素广泛应用于医学领域，同位素效应可能影响示踪剂合成和示踪剂体内应用：①示踪剂合成时，轻同位素分子通常比重同位素分子具有更大的活动性，反映在同位素的扩散速度及参与化学反应的速度上。②示踪剂引入生物体后，同位素效应会影响有关各种生化反应，如氚水（^3H_2O）作示踪剂时，其在普通 ^1H_2O 中的含量不能过大，否则会使水的物理常数、对细胞膜的渗透及细胞质黏性等发生改变。但在一般的示踪实验中，由同位素效应引起的误差多在允许实验误差内，可忽略不计。

此外，同位素效应是同位素分析和同位素分离的基础。它在化学结构基本不变的情况下引起物理、化学常数的改变，因此能更深入地揭示物质微观结构与性质之间的关系，在其他学科领域同样存在影响，如光谱同位素效应、热力学同位素效应、超导体同位素效应等。

（张锦明）

zhù céngxī fǎ

柱层析法（column chromatography）

根据分配平衡机制，利用混合物中所含各组分物质在硅胶柱上的吸附力不同，达到彼此分离的技术。又称柱色谱法、柱型色层分离法。

原理 柱层析法的色谱体系包含固定相和流动相，由于各组分的理化性质（吸附力、分子形状大小、极性、亲和力、分配系数等）差异，其在固定相和流动相分布程度不同。一般极性较大的物质易被硅胶（固定相）吸附，极性较弱的物质不易被吸附；在用溶剂（流动相）洗脱时，发生一系列吸附 – 解吸 – 再吸附 – 再解吸的过程，吸附力较强的组分，移动速度低、距离小、出柱时间偏后；吸附力弱的组分，移动速度和距离大、出柱时间靠前。通过反复多次两相相对运动，可使混合物中各组分分离。

应用 用于定性、定量和纯化某些物质。柱层析中硅胶作为固定相对复杂有机化合物的分离具有较高的效率，选择淋洗剂影响不同物质的分离效果。一般在柱层析中对极性大的组分选用强极性的淋洗剂，对极性弱的组分则选用弱极性的淋洗剂进行洗脱。具有分辨率高、灵敏度高、选择性好等特点。

（杨 志）

báocéng sèpǔ fǎ

薄层色谱法（thin layer chromatography, TLC）

以涂布于支持板上的吸附剂作为固定相，以合适的溶剂为流动相，对混合样品进行分离、鉴定和定量的色谱技术。

原理与特点 利用混合物各组分对吸附剂的不同吸附能力，在流动相（溶剂）流过固定相（吸附剂）的过程中，连续产生吸附 – 解吸附 – 再吸附 – 再解吸附，从而达到各组分的互相分离的目的。薄层色谱法具有操作方便、设备简单、显色容易等特点，同时展开速率快，一般仅需 15 ~ 20 分钟；混合物易分离，分辨力比传统纸层析法高 10 ~ 100 倍。

操作 固定相的支持物可以是薄层吸附剂、薄层分配剂（纤维素）、薄层离子交换剂、薄层分子筛凝胶等。一般实验中应用较多的是以吸附剂为固定相的薄层吸附层析。

流动相也称为展开剂或洗脱剂，主要功能是溶解和载带被测物质，从吸附剂上选择性地转移被分离的物质。展开剂应满足以下要求：适当的纯度、稳定性、低黏度、线性分配等温线、很低或很高的蒸气压以及低毒性。

将待测物质点在固相载体一端，在一定条件下，流动相载带特定化合物沿载体扩散，经过一定时间后，化合物不同组分按自身特点，在载体上移动不同距离，该移动距离与展开剂前沿至原点之间的距离之比称为比移值（Rf），是物质特异性常数，可根据化合物在薄层层析体系的比移值鉴定不同化合物。

实用意义 核医学实践中可通过放射性检测薄层色谱图特征（如放射性主峰的比移值）或将样品的色谱图与已知参比物的色谱图比较，分析和鉴别分离样品的组成，用于快速分离脂肪酸、类固醇、氨基酸、核苷酸、生物碱及其他多种物质。一般在相同条件下，待测样品和标准物质的比移值或保留时间相差应在 ±10% 以内。

注意事项　比移值或保留时间可随方法和条件而变化，只有严格控制所有条件，比移值和保留时间才是固定和可靠的。

（杨　志）

xiǎnxiàng yòng fàngshèxìng yàowù

显像用放射性药物（imaging radiopharmaceuticals）

引入体内、通过探测其射线完成活体功能结构信息可视化显示的放射性药物。主要用于医学诊断目的。

原理　选择与体内欲检测物质有足够亲和性的化学或生物分子（又称配基），通过不同方式或中间连接剂与选定的、性质合适的放射性核素连接（称为标记），引入体内后，配基与欲检测物质结合，标记核素放出射线，在体外探测射线的多少、位置及变化，可以反映活体相应生物物质的分布、功能活性、数量及生物活动过程。是当前核医学临床工作的主要"武器"。

分类与应用　根据标记用核素种类和探测成像所需设备，显像用放射性药物又可进一步分成：①单光子放射性药物，采用发射单光子的放射性核素（如 ^{99m}Tc、^{123}I）标记，用于 γ 照相机、SPECT 显像。②正电子放射性药物，采用发射正电子的核素（如 ^{18}F、^{11}C）标记，用于 PET 扫描。

注意事项　显像用放射性药物用于体内，故必须符合体内用药和放射性药品的基本要求，如有效性、安全性和生物兼容性等。具体要求包括：①在满足显像要求前提下，标记用核素的半衰期应足够短。②发出射线的传能线密度（LET）低、机体所受电离辐射损伤较小。③射线能量可以

保证足够的组织穿透力，同时适应显像设备探测能力。④放射性药物的配基具有符合临床要求的生物学功能。⑤具有足够的体内、体外稳定性。

（张锦明）

dān guāngzǐ fàngshèxìng yàowù

单光子放射性药物（single photon radiopharmaceuticals）

利用发射单光子（γ 射线）的核素标记的一类放射药物。绝大多数为诊断用放射药物，少数为治疗用放射性药物。

原理　单光子放射性药物是最经典、使用范围最广的放射性药物。目前临床上使用最为广泛的诊断用放射性药物是锝 –99m 标记药物；此外用于诊断的单光子核素还有碘 –123、铟 –111 等。其工作原理与其他类型的放射药物相同，即通过配基选择性结合于体内目标分子，通过标记核素发出的射线作为体外检测、成像的基础。其特殊之处在于标记用核素发射出一个光子（γ 射线），射线方向随机，光子能量根据核素品类而不同，因此在探测和显像方式上有一定的差别。治疗用途的单光子药物参见 *放射性核素治疗*。

应用与特点　单光子核素可由原子能反应堆生产、加速器生产和同位素发生器（"母牛"）产生；单光子放射性核素的半衰期一般在数小时至数十小时不等，标记、制备后可以保持相对较长时间的稳定性和使用寿命，因此可以通过核药房集中供药，也可以由符合资质要求的医疗机构自行配置。标记所用化合物配基一般通过药盒方式由专门生产企业提供。单光子药物的制备和质量控制应符合国家药典和供药企业药品使用说明书的要求。

注意事项　①单光子核素一般原子量较大，其标记的技术要求各有不同，应严格按操作规范实施。②单光子核素一般半衰期稍长，故应注意其使用和保存条件，并注意外照射防护。③核素发射单光子的方向不一，在显像时需使用专用装置（准直器），见诊断核医学各系统显像要求。

（张锦明）

zhèng diànzǐlèi fàngshèxìng yàowù

正电子类放射性药物（positron radiopharmaceuticals）

利用发射正电子（β$^+$ 射线）的核素标记的一类放射药物。由于 β$^+$ 射线与环境中的自由电子湮灭，产生一对 γ 射线，所以也可称为双光子核素标记药物，以区别于单光子放射性药物。正电子药物是目前核医学，特别是分子影像学中最经典、发展潜力最大的诊断用放射性药物，一般不用于治疗目的。

原理　正电子类放射性药物的工作原理与其他显像类放射药物相同，即通过配基选择性结合于体内目标分子，通过标记核素发出的射线作为体外检测、成像的基础。其特殊之处在于标记用正电子核素发射出 β$^+$ 粒子无法直接检测，在极短时间、有限距离内与环境中的电子结合湮灭，转换为一对 γ 光子，向相反方向射出，光子能量均为 0.511MeV，需要特殊的显像设备和符合探测原理加以利用。

性质与特点　临床上所用正电子核素一般由医用加速器生产，少部分可由同位素发生器获得；因其多为机体组成元素的同位素，故所标记的放射性药物具有更好的生物相容性和更高的探测灵敏度。正电子核素的半衰期一般在数分钟至数小时不等，因此标记、

制备正电子药物的时间要求高，除较长半衰期的核素（如 ^{18}F）可以通过核药房集中供药外，多数正电子药物由符合资质要求的医疗机构通过自动化合成装置完成快速制备。标记所用化合物配基一般有专门生产企业提供的药盒或由放射药物专家根据需要设计制备。正电子药物的制备和质量控制应符合国家药典和供药企业药品使用说明书的要求。

分类及应用 正电子放射性药物适合于在体检测多种生物分子或生物活性分子。根据其临床应用，正电子类放射性药物可大致分成以下几种。①代谢显像剂：参与不同组织葡萄糖代谢、脂肪和蛋白质（氨基酸）代谢的显像剂，是目前应用最多的显像剂。②受体显像剂：与不同细胞膜上不同类型受体蛋白结合的放射性药物，其中以神经递质显像剂和肿瘤受体（血管新生、生长抑素、生长因子等）显像剂最受临床关注。③变性蛋白显像剂：与疾病导致的异常蛋白结合的显像剂，目前以检测阿尔茨海默病异常 $A\beta$ 蛋白的沉积显像剂最有价值。④肿瘤抗原/抗体类显像剂：针对肿瘤细胞恶变伴有的抗原或抗原/抗体复合物表达异常的显像剂。⑤乏氧显像剂：针对肿瘤组织乏氧生物学特征的显像剂。⑥细胞凋亡显像剂：与肿瘤细胞凋亡相关酶或其他异常表达产物相关的显像剂。⑦基因显像与治疗相关显像剂：利用报告基因，或其他基因表达产物监测特定基因表达的显像剂。

根据医学生物学发展，目前有多种新型的正电子类放射性药物不断研发问世，用于重大疾病特殊生物学改变的检测与成像。

注意事项 ①正电子核素半衰期短，因此除少数发生器生产和可由核药房配送的 ^{18}F 标记者外，正电子药物需要就近配备回旋加速器和自动化合成装置。②正电子发射的 γ 光子对有空间方向性，无需准直器，但需符合探测装置。③正电子类放射性药物的质控有特殊规定，应参考操作规范进行。

（张锦明）

fàngshèxìng hésù biāojì

放射性核素标记（radiolabelling）

通过化学或生物方法，将放射性核素嵌入或转换到标记物（配基）上的技术。是核药学中使放射性核素转化成各类放射性药物的核心环节。

分类 放射性标记是涉及放射化学、放射药物和生物学多个环节的复杂过程，按常用具体操作方法可分为化学合成法、络合法、同位素交换法和生物合成法等；按所用核素品类可以分为锝放射性药物标记、放射性碘标记、金属离子标记和正电子药物标记、氯甘脲标记法、氯胺 T 标记法等。

方法与特点 常用标记方法简介如下。

化学合成法 通过化学反应将放射性核素引入到化合物中，即通过选定的工艺步骤，合成所需要的标记化合物。化学合成法标记率高，能确定标记位置，但合成步骤较多，需要选择成熟且快速的路线。应注意以下问题：选择合成效率较高的反应方式；选择高比活度的核素；注意防护，应在密闭系统下完成标记操作。

络合法 通过络合反应将放射性核素引入标记化合物，选择合适的配体（有时配体本身即是药物），在合适的 pH 条件下完成标记，该方法操作简单，可一步完成。

同位素交换标记法 利用放射性核素与化合物中的非放射性同位素之间进行交换反应制备所需的标记化合物。具体操作方法可进一步分为：①酶促合成、气体暴射技术，用于长寿命核素标记。②催化交换，用于制备碘-131化合物。其操作简便，但标记化合物的比活度比化学合成法低。

生物合成法 在酶、微生物、动物植物的生物代谢过程中引入放射性核素，适用于目前尚不能人工合成的一些激素、蛋白质、抗生素、核酸等的标记。优点是可以直接合成有生物活性的异构体；缺点是产额低，标记位置不易控制，分离、纯化较难。该方法一般用于制备基础研究用标记化合物。

注意事项 放射性标记应重点关注：①选择性质合适的核素，应考虑显像核素的半衰期和核素能量。②尽量保持所得到的标记产物与被示踪化合物的性质接近。③标记方便，适于分离，标记化合物稳定。

（张锦明）

zhèng diànzǐ yàowù biāojì

正电子药物标记（positron radiopharmaceutical labeling）

将发射正电子的核素与具有所需生物靶向活性的化合物（配基）稳定结合的技术。正电子药物标记的基本原理与单光子放射性药物标记相近，但具体的标记方法和标记所需设备不同。

标记技术 目前常用的正电子类放射性药物标记方法包括以下方面：①钯直接催化法，如利用钯降低氢气和氧气的反应能垒直接生成氧-15水。②氧化还原法，如通过巴氏合金将多种价态的氮还原成氮-13合成氮-13氨水。③亲电取代法，是最早的氟-18标记方法，如 ^{18}F-FDG 合成。④亲核取代法，通过 SN_1 或 SN_2 亲核取代，可以高效合成出氟 -18 的药物。⑤络合反应，通过络合放射性金属离子，或络合非放射性金属离子，再以离子键结合放射核素。

正电子药物标记方法一般选择原则是：速度快、效率高、放射化学纯度（含手性）和化学纯度高、容易分离的方法。

标记设备　正电子药物的射线能量高、半衰期短，通常需多步化学过程，终产品需要纯化，因此正电子药物标记多采用特殊的自动化合成装置（又称合成模块），集中操作过程和所需原料，实现合成程序化、自动化、准确和有效性，并有效减少操作人员受到的辐射。自动合成模块由气（液）阀、反应管、加热器、溶液瓶、真空泵、固相分离柱和检测器等组件，并有操作单元、反馈控制、实时控制和诊断感应等系统功能。根据所需核素及合成次数，目前商品化的自动化模块包括 ^{18}F-FDG 模块、氟 -18 多功能模块、碳 -11 多功能模块和金属核素（^{68}Ga）模块等，其部分合成模块又分成单次和多次合成等品类。

（张锦明）

dé fàngshèxìng yàowù biāojì

锝放射性药物标记（technetium labelling of radiopharmaceuticals）
以锝 -99m（^{99m}Tc）及其标记的不同化合物分子制备显像类放射性药物的技术。

特点与应用　^{99m}Tc 是锝 -99（^{99}Tc）的同质异能素，半衰期 6.02 小时，最大射线能量 0.140MeV。锝 -99m（^{99m}Tc）的性质满足了显像用放射性核素的全部要求，是目前临床核医学研究、开发和应用量最大的放射性药物，已成为临床核医学中无可替代的核素，

美国药典中锝标记放射性药品占全部放射性药品品种的 1/3。临床所用锝 -99m（^{99m}Tc）是用生理盐水从 ^{99}Mo/^{99m}Tc 发生器淋洗获得。^{99m}Tc 在无还原剂的情况下以 ^{99m}TcO$_4^-$ 形式稳定存在水溶液中，可直接用于甲状腺、唾液腺等显像。但更多的是在还原剂亚锡、亚铁条件下，^{99m}TcO$_4^-$ 发生还原反应，形成各种低价态的锝化合物或配合物，用于进一步制备多种其他显像剂。

标记技术　按照反应前后核素价态的变化，锝放射性药物的标记可通过还原法、还原 / 交换法和配体交换法等技术完成。①还原法：直接用还原剂如氯化亚锡还原 ^{99m}TcO$_4^-$，最终产物与还原条件、配体和 pH 等有关，产生目前常用的药物如 ^{99m}Tc-MDP、^{99m}Tc-DTPA 等。②还原 / 交换法：配体本身既是还原剂又是配体，这类还原配体为巯基化合物。如过量的 1, 2- 双（二甲基膦）乙烷（DMPE）与 ^{99m}TcO$_4^-$ 反应形成心肌灌注显像剂 ^{99m}Tc-DMPE，DMPE 同时是还原剂，又是配体。③配体交换法：先使 ^{99m}TcO$_4^-$ 与配体 A 形成 ^{99m}Tc-A，然后配体 B 再与 A 竞争，形成 ^{99m}Tc-B，如脑显像剂 ^{99m}Tc-ECD 即是先配制 ^{99m}Tc-GH，然后 ECD 再与 GH 竞争成 ^{99m}Tc-ECD。

注意事项　①锝标记药物大量使用钼 - 锝发生器获取的锝与配套药盒即时制备，制备时应使用新鲜淋洗的锝液。②医疗机构自行制备锝放射药物时应注意规范化操作。

（张锦明）

fàngshèxìng diǎn biāojì

放射性碘标记（radio iodination labeling）
将放射性碘原子与特定化合物分子结合，形成有放射性示踪能力而不影响原有化合物

化学和生物学性质的技术。

原理与特点　碘是人体固有化学元素之一。碘有 37 种同位素，其中 ^{127}I 是稳定元素，其余均为放射性核素。通常碘以双原子单体方式存在（I_2）。碘的还原态为 -1 价，氧化态有 +1、+3、+5 和 +7 价。碘的性质活泼，标记方法简便，反应时间短，使用原料少（微克级），适合制备比活度高的化合物，放射性碘标记化合物在生物研究和医学应用方面一直发挥着重要作用。

目前有 ^{123}I、^{124}I、^{125}I、^{131}I 4 种医用放射性碘。^{123}I 半衰期 13.2 小时，发射 159keV 的 γ 射线，适合 SPECT 显像；^{124}I 半衰期 4.2 天，为正电子核素，可用于 PET 显像；^{125}I 半衰期 60 天，发射 27～35keV 的 γ 射线，是目前体外放射分析应用最广泛的核素；^{131}I 半衰期 8.04 天，发射 334 和 607keV 的 β 粒子、365 和 637keV 的 γ 射线，用于甲状腺功能显像检查和治疗。

标记技术　碘的标记方法很多，通常根据被标记分子的结构或生化性质选用同位素交换法和化学合成法进行标记。①同位素交换法（isotope exchange method）：用于被标记化合物分子中含有碘原子的物质。此方法操作简单快速，不需制备标记前体，单键、分子边缘的原子易被交换标记。但是不易达到定位标记，标记需要在高温、特定 pH 和催化剂等条件下进行。②化学合成法（chemical synthesis method）：利用碘原子置换法取代多肽、蛋白质暴露的酪氨酸苯环上的氢原子，实现分子中没有碘原子有机化合物的标记。组氨酸的咪唑环或色氨酸的吲哚环在某些条件下也可碘化。

放射性碘的标记主要利用氧化态的碘，需用氧化剂将碘负离子（Ⅰ⁻）氧化成碘分子 I_2。具体标记方法包括氯甘脲法（iodogen labelling method）、氯胺 T 法（chloramine T labeling method）、乳过氧化物酶法（lactoperoxidase，LPO）、固相氧化法（solid phase oxidation process）等，也常用间接标记法，又称连接标记法（conjugational labeling）：先将放射性碘连接到酰化剂上，然后在弱碱性条件下，通过酰胺键与蛋白质 N 末端的氨基或赖氨酸残基的氨基连接制得蛋白质标记物。

此外，还有许多方法可用于放射性碘标记，如一氯化碘法、电解法、熔融法、液相交换法等。

注意事项 ①碘标记化合物要求放化纯度高、比活度高、免疫活性好。②注意不同标记方法的优缺点和条件控制。③碘标记化合物均含有游离碘和标记杂质，存放一段时间的标记化合物有分解产物，使用前必须分离纯化。④碘标记化合物常受温度、时间和辐射的影响而脱碘分解，需要在低温或冷冻干燥等条件下保存和运输。

（张锦明）

lǜgānniào biāojì

氯甘脲标记（iodogen labeling method）

以氯甘脲为氧化剂进行放射性碘标记蛋白的技术。

原理与特点 氯甘脲，中文名：1,3,4,6- 四氯 -3α,6α- 二苯基甘脲；英文名：1,3,4,6-tetrachloro-3α,6α-diphenylglycouril；CAS 登录号：51592-06-4；分子式：$C_{16}H_{10}Cl_4N_4O_2$；分子量：432.0882；是一种不溶于水，易溶于氯仿、二氯甲烷、二甲基亚砜等有机溶剂的白色粉末。氯甘脲标记法属于固相氧化法，与氯胺 T 标记法

类似，都属于氯酰胺碘化反应类型，反应条件更温和，对标记物的损伤更小，主要用于活性易损伤的抗体、激素类蛋白和多肽的放射性碘化反应。

标记技术 ①涂管：将氯胺 T 钠溶于二氯甲烷或氯仿，加入反应管底部形成一层氯甘脲薄膜，在充氮、密封和 –20° 条件下，可以长期保存。②碘化反应：向涂好的反应管内加入欲标记蛋白质和放射性碘化钠，一般反应时间 2～20 分钟，反应温度为 0～25℃。移出反应混合液终止反应。③分离纯化：根据被标记物分子量，选用孔径适合的葡聚糖凝胶柱进行层析分离纯化。

碘珠法（Iodo-beads）是改进氯甘脲标记法，将 N- 氯代苯磺酰胺钠盐共价连接在直径 3mm 左右的无机聚苯乙烯小珠上即成碘珠，将碘珠投入反应液即可以开始碘化反应，取出小珠则反应中止，具有使用储存方便、储存期长等优点。

注意事项 ①涂管应均匀，并根据碘化反应总体积把握好涂层高度，防止影响标记率。②碘化反应总体积越小，反应物浓度越高，放射性碘的利用率越高，标记物的比放射活度越高。

（张锦明）

lǜàn T biāojì

氯胺 T 标记（chloramine T labeling）

以氯胺 T（N- 氯代对甲苯磺基酰胺钠盐）进行放射性碘标记蛋白或多肽分子的技术。简称 Ch-T 法。

原理与特点 氯胺 T 有多个中文名：对甲苯磺酰氯胺钠、妥拉明、氯氨丁、氯胺 T 钠、氯胺 N- 氯 -4- 甲基苯磺酰胺钠盐；英文名：Chloramine-T、Tosylchloramide sodium、N-Chloro-4-toluen-

esulfonamide sodium salt、Tolamine、Cholra；CAS 登录号：127-65-1；分子式：$C_7H_7ClNNaO_2S$；分子量：227.644；是一种白色或黄色粉末，带有氯气味，1 份氯胺 T 能溶于 7 份冷水或 2 份沸水。

氯胺 T 标记法常用于含酪氨酸或组织胺残基的蛋白质和多肽进行放射性碘标记，该标记方法试剂价廉、操作简便、反应易控制、重复性较好、标记效率高，可制备较高比活度的标记产品，是应用最广泛的碘标记技术。其缺点仅能用于标记含酪氨酸或组织胺残基的化合物；其氧化性较强，需控制反应条件（氯胺 T 用量、碘化时间等）来减少蛋白或多肽的损伤。

标记技术 氯胺 T 在 pH 为 7.0～8.0 条件下，溶于水后分解释放出次氯酸（HOCl），使碘离子（Ⅰ⁻）氧化为碘分子 I_2 和 I^+，可与多肽、蛋白质暴露的酪氨酸苯环发生亲电取代反应，室温下反应时间应控制在 1～10 分钟，加入偏重亚硫酸钠中止反应。标记后，需将标记蛋白质（或多肽）与未反应的游离放射性碘及受损标记物分开，根据产物的分子量大小、理化性质，可采取凝胶过滤、离子交换层析、吸附层析、各种电泳法等，最终获得纯的标记化合物。

注意事项 ①选用新鲜、比活度高、含还原剂少的无载体放射性碘。②控制放射性碘与多肽、蛋白质用量的比例。③氯胺 T 在水溶液或空气中不稳定，需临时配制；反应中止剂偏重亚硫酸钠（$Na_2S_2O_5$）也需新鲜配制，其用量通常为氯胺 T 的 1～1.5 倍。④注意控制碘化反应的体积，小体积有利于提高碘利用率和标记多肽、蛋白质比活度。

（张锦明）

hé yàofáng

核药房（nuclear pharmacy）

能够按照当前制造业良好生产规范标准进行放射性药物生产，并通过专业运输途径实现放射性药品从中心生产区域向周围各医疗机构配送，提供符合临床要求的放射性药品的专用核药物生产场所。在中国，核药房也被称为奶站，或即时放射药物配送中心。

为满足临床诊断和治疗新的需求，放射性药物的种类和用量大幅增加，但相当一部分医疗机构不具备生产放射性药物的资质和能力，由相关主管部门审核批准、符合资质要求、专业化的核药房向医疗机构提供所使用的放射性药物已经成为核医学发展的主流趋势。按中国有关规定和条件，核药房只负责配送有足够半衰期、有批准文号的放射性药品。

特点 与医疗机构分散、自行制备放射药物的方式相比，核药房的主要优势在于：①集中有资质的专业技术人员。②有符合法规要求的专业化场地与制备、分装、贮存、运输等条件。③生产和质量控制规范，要求标准高于一般医疗机构。④有效提高放射性核素的利用效率，降低放射药物成本，提高质量。⑤统一调配、管理放射性药物制备相关条件，降低辐射对人员和环境影响，减少放射性废物，有利于废物处理和安全保证。

特殊说明 ①核药房与放射性药物生产企业有业务上的关联，但概念和服务内容有所不同，核药房一般只负责即配即用的短半衰期放射药物；较长半衰期的放射性药物一般需经法定程序由企业负责提供。②超短半衰期的放射性药物（正电子药物）一般无法配送，须由符合资质要求、有条件的医疗机构按规定自行制备。

（杨　志）

fúshè jìliàngxué

辐射剂量学（radiation dosimetry）

研究电离辐射与受照射物质间的关系（能量转移、吸收规律，剂量分布及与辐射场的关系，照射剂量与辐射效应关系等）、各类电离辐射量测量及表达，并据此规范合理应用、保护人体与环境的标准与方法的核医学与辐射相关工作中的重要分支领域。

发展简史 1895 年伦琴发现 X 射线，这种可以"透视"物质内部的神奇射线曾应用于社会生活的众多方面。但 20 世纪初期，射线引起的种种不良反应逐渐引起社会和学术界的关注。学者们提出过多种不同的辐射度量单位和量度方法，如材料变色、胶片感光、量热法、"红斑剂量"（X 射线照射引起皮肤红斑）等。1908 年法国维拉德（Villard）提出基于电离的"e"单位；1921 年法国所罗门（Solomon）提出以镭刻度的 R 单位；1923 年德国本肯（Behnken）提出的伦琴（R）单位；1925 年，在第一届国际放射学大会（ICR）上成立了"国际 X 射线单位委员会"，后改名为"国际辐射单位与测量委员会（International Commission Radiation Units and Measur-ement，ICRU）"；1928 年第二届国际放射学大会统一以容积空气照射后产生的电荷为基础的伦琴剂量（Roentgen，简写为 R）定义；同次会议上还成立了"国际 X 射线和镭防护委员会"，1950 年改用现名为"国际放射防护委员会（International Commission on Radiological Protection，IC-RP）"；1937 年将伦琴单位推广应用到 γ 射线；1948 年根据能量吸收的概念提出"物理当量伦琴"和"生物当量伦琴"；1953 年 ICRU 正式提出以拉德（rad）为单位的吸收剂量。此后，ICRU 和 ICRP 不断推出报告，完善和规范了电离辐射剂量与辐射防护方面的概念、测算和单位。

中国从 20 世纪 50 年代末期开始采用 ICRU 和 ICRP 的基本概念；1974 年发布《放射防护规定》（GBJ8-74）；1994 年成立国家辐射防护标准修订联合起草小组；之后发布了系列国家标准，参考和采纳 ICRU 和 ICRP 提出的基本原则，逐渐接轨国际先进理念与技术。

研究内容 基于电离辐射与受照物质的相互作用规律、电离辐射产生的效应，研究电离辐射量与单位，以及规范有关电离辐射量的测量技术。辐射剂量学工作主要依据国际上公认的权威学术组织（ICRU）提出的报道；辐射剂量学研究结果经放射防护的权威机构（ICRP）采纳并针对核科学技术和电离辐射技术应用过程中防护标准制定、防护效果监测评价，以及解决放射损伤的预防与治疗等相关问题提出建议，作为各国制定放射防护标准的前提和基准。

实用意义 科学利用电离辐射技术（核技术、辐射技术、放射诊断、核医学、放射治疗等）的基础条件之一是规划辐射剂量、预防和控制不良或不利影响。电离辐射剂量学和放射防护的基本原理、方法、标准和相关理论和据此确定的防护措施，是贯穿所有电离辐射相关应用全过程的关键环节和必备条件。

（耿建华　田嘉禾）

zhàoshè liàng

照射量（exposure）

在单位质量的空气中，光子（X 射线或 γ

射线）释放的全部次级电子被完全阻止时，产生一种符号的离子总电荷绝对值。照射量的国际单位：库仑/千克，用 $C \cdot kg^{-1}$ 表示。照射量是用来量度 X 射线或 γ 射线对空气直接和间接电离本领大小的物理量，并不表示被照射物吸收的量。

在 X 射线发现早期，学者曾提出过多种辐射度量单位和量度方法，如材料变色、胶片感光、量热法等，如当时比较流行的"红斑剂量"，为 X 射线照射引起人皮肤出现红斑的量。1928 年国际上统一以 X 射线的发现者伦琴（Roentgen，简写为 R）为 X 射线的辐射剂量单位，即伦琴剂量。后来把伦琴单位推广应用于 γ 射线。1962 年国际辐射单位及测量委员会（International Commission Radiation Units and Measurement，ICRU）正式将之命名为照射量，并再次规范了照射量的定义。

计算方法 质量为 dm 的空气中，X 射线或 γ 射线光子所释放出的所有次级电子被完全阻止时，产生的同种电性离子的总电荷量为 dQ，则该点的照射量 X 为：

$$X = \frac{dQ}{dm}$$

衍生相关概念 包括以下几方面。

伦琴 实践中常用照射量的非国际单位——伦琴（Roentgen），符号为 R。其定义为：在 0℃和 1 个标准大气压条件下，X 射线辐射产生的次级电子全部吸收时，$1cm^3$ 空气中产生一静电单位的电荷量为 1 伦琴。伦琴与库仑/千克之间的换算关系为：

$$1R = 2.58 \times 10^{-4} C \cdot kg^{-1}$$

照射量率 为方便计算，核医学更多使用照射量率（exposure rate）描述辐射场，即单位时间的

照射量。照射量率的国际单位为：库仑/（千克·秒）（$C \cdot kg^{-1} \cdot s^{-1}$）。历史上曾使用过的照射量率单位还有：伦琴/小时（$R \cdot h^{-1}$）、毫伦琴/小时（$mR \cdot h^{-1}$）等。

照射量率与放射性活度的关系 对于在空气中放射活度为 A 的点状 γ 放射源的照射量率之间的关系如下式：

$$\dot{X} = \frac{dX}{dt} \qquad \dot{X} = \Gamma \cdot \frac{A}{R^2}$$

式中：$\dot{X}$ 为该点的照射量率，A 为点状 γ 放射源的放射性活度，R 是辐射场中关注点距点状源的距离，Γ 为该 γ 源的照射量率常数。

实用意义 照射量及照射量率在核医学领域主要用于度量表征光子辐射场，特别是在放射防护工作中，常利用这些概念和计算公式。

注意事项 在实际应用中应注意：①照射量或照射量率只对光子电离本领的量度，不适用于其他射线（如 α 射线、β 射线等）。②照射量或照射量率的计算条件是以空气为介质，不能直接用于其他介质（如机体组织等）。③照射量或照射量率只计算了光子的直接和间接电离的电荷量，没有考虑次级电子韧致辐射引起的电离，因此只适用于描述能量在 10keV 至 3MeV 之间的 X 射线或 γ 射线的辐射场。④按目前学科发展，照射量概念将由比释动能替代。

（耿建华）

zhàoshèliànglǜ chángshù

照射量率常数（exposure rate constant） 表征 γ 射线在空气中电离能力的量。也称电离常数。符号 Γ，单位为：$C \cdot m^2 \cdot kg^{-1}$。取决于 γ 核素的衰变特征，不同核素的 Γ 常数不同，Γ 越大，在

核素周围形成的辐射场越强，照射量率越大。

表达式 距离活度为 A 的点状 γ 核素源 R 处的照射量率为：

$$\dot{X} = \Gamma \cdot \frac{A}{R^2}$$

式中，A 为源活度（Bq），R 为距离（m）。由上式换算可得：

$$\Gamma = \dot{X} \cdot R^2 / A$$

相关衍生概念 曾经应用的 Γ 单位为：$R \cdot m^2 \cdot h^{-1} \cdot Ci^{-1}$，此时，活度 A 的单位取居里（Ci），照射量率的单位取伦琴每小时（$R \cdot h^{-1}$），距离 R 的单位取米（m）。Γ 两种单位的换算关系为：

$$1R \cdot m^2 \cdot h^{-1} \cdot Ci^{-1} =$$
$$1.93694 \times 10^{-18} C \cdot m^2 \cdot kg^{-1}$$

实用意义 在有 γ 射线的不同放射源使用、运输、储存及各种操作中，考虑外照射防护或剂量估算时需要用到相应放射源的电离常数。

（耿建华）

xīshōu jìliàng

吸收剂量（absorbed dose） 单位质量的物质所吸收的射线能量。符号为 D，单位为焦耳每千克（$J \cdot kg^{-1}$）；专用名为戈瑞（gray，Gy），$1 Gy = 1 J \cdot kg^{-1}$。在实际工作常用戈瑞的千分和百万分级单位，即毫戈瑞（mGy）和微戈瑞（μGy）。

学术界还使用一个非国际单位制的吸收剂量专用单位：拉德（Rad）。$1 Rad = 10^{-2} Gy$，即 1 拉德＝百分之一戈瑞，通常写为 cGy。

测定及表达式 被照物体某点，质量为 dm 的物质，吸收的射线能量为 $\overline{dE}$，则该点的吸收剂量 D 为：

$$D = \frac{\overline{dE}}{dm}$$

实用意义 射线照射引起的生物效应是由被照射物实际吸收

能量决定的，而照射量只能用来量度 X 射线或 γ 射线对空气电离本领大小，不能反映被照射物实际吸收的能量，因此 1953 年国际辐射单位及测量委员会（International Commission Radiation Units and Measurement，ICRU）提出了吸收剂量概念。这是剂量学和辐射防护领域内一个非常重要的物理量。它适用于机体的内、外照射；适用于任何射线及任何被照射的物质（空气、水、生物组织等）；也适用于各种电离辐射（X 射线、γ 射线、α 射线、β 射线等）。

其他相关概念 包括以下方面。

吸收剂量率 ①辐射的时间因素也十分重要，因此在实际应用中，经常要用到吸收剂量率（absorbed dose rate）的概念。吸收剂量率用 $\dot{D}$ 表示，即单位时间内的吸收剂量：

$$\dot{D}=\frac{dD}{dt}$$

吸收剂量率的国际制单位为：戈瑞每秒（$Gy \cdot s^{-1}$）。实践中常用毫戈瑞每小时（$mGy \cdot h^{-1}$）、微戈瑞每秒（$\mu Gy \cdot s^{-1}$）。

吸收剂量和照射量的关系 通过在空气中测得某处的照射量 X，然后由此公式求得该处被测介质（如生物组织、人体等）的吸收剂量。根据比释动能与照射量的关系及比释动能与吸收剂量的关系，经数学推导可得，在某种介质 M 内，吸收剂量和照射量的关系为：

$$D_M=\frac{W}{e}\frac{\left(\mu_{en}/p\right)_M}{\left(\mu_{en}/p\right)_{空气}}\cdot X$$

此式可简写为：

$$D=f \cdot X$$

此公式只适用于 X 射线或 γ 射线外照射时，次级电子平衡的

情况。在外照射的防护中，这是一个非常有用的公式。公式中的系数 f 与 X 射线或 γ 射线的能量及介质的性质有关。

（耿建华）

比释动能（kerma） 质量为 dm 的被照物质的某点处，由无电荷辐射释放出的全部次级带电粒子与其初始动能总和（dE_{tr}）之比。比释动能（K）表达式为：

$$K=\frac{dE_{tr}}{dm}$$

比释动能的单位与吸收剂量相同，为焦耳/千克（J/kg 或 $J \cdot kg^{-1}$），专用名戈瑞（gray，Gy）。比释动能只适用于不带电荷的电离辐射，如 X 射线、γ 射线等。但适用于各种介质，例如空气、水、生物组织等。

实用意义 X 射线、γ 射线等不带电粒子被物质吸收的过程分两步：①能量传递：不带电粒子把能量传递给次级电子（如光电子、康普顿电子、电子对），变成次级电子的初始动能。②能量吸收：次级电子通过电离和激发把能量授予物质的原子和分子。比释动能给出了不带电电离辐射与物质间能量传递的大小，反映了辐射场的性质，与作用物质有关，是描述 X 射线、γ 射线等不带电射线的一个重要的物理量。

衍生相关概念 主要包括以下方面。

比释动能与照射量的关系 比释动能适用于所有物质，与描述空气中辐射场特性的照射量有如下关系：

$$K_{空气}=\frac{W}{e}\cdot X$$

也可写为：

$$X=\frac{e}{W}\cdot K_{空气}$$

式中：e 为电子的电量；W 为次级电子在空气中每形成一对离子所消耗的平均能量，在标准状态的空气中，W=33.85eV。

式中没有考虑次级电子的韧致辐射，如果考虑次级电子在物质中的韧致辐射能量损失，则上式可写为：

$$X=\frac{e}{W}\cdot K_{空气}\frac{\mu_{en}/p}{\mu_{en}/p}$$

式中：ρ 为空气的密度，μ_{tr} 为 X 射线或 γ 射线的能量转移系数，μ_{en} 为能量吸收系数，$\mu_{en}/\mu_{tr}<1$。

比释动能与吸收剂量的关系 在外照射情况下，比释动能与吸收剂量的关系见图。图中显示平行的 X 射线或 γ 射线从空气中入射到某介质上时比释动能和吸收剂量随入射深度的变化。

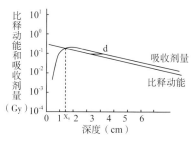

图 平行的 X 射线或 γ 射线在介质中比释动能和吸收剂量随入射深度的变化

注：x_0 为次级电子的最大射程。d 为比释动能沿入射光子方向与相等吸收剂量点间的距离

应用 比释动能在核医学中主要用于无电荷辐射在物质内吸收剂量的计算。由上图可见，在介质表面（入射深度 $x < x_0$ 区域），比释动能（K）大于吸收剂量（D）；随入射深度（x）的增加，K 与 D 的差值逐渐变小；而在介质内（入射深度 $x > x_0$），K 和 D 近似相等。因为，在 $x < x_0$ 内的任一点，x 点周围能产生次级电子并对吸收剂量做出贡献的物

质少，随入射深度（x）的增加，对 x 点吸收剂量做出贡献的物质逐渐增多，D 逐渐变大；而当 x > x_0 后，电离辐射达到了次级电子平衡的条件。如忽略次级电子的韧致辐射，则任意点的比释动能等于吸收剂量。d 值引入是为纠正光子释放能量的非各向同性引起的误差。

（耿建华）

jìliàng dāngliàng

剂量当量（dose equivalent）

用于统一表达组织某点实际接受的辐射剂量值。专用名为希沃特或简称希（Sv），单位为焦耳/千克（$J \cdot kg^{-1}$），$1Sv=1\ J \cdot kg^{-1}$。在实际应用中，常用其整倍千分值 mSv 和 μSv。由国际辐射单位及测量委员会（International Commission Radiation Units and Measurement，ICRU）推荐。剂量当量可以分为周围剂量当量（ambient dose equivalent）、定向剂量当量（directional dose equivalent）和个人剂量当量（personal dose equivalent）。

计算公式与测量 剂量当量 H 是 D、Q 和 N 的乘积，即：

$$H=DQN$$

式中，D 是该点处的吸收剂量，Q 是特定辐射的品质因数，N 是其他修正因数。

剂量当量由仪表测出，实际中通常测出值为周围剂量当量率、定向剂量当量率和个人剂量当量率，其常用单位为微希/小时（μSv/h）。

衍生相关概念 实用量（operational quantity）是在辐射防护实践中用监测仪器测出的剂量当量近似值，目前通常用 ICRU 球代表人体组织，在特定空间点表达实用量。ICRU 球是由密度为 1g·cm 的组织等效材料做成的直径为 30cm 的球。材料成分（按质量

百分比）为氧 76.2%，碳 11.1%，氢 10.1%，氮 2.61%。辐射场中 d 点处的周围剂量当量 H×（d）。H×d（辐射贯穿深度）大体上能反映处于该处的人体所受的有效剂量。原则上，一个具有各向同性响应的探测器，若用 H×（10）刻度过，即可在任意均匀的辐射场中用来测定周围剂量当量。

应用 ①周围剂量当量：在 ICRU 球内逆齐向场的半径上深度 d 处所产生的剂量当量，用于强贯穿辐射监测的实用辐射量，推荐 d=10mm。②定向剂量当量：在 ICRU 球体内、沿指定方向 Ω 的半径上深度 d 处产生的剂量当量 $H'(d, \Omega)$。主要用于对由 β 射线、X 射线和低能 γ 射线所形成的弱贯穿辐射场的监测，推荐 d=0.07mm。③个人剂量当量：人体某一指定位置适当深度 d 处的软组织内的剂量当量 $H_p(d)$。指定位置通常指佩戴的个人剂量计所在位置。根据具体应用，个人剂量当量可进一步分为：Hp（10），用于体表下 10mm 深处的器官或组织，在特定条件下也适用于有效剂量评价；$H_p(3)$，用于体表下 3mm 深处的器官或组织，多用于眼晶体；$H_p(0.07)$，用于体表下 0.07mm 深处的器官或组织，多用于皮肤。

（耿建华）

dāngliàng jìliàng

当量剂量（equivalent dose）

根据辐射类型和照射条件对人体的危害程度，将某一组织和器官中的平均吸收剂量根据生物效应加权修正所得到的剂量值。符号为 H，单位是 $J \cdot kg^{-1}$，专用名为希沃特或简称希，用 Sv 表示，$1Sv=1\ J \cdot kg^{-1}$。在实际应用中，Sv 有时偏大，常用其千倍分数 mSv 和 μSv。

由于辐射类型和照射条件的不同，即使人体组织或器官吸收剂量相同，生物效应可能大不相同。例如同为 200mGy 吸收剂量，β 射线和 α 射线的生物效应相差悬殊。为此，国际辐射防护委员会（International Commission on Radiological Protection，ICRP）1990 年 60 号报道中提出当量剂量的概念。

当量剂量（H）不可测量，通常通过剂量当量进行估算。组织或器官 T，受到电离辐射 R 的照射，该组织或器官的当量剂量 $H_{T,R}$ 为：

$$H_{T,R} = w_R D_{TR}$$

式中，$D_{T,R}$ 是辐射 R 在组织或器官 T 内产生的平均吸收剂量，w_R 是辐射 R 的辐射权重因子。当辐射场是由多种不同的电离辐射组成情况下，每种电离辐射 w_R 值不同，当量剂量为：

$$H_T=\sum_R w_R \cdot D_{T,R}$$

（耿建华）

yǒuxiào jìliàng

有效剂量（effective dose）

为体内所有组织与器官经组织权重因子加权后的当量剂量之和，反映全身受照情况下，各组织或器官对总体危害的相对贡献值。单位为焦耳/千克（$J \cdot kg^{-1}$），专用名为希沃特或希，用 Sv 表示，$1Sv=1\ J \cdot kg^{-1}$。在实际应用中，常用 mSv 和 μSv。

有效剂量是针对全身的量，不可测量，通常通过剂量当量进行估算。有效剂量（E）表达式为：

$$E=\sum_T w_T \cdot H_T$$

式中 H_T 为组织或器官 T 所受的当量剂量；w_T 为组织或器官 T 的组织权重因子，全身各组织或器官的组织权重因子之和为 1。

$$\sum_T w_T=1$$

由当量剂量的定义，公式可换算为：

$$E=\sum_{T}w_T\cdot\sum_{R}w_R\cdot D_{T,R}$$

式中，w_R 是辐射 R 的辐射权重因子，$D_{T,R}$ 是组织或器官 T 内的平均吸收剂量。

当全身受到均匀照射时，各器官的当量剂量值相同，有效剂量等于该当量剂量值。

在辐射防护中，有效剂量非常重要，用于剂量限值的监管。在实际工作中，常用于对工作人员和公众随机效应风险的管理。

（耿建华）

fúshè quánzhòng yīnzǐ

辐射权重因子（radiation weighting factor）

描述并修正不同类型及能量辐射对人体产生的生物效应程度，即辐射"质"的因子。不同类型辐射对生物组织的效应，不仅取决于吸收剂量，还与所接受的辐射种类和能量相关。用 w_R 表示，无量纲。

在辐射防护实践中，特定生物组织或器官的当量剂量即由该组织器官的平均吸收剂量乘以辐射权重因子得出。随着对辐射生物效应认识的深入，辐射权重因子（w_R）的值不断更新，表为国际辐射防护委员会（International Commission on Radiological Protection，ICRP）不同时期发布

辐射类型	1991 年 ICRP60 号		2007 年 ICRP103 号	
	能量范围	w_R	能量范围	w_R
光子	所有能量	1	所有能量	1
电子、μ 子	所有能量	1	所有能量	1
中子	＜ 10keV	5	w_R 是中子能量的连续函数	
	10～100keV	10		
	100keV 至 2MeV	20		
	2～20MeV	10		
	＞ 20MeV	5		
质子（不包括反冲质子）	＞ 2MeV	5	所有能量	2
带电 π 介子	--		所有能量	2
α 粒子、裂变碎片、重核		20	所有能量	20

表　辐射权重因子（w_R）值

的 w_R 值。

由表可见，2007 年发布的数据较 1991 年有下列变化：①中子的辐射生物效应强烈依赖于中子的能量，在 1991 年 ICRP 60 号报道发布的数据中，中子的 w_R 按能量分为 5 个阶梯值，而在 2007 年 ICRP 103 号报道中，中子的 w_R 定义为连续函数，如下式及图所示。②质子的辐射权重因子由 5 变为 2。③增加了 π 介子的辐射权重因子。

（耿建华）

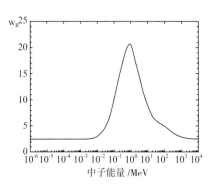

图　不同能量中子的辐射权重因子（w_R）

zǔzhī quánzhòng yīnzǐ

组织权重因子（tissue weighting factor）

在辐射防护实践中，为修正不同组织或器官辐射随机性效应的不同敏感性而引入的因子。用 w_T 表示，无量纲。

在全身受照条件下，各组织或器官对有效剂量的贡献因其对电离辐射引起的随机效应敏感性不同，对不同器官辐射敏感性通过组织权重因子（w_T）表达。

随着对辐射危害认识的深入，人体照组织和器官的组

表　不同组织或器官的组织权重因子

组织或器官	1977 年 ICRP26 号	1991 年 ICRP60 号	2007 年 ICRP103 号
性腺	0.25	0.20	0.08
乳腺	0.15	0.05	0.12
红骨髓	0.12	0.12	0.12
肺	0.12	0.12	0.12
甲状腺	0.03	0.05	0.04
骨表面	0.03	0.01	0.01
结肠		0.12	0.12
胃		0.12	0.12
肝		0.05	0.04
食管		0.05	0.04
膀胱		0.05	0.04
皮肤		0.01	0.01
脑			0.01
唾液腺			0.01
其他	0.3	0.05	0.12

织权重因子（w_T）的值不断更新，表所示为国际辐射防护委员会（International Commission on Radiological Protection，ICRP）不同时期发布的 w_T 值。

由表可见部分组织器官的组织权重因子值的不断变化，最初认为性腺是最敏感的器官，相同的当量剂量下，性腺对全身的有效剂量贡献最多，引起辐射随机效应的概率最高；但是，2007 年数据显示，性腺并非最敏感的器官，在相同的当量剂量下，性腺对全身的有效剂量贡献低于乳腺、红骨髓、肺、结肠、胃等器官。

（耿建华）

fúshè mǐngǎnxìng

辐射敏感性（radiosensitivity） 生物体、组织、细胞、细胞内含物或生物分子在一定剂量的电离辐射照射下，在形态上和功能上发生相应变化的程度。在同等辐射剂量条件下，敏感性高的对象产生辐射效应的概率和程度高于敏感性低的对象。

根据所定义的对象，辐射敏感度可以分为多个层次，不同层次的辐射敏感性有不同的特点。

细胞辐射敏感性 细胞的辐射敏感性有两种含义：细胞本身固有的"本质辐射敏感性"，如，处于增生状态的细胞辐射敏感性高；受环境因素影响产生的"条件辐射敏感性"，如氧浓度不同，辐射敏感性不同。目前，细胞敏感性多采用 Gasarett 提出的 5 级分类法。①高度敏感型：分化程度低或未分化的分裂间期细胞，如各类干细胞、生发细胞，细胞分裂增生快，辐射敏感性最高。成熟淋巴细胞不再分裂，但多数仍属高辐射敏感型，是个例外。②较高敏感型：分化进程中的细胞，如造血与生殖系统中正在分化的

细胞，辐射敏感性较高。有些分裂较快的、较幼稚的细胞辐射敏感性可能超过分裂较慢的营养性分裂间期细胞。③中等敏感型：多向性结缔组织细胞，或在各种刺激下从一种细胞转化为另一种细胞，如内皮细胞、成纤维细胞以及间叶细胞，辐射敏感性中等。④较低敏感型：高度分化，功能成熟，寿命较长的分裂后细胞，如唾腺、肝、肾、胰的主质细胞和导管细胞等，对辐射比较能耐受。⑤低敏感型：成熟或不再分裂的细胞，如神经细胞，对辐射的耐受性最大，辐射敏感性最低。下表列出了 5 类细胞中的部分细胞敏感性分类。

处于不同的增生周期时相细胞辐射敏感性不同。G_2 期和 M 期最敏感，S 期敏感性最差。而 G_0 期细胞具有明显的抗辐射能力。对 G_1 期短的细胞，放射敏感性由高到低的顺序为：$G_2/M > G_1 > S$；G_1 期长的细胞，放射敏感性由高到低的顺序为：$G_2/M > G_1 >$ 早 S > 晚 S。

细胞在有氧条件下辐射敏感性大于无氧条件。在无氧与有氧条件下达到同样的生物效应所需的照射剂量之比称为氧增强比（oxygen enhancement ratio，OER）。电离密度较低的射线（如 X 射线或 γ 射线）的 OER 值一般在 2.5 ~ 3.5 范围内。

氧效应随射线的 LET 变化，

低 LET 射线照射时，其 OER 为 2.5 ~ 3.5；随 LET 增高，OER 缓慢下降，当 LET 达到约 60keV/μm 以后，OER 迅速下降，在 2000keV/μm 附近 OER 达到 1。氧效应还与氧浓度有关，随氧浓度的增加，细胞的辐射敏感性增加。

组织器官辐射敏感性 组织、器官的辐射敏感性主要取决于其主质细胞，或取决于其中最敏感的细胞。主质细胞的微环境（微血管数量、血液供应情况、组织液和结缔组织等），以及细胞对这些条件的依赖程度，也在一定程度上影响组织器官的辐射敏感性。特别是慢性中等剂量长期照射后，主质细胞减少，器官组织的辐射敏感性则受间质成分的影响。组织与器官辐射敏感性取决于许多因素，除上述的两种主要因素外，还与组织的修复与再生等因素有关。

个体辐射敏感性 个体的辐射敏感性决定了机体受到全身照射后是否容易发生辐射综合征、放射病或死亡。个体辐射敏感性的影响因素十分复杂，不但取决于生命重要器官或辐射敏感组织的损伤程度和数量，也取决于一些重要功能及多种调节机制。不同种属以及不同个体之间的辐射敏感性显著差异。接受中等剂量照射时，个体差异往往表现得更明显。个体的辐射敏感性大体上有如下趋势：种属进化愈高级者

表 正常细胞的辐射敏感性分类

辐射敏感性	细胞
高度敏感	淋巴细胞，造血细胞（骨髓），生殖细胞，肠上皮细胞，卵巢滤泡细胞
较高敏感	毛囊、皮脂腺复层上皮，膀胱上皮细胞，食管上皮细胞，胃腺上皮细胞，尿道上皮细胞
中等敏感	结缔组织，神经胶质细胞，内皮细胞，生长期软骨和骨
较低敏感	成熟的软骨和骨，黏液腺或浆液腺的上皮细胞，肺、肾、肝、脾上皮细胞，垂体上皮细胞，甲状腺上皮细胞，鼻咽部非复层上皮细胞
低敏感	肌细胞，神经节细胞

愈敏感，但这也不是绝对的；个体发育以胚胎期最敏感，早期胚胎又比晚期敏感，儿童比成年人敏感；育龄雌性个体辐射耐受性稍大于雄性，可能与体内性激素的含量有关；体内菌丛及感染情况也会影响个体辐射敏感性。

（耿建华）

fúshè shēngwù xiàoyìng

辐射生物效应（biological effect of radiation）

作用于机体的电离辐射所沉积的能量对机体分子、细胞、组织和器官所造成的形态和/或功能方面改变的过程。

原理及特点 电离辐射穿越机体组织时，引起生物分子或原子的激发和电离，造成生物大分子结构及功能变化，进而造成细胞代谢改变和功能障碍，最终导致组织、器官乃至全身的一系列病理改变。电离辐射引起的生物效应是一个复杂的过程，按其作用的发生时间和作用因素，可大致归类为直接作用和间接作用，还应考虑生物组织修复的因素。①直接作用：辐射直接作用于关键靶点，使之电离、激发，或化学键断裂，造成分子结构、性质的改变。如射线直接造成DNA链断裂。②间接作用：辐射使细胞内的分子电离、激发，形成一些性质活泼的产物，如氢氧自由基（OH），在一定范围内，引发生物大分子DNA、RNA、蛋白质及各种酶类等的变化和损伤。③生物系统对辐射损伤有一定的修复、再生能力。但损伤超过一定的限度，生物系统不能修复和再生，可导致细胞的死亡；有些损伤虽然可以修复，但可能在DNA中留下潜在的变异基因；生物修复过程本身也有可能造成潜在损伤，如DNA错配修复。

分类 生物组织的电离辐射

效应有多种形式和特点：①按效应发生规律，可分为确定性效应和随机效应。②按效应出现的对象，可分为躯体效应和遗传效应。③按效应出现的时间，可分为近期效应和远期效应。

影响因素 辐射生物效应与射线类型和辐射物理参数相关，如辐射剂量、剂量率。一般来说，剂量、剂量率越大，生物效应越严重。当其他条件相同时，受照射的面积越大，生物效应越明显。生物效应与个体辐射敏感性、年龄、性别、生理和健康状况等因素有关，如淋巴组织、胸腺、骨髓、胃肠上皮细胞、性腺、胚胎组织最易产生辐射损伤。

（耿建华）

fúshè quèdìngxìng xiàoyìng

辐射确定性效应（deterministic effect）

存在剂量阈值的辐射生物效应。即辐射剂量超过一定阈值后才产生有害的组织反应，剂量愈高，则效应的严重程度愈大。

由于辐射的对象是生物体，而机体对辐射的耐受和对辐射损伤有一定的修复行为，甚至低剂量辐射可能刺激机体，提高机体修复能力和耐受性，故辐射剂量低到一定程度（即阈值）以

下，机体不会表现出明显的损伤效应。1990年国际辐射防护委员会（International Commission on Radiological Protection，ICRP）60号报告引入确定性效应的概念，2007年ICRP 103号报告中做了进一步明确阐述。通常采用组织或器官的平均吸收剂量描述确定性效应的剂量阈值。当组织或器官因电离辐射的能量沉积超过这一阈值后，该组织或器官显现出明确异常。不同组织器官、不同照射方式的确定效应剂量阈值不同。目前认为，无论是单次急性照射还是长期持续小剂量反复照射，当吸收剂量低于100mGy时，人体组织不会临床表现出功能损伤。表列出了ICRP103号报告中发布的成年人体敏感组织和器官确定性效应（组织反映）的剂量阈值。

（耿建华）

fúshè suíjīxìng xiàoyìng

辐射随机性效应（stochastic effect）

发生概率与剂量成正比、但严重程度与剂量无关的一类电离辐射生物效应。即这种效应的发生不存在剂量阈值。

辐射诱发的随机性效应有两个特点："线性"和"无阈"。

表 成年人睾丸、卵巢、眼晶体和骨髓确定性效应的估计剂量阈值

组织与效应	阈值		
	单次短暂照射的总剂量/Gy	分割多次照射或迁延照射的总剂量/Gy	多年中每年以分割多次照射或迁延照射的年剂量率/（Gy·a⁻¹）
睾丸			
暂时不育	0.15	NA	0.4
永久不育	3.5～6.0	NA	2.0
卵巢			
不育	2.5～6.0	6.0	＞0.2
晶体			
可查出浑浊	0.5～2.0	5	＞0.1
视力障碍（白内障）	5.0	＞8	＞0.15
骨髓			
造血功能低下	0.5	NA	＞0.4

其中"线性"是指随机性效应的发生概率与所接受的辐射剂量之间呈线性关系，剂量越大发生随机性效应的可能性越大；"无阈"是指任何微小的剂量都可能诱发随机性效应，其与诱发剂量无关。

国际辐射防护委员会（International Commission on Radiological Protection，ICRP）在 1977 年 26 号报告中提出，从辐射防护角度考虑，电离辐射在被照射机体的能量沉积是一个随机过程，即便剂量非常小，也可能引起细胞的突变和死亡。细胞突变可能产生两种随机性效应：①发生于受照者的体细胞，可能诱发癌症。②发生在生殖细胞内，可能引起受照者后裔的遗传性疾病。

表所示为 ICRP 发布的随机效应的标称危险系数，表中 Sv 为有效剂量。

由表中可见，1990 年到 2007 年，国际组织公布的辐射致癌及遗传效应的危险系数均有不同程度的降低：成年人致癌的危险系数降低了 14.6%，而遗传效应的危险系数降低了 87.5%。这说明，由于最初对辐射危害认识的限制，高估了致癌及遗传效应。

需要说明的是，虽然自提出以来，随机性效应一直是各国制定辐射防护的依据，但是学术界一直有对此质疑的声音，近年来也有实验和观察数据支持辐射危害有阈的假说。

（耿建华）

xiànxìng wúyù móxíng

线性无阈模型（linear no-threshold, LNT）

描述辐射对人体的致癌作用与辐射剂量间存在依存关系，而且这种辐射 – 效应间没有阈值的模型。是目前制定辐射防护政策的依据。

1927 年穆勒（Müller）根据 X 射线引起果蝇的致死性突变的观察，提出线性无阈模型，得到当时学术界承认，并被列入 ICRP 在 1966 年 9 号报告。因当时无法区分随机效应和确定性效应，也不知道是否存在剂量阈值，线性无阈模型认为电离辐射的致癌概率与剂量呈线性关系（如 1000 mSv 的致癌概率是 10 mSv 的 100 倍），并且无论多低的剂量都有致癌效应。简言之，当时认为无论剂量大小，辐射总是有害的，并由此成为放射防护政策制定的依据，如著名的"尽可能低剂量（as low as reasonably achievable，ALARA）"原则。

线性无阈模型得到放射防护权威机构的支持，一直沿用至今，一定程度上避免了低估辐射危害，但该模型一直受到质疑。有研究认为 LNT 模型夸大了低剂量辐射的致癌作用，导致放射防护方面不必要的社会资源投入，误导民众过于恐惧辐射伤害，阻碍了辐射技术的科学应用。特别是导致医学检查（如 CT、核医学等）剂量不足，或抗拒必要的影像学检查所带来的医学风险，才是最需要关注的主要问题。

近年来不断有研究证据指出，线性无阈假说只专注于分子破坏，而忽视保护作用和生物反应的作用。低剂量辐射可以刺激机体保护性、适应性反应，通过 DNA 修复、抗氧化剂生产、细胞凋亡、免疫清除等过程对抗癌症的发生。这种保护作用还可以抵抗随后续暴露于更高的辐射所带来的损害。

（耿建华）

fúshè fánghù yuánzé

辐射防护原则（principles of radioation protection）

为保证电离辐射应用实践的正当化，防止不必要负面效应，国际原子能机构（International Atomic Energy Agency，IAEA）及国际辐射防护委员会（International Commission on Radiological Protection，ICRP）等国际组织及中国主管部门颁布的标准中提出的指导性意见。

所有应用电离辐射技术的实践中，应遵从下列三项辐射防护原则（俗称辐射防护三原则）。①正当性原则：在进行任何放射实践之前，须考虑社会、经济和其他有关因素，为受照个人或社会群体所带来的利益足以弥补其可能引起的辐射危害时，该实践才是正当的。②防护最优化原则：任何利用电离辐射的操作，应使用适当辐射防护手段，使个人受照剂量、受照射人数以及受照射可能性均保持在可合理达到的尽量低水平（治疗性医疗照射除外）。即一方面应当避免一切不必要的照射，使必要的照射保持在可以合理达到的最低水平，用最小的代价获得最大的利益；另一方面不应盲目地追求无限降低照射剂量，避免增加不必要的防护代价。③个人剂量限值：个人所接受的辐射剂量不应超过标准规定的限值（医疗照射除外）。表

表 低剂量率辐射照射后随机性效应的危害调整标称危险系数（ $10^{-2}Sv^{-1}$ ）

受照人群	癌症		遗传效应		合计	
	1991 年 ICRP60	2007 年 ICRP103	1991 年 ICRP60	2007 年 ICRP103	1991 年 ICRP60	2007 年 ICRP103
全部人群	6	5.5	1.3	0.2	7.3	5.7
成年	4.8	4.1	0.8	0.1	5.6	4.2

表 个人剂量限值

剂量限值	中国现行标准 GB18871-2002 电离辐射防护与辐射源安全基本安全标准				2014 年 IAEA 国际辐射防护和辐射源安全基本安全标准			
	连续 5 年平均年有效剂量（mSv）	任一年有效剂量（mSv）	眼晶体年当量剂量（mSv）	四肢或皮肤年当量剂量（mSv）	连续 5 年平均年有效剂量（mSv）	任一年有效剂量（mSv）	眼晶体年当量剂量（mSv）	四肢或皮肤年当量剂量（mSv）
职业照射	20	50	150	500	20	50	5 年平均：20 任 1 年：50	500
16～18 岁培训职业照射	——	6	50	150	——	6	20	150
公众照射	1	5	15	50	1	连续 5 年平均年有效剂量达标条件下，可适当高	15	50

注：表中所规定的限值不包括天然本底照射和医疗照射表

列出了中国现行标准（GB18871-2002）中规定的职业照射和公众照射的个人剂量限值。

（耿建华）

jìn kěnéng dī jìliàng yuánzé

尽可能低剂量原则（as low as reasonably achievable principles）

在利用电离辐射的操作时，使个人受照剂量、受照射人数以及受照射可能性保持在可合理达到的尽量低水平（即避免一切不必要的照射），又保证必要照射实现其预定目的，从而用最小的代价获得最大的利益的防护最优化原则。即 ALARA 原则。

核医学诊疗中，对有明确适应证而需要实施临床核医学诊疗的患者，应遵循 ALARA 原则，根据患者个体情况和临床实际需求，有针对性采取一切可能手段，避免一切不必要的辐射，在达到必要的诊断或治疗目的前提下，尽量降低辐射可能产生的危害。

具体措施包括：加强临床核医学的质量保证，从仪器设备、设施、放射性药物、诊治技术、操作和管理等各环节确保获取最佳诊治效果，避免失误和重复性检查。

ALARA 原则要求全面考虑和均衡任何人、任何放射性操作所获得的利益（诊断、治疗效果）和可能带来的风险，不能偏废任何一个方面。

（耿建华）

wài zhàoshè fánghù

外照射防护（external radiation protection）

通过合理的方法，防止或减少核医学实践过程中来源于体外的射线（γ 射线、X 射线、中子流等）对人体照射的措施。

方法 核医学中外照射来源包括各种 γ 射线、X 射线发生装置（放射性药物、放射性废物、校正源、敷贴器、制备放射源药品的回旋加速器及发生器等），也包括施用了放射性药物的患者。外照射防护的基本措施有三点，也称外照射防护三原则。

时间防护 即减少受照时间。辐射累积剂量与受照时间基本成正比，在保证完成工作的前提下，应提前做好操作前的一切准备，尽可能缩短与放射源接触的时间。

距离防护 即增大与放射源的距离。物体的吸收剂量与其距放射源距离的平方成反比，离放射源越远，人体所受的照射也越少。在保证完成工作的前提下，尽可能远离放射源，如采用远距离操作器具，以加大与源的距离。

屏蔽防护 即使用阻挡射线的物质。γ 射线的吸收与吸收物质的厚度成指数减少规律。

$$I = I_0 e^{-\mu d}$$

式中 I_0 为 γ 射线束的初始强度；I 为通过厚度为 d 的物质后的强度；μ 为线性衰减系数，与 γ 光子能量及穿过的物质有关，物质的原子序数越高，物质密度越大，μ 值越大。核医学中采用铅等高密度材料屏蔽 γ 射线。在保证完成工作的前提下，应尽可能使用屏蔽以降低放射源的照射强度。如穿戴铅衣、在防护通风橱中操作放射性药物、注射时使用注射车、操作放射性物质的房间有足够的屏蔽厚度，防止对房间外人员的照射。

注意事项 外照射防护适用于所有外放源及所有与放射源有接触的人。

（耿建华）

nèi zhàoshè fánghù

内照射防护（internal radiation protection）

通过合理的方法，防止或减少放射性核素进入人体造成意外辐射损伤的措施。

内照射是通过不同途径进入人体的放射性核素或其制剂在体内衰变过程中产生的放射线对人体组织的照射。涉及放射性核素的操作或存在放射性核素的环境中，放射性核素或其制剂可以通过呼吸、饮食、接触吸收或经血管进入人体，造成接受者机体不同程度的内源性照射。与外源照射不同，内照射射线源于体内，其辐射吸收剂量受短射程、高LET效应的射线（如 α 射线、β 射线）影响大。在核医学诊疗实践中，根据医学诊疗目的，需要通过静脉注射、体腔或组织间隙内注射、气道吸入或口服等方式将所需放射性核素导入患者体内，属于正常操作。在特殊情况下，患者之外的其他人员也有可能因为操作意外或核素泄漏误使放射性核素进入体内，受到内照射，属于非正常照射，应该避免。

内照射途径 除患者外其他人员意外接受核素进入体内主要通过 3 个途径。①经呼吸道吸入体内：当核医学工作人员操作挥发类放射性物质时，如果操作不当，会造成空气污染，通过呼吸将放射性核素吸入体内，对人体造成内照射。②经口进入体内：当核医学工作人员操作放射性物质时，如果操作不当，可能会造成手、食物、饮水或者某些用具放射性污染，在饮食过程中，通过口将放射性核素导入体内，造成内照射。③经皮肤进入体内：当核医学工作人员操作放射性物质时，如果操作不当，会造成皮肤放射性污染，放射性核素可经皮肤渗透或伤口进入体内，造成内照射。

基本原则 ①阻断放射性核素进入体内的各种途径，减少放射性物质进入人体的一切机会。②采取合理的促进排泄和组织保护措施，尽可能减少进入体内的放射性核素的浓度，缩短其体内的有效寿命，减轻辐射损伤。

具体措施 ①防止放射性核素经呼吸道进入体内：应避免空气受放射性物质的污染，在通风橱中操作气态或挥发性放射性物质；加强核医学场所通风，降低空气中放射性物质的浓度。②防止放射性核素经口进入体内：操作放射性物质时应戴手套；防止食物、饮水及饮食器具受到放射性污染；禁止在工作场所控制区内进食、饮水、化妆、吸烟；勤洗手，避免放射性物质经手转移到口内。③防止放射性核素经皮肤进入体内：操作放射性物质时应穿戴长袖工作服及手套，避免皮肤直接接触放射性物质，防止皮肤污染。如果造成皮肤污染，放射性核素有可能经皮肤渗透或伤口进入体内，还可以在体表直接照射而引起皮肤损伤。④在体内存在少量放射性物质时（如接受放射性药物进行诊疗），多饮水，或利用增加液体输入、利尿等方式促进排泄。⑤意外接受大量放射性物质情况下，及时到专门的辐射损伤职业防治医疗机构进行处理。

（耿建华）

fàngshèxìng fèiwù

放射性废物（radioactive waste）

在核医学工作的多个环节中，可能产生不再利用而废弃的有放射性的物质。包括固体废物、液体废物和气载废物。简称放射性"三废"。

放射性废物不能以普通废弃物的方法进行处理，而要根据废物的性状、体积、所含放射性核素的种类、半衰期、活度等情况进行特殊处置。国家和政府有关主管部门对"三废"处理有严格、细致的规定。

固体废物 放射性污染的固体物质如安瓿、pH试纸、注射器、纱布、实验动物及其排泄物等均为放射性固体废物，处理方式：①不可随意丢弃，也不可与非放射性废物混同处理。②应用带电离辐射标记的专用污物桶内专用塑料袋收纳废物，容器外采用适当的屏蔽物加以防护。③在存放放射性废物的容器外显著位置，标明废物类型、核素种类、活度范围和存放日期等。④装满后的废物袋应及时转送专用的贮存室。⑤放射性活度降低到达标水平（由主管部门认定）后，方可作为非放射性废物处理。⑥放射性活度不达标的固体废物交由主管部门授权的有资质的专业机构进行处理。

液体废物 含放射性核素的残液、患者使用放射性药物相应时间内的各种排泄物、清洗器械的洗涤液、污染物的洗涤水等均为放射性液体废物。放射性液体废物不允许直接排放，应根据放射性物质的最大容许浓度、放射性核素的化学性质、放射性强度、废液的容积以及医疗机构排水设备等情况决定处理方式。核医学通常采用级连式或并联式衰变池放置的方法，使废液内放射性浓度降低到达标水平后，方可排入医院废水中。

气体废物 包括含挥发性放射性药物、操作过程中产生的放射性气溶胶等，处理原则：①在符合相关标准的通风条件下操作。②通风橱排气口要高出周围最高建筑物。③放射性废气排出前应经高效过滤装置过滤，根据使用情况定期更换滤膜，更换的滤膜作为固体放射性废物处理。

（耿建华）

fàngshèxìng jìshù cèliáng yíqì

放射性计数测量仪器（radiation counter） 可以测得样品在单位时间衰变次数，进而得知其绝

对放射性强度；也可以测量样品在单位时间内的放射性计数，从而得知其相对放射性强度的仪器。放射性计数测量属于体外定量测量的范畴，其是临床核医学以及实验核医学最常见的测量方式之一。

放射性计数测量仪器由放射性探测器和后续电子学单元两部分组成。放射性探测器通常被称为探头，是一个能将射线能量转变为电能的换能器，能使射线在其中发生电离或激发，收集产生的离子或荧光转化为可以记录的电信号。后续电子学单元是由一系列电子学线路和外部显示装置构成，对放射性探测器输入的电信号进行放大、运算、分析、选择等处理，并加以记录和显示。

常见的放射性计数探测仪器有 γ 闪烁计数器、活度计、液体闪烁计数器三种。

（李亚明）

tǒngjì zhǎngluò
统计涨落（statistical fluctuation）

在核衰变测量中，即使所有的测量条件都是稳定的，每次测到的计数也并不完全相同，而是围绕某个平均数值上下涨落的现象。放射性核素的核衰变是随机性的，因此测量的放射性计数也会有一定的变化。

由于放射性衰变存在统计涨落，在相同条件下对衰变作重复测量时测得计数在某个平均值 N 附近形成一个分布曲线，当 N 较小时，呈泊松分布。当 N 较大时，泊松分布可以用正态（高斯）分布来代替。高斯分布有两个特性。①对称性：峰值两侧出现的机会相等。②单峰性：存在一个概率最大计数。这是核衰变的重要统计学特征。

放射性测量的统计误差　无论是泊松分布还是正态分布，都服从这样一个规律：样本均数不可能与总体均数绝对相等，总有一定偏差，而且总是偏离小的出现率大，偏离大的出现率较小。这种由于放射性衰变的统计涨落造成的测量误差，称为放射性测量的统计误差。统计误差的大小表示测量值接近真值的程度，不可能完全消除，但可以被控制在一定范围。通常用标准误差及相对误差表示。

计数的统计误差　对于符合正态分布的放射性计数，可以把任一次测量的计数 N 假设为多次测量的均值 $\overline{N}$。

计数的标准误差为 $\sigma_N = \sqrt{N}$

计数的相对误差为 $\sigma_N/N = \dfrac{1}{\sqrt{N}}$

可见，放射性计数的统计误差取决于测量总计数（N）的大小。在放射性衰变计数测量中，用相对误差表示测量精度，计数越大，测量的精度就越高。

计数率的统计误差　实际应用中，放射性计数测量的结果，经常要用计数率（n，单位时间内计数）来表示。当测量时间 $t \ll T_{1/2}$（核素的半衰期）时，计数率（n）为：n=N/t

计数率的标准误差为 $\sigma_n = \sqrt{\dfrac{n}{t}}$

计数率的相对误差为

$$\sigma_n/n = \sqrt{\dfrac{n}{t}}/n = \dfrac{1}{\sqrt{nt}} = \dfrac{1}{\sqrt{N}}$$

可见，计数率的相对误差等于计数的相对误差。测量时间越长，总计数越大，计数率的相对误差越低，测量的精度越高。

影响测量误差的因素主要有样本的放射性计数、本底计数及测量时间，所以提高样本计数、减少本底计数和增加测量时间，是减少统计误差、提高测量精密度的有效方法。提高样本计数率及增加测量时间以提高样本计数是控制测量误差的重要方法，如在核素显像中有时采用"定数模式"进行采集，就是为了获得足够的放射性计数，以提高图像质量。当样本计数率和测量时间都受到实验条件限制时，可适当增加重复测量的次数，以减少误差，提高测量的精密度。一般来说重复测量次数不超过 5 次，多以 2~3 次为宜。本底计数率的多少对样品净计数的测量精密度有直接影响，尤其是对放射性活度低的样本影响更明显。防止样品及样品容器污染，降温以减少热噪声，避光以消除闪烁液的光致发光作用，在放射免疫测量中提高分离剂的分离效果等，这些措施都能有效地减少本底计数而提高测量精密度。

（韦智晓）

sǐ shíjiān
死时间（dead time）

探测器处理一个脉冲信号的信息需要一定时间，能够接受和分辨先后到达的两个入射光子的时间间隔。发生在短于时间长度的入射光子就不能被记录。

分型　死时间包括两种类型，一种是当两个光子几乎同时到达一块晶体时，由于"脉冲堆积"效应，导致计算出的光子能量因超出能窗上限而不被记录，使这两个光子被丢失，该时间间隔称"瘫痪"类型死时间。若两个光子到达探测器晶体的时间间隔很短，在第一个光子被系统接收处理时，第二个到达光子因系统处在不应期，不被"接待"而丢失，这种情况是单光子丢失，此不应期称为"非瘫痪"类型死时间，这种类型死时间使探测器的计数率具有饱和特性。

校正　由于死时间造成的放射性计数的丢失，称为死时间丢失。死时间越长，计数丢失越严重，且这种丢失随着计数率的增加逐渐加重。这些计数的损失影响了定量分析的准确性，因此需要对死时间进行校正。

假设系统的死时间间隔为 τ。设观察的计数率（用每秒计数）表示为 n，τ 的单位也用秒表示，则每秒钟系统的不响应（或"死"）时间为 $n\tau$。于是系统在整个计数期间接纳计数（或"活"）时间为 $1-n\tau$。因此，经死时间校正的计数率 N，由下式给出：

$$N=\frac{n}{(1-n\tau)}$$

需要说明的是，上式仅适用于死时间固定的系统，并且测量系统没有达到饱和。死时间可变的系统，由于计算校正计数率时存在困难等原因，一般避免使用。不论系统死时间是何种类型，N 的计算都依赖于观察到的总计数率 n。因此，在对观察数据进行任何其他校正（如本底校正）之前应当首先对死时间损失进行校正。

死时间取决于探测器及电子学线路以及数据处理器的速度、随机缓存器的性能等诸多因素。气体正比计数器和液体闪烁计数器的死时间为 $0.1\sim1\mu s$，NaI（Tl）和半导体探测系统的典型死时间在 $0.5\sim5\mu s$，单道脉冲幅度分析器、定标器的死时间都远小于 $1\mu s$，而多道脉冲幅度分析器、计算机接口的死时间一般在 $10\mu s$ 量级，系统死时间由最慢的部件决定。

针对不同的仪器，有不同的减少死时间损失的校正方法。在 PET 系统中，因不能准确知道死时间是多少，其校正只能通过实

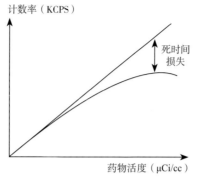

图　计数率–药物活度曲线

验来确定。在 PET 出厂前都要进行计数损失测量：在其视野中，放置不同活度的放射性药物，测量符合计数率，画出计数率–药物活度曲线（图），在活度低时，计数率随着药物活度正比增加，呈直线上升，死时间损失很小。药物活度增加到某一限度以后，计数率增长变缓，曲线逐渐弯曲，它与直线的距离就是损失的计数率，可以据此进行校正。

（韦智晓）

jìshù diūshī

计数丢失（count loss）　因各种原因影响，当放射源活度增高到一定程度时，计数测量设备及显像设备记录的计数与放射活度不再呈线性关系，部分射线不能被如实检测记录的现象。它反映探测器性能，与探测器的死时间、脉冲叠加和符合时间窗有关。在死时间期间内其他的事件不能被记录，这就导致测量到的事例数低于实际发生的事例数，死时间越长，计数丢失越严重，尤其是在瘫痪型探测器中，如果两个或两个以上的光子到达时间间隔太小，以致系统在处理时将它们重叠在一起，产生一个又高又宽的脉冲，这种现象称为脉冲堆积（pulse pileup），此脉冲超出系统能量的上限而被剔除，导致几个光子的丢失。盖革–米勒计数器

属于非瘫痪型探测系统，而大多数核医学探测器属于瘫痪型探测系统，诸如井型探测器、γ 照相机、PET 扫描仪等。

在 PET 系统中，发射出的正电子无法直接探测，只能通过探测由正负电子对湮灭所产生的 γ 光子对来反映正电子湮灭时的位置。这种同时探测两个光子方式则称为符合探测（coincidence detection）。在理论上，符合探测要求两个光子同时被探测到，但在实际测量时，由于光子从发射到被转换为最后的脉冲信号经历了多种不确定的延迟，致使符合事件的两个光子被探测到的时间间隔存在一定差异。因此，在符合测量时人为的定义一个时间间隔，只要在这个时间间隔内探测到的两个光子都被认为满足符合探测要求，该时间间隔称之为符合时间窗（coincidence windows）。通常，符合窗的大小为几纳秒到十几纳秒。只有在符合窗时间内探测到的两个光子，才被认为是来自同一湮灭事件。超过符合窗时间间隔所探测到的两个光子则被认为是来自两个湮灭事件而不予记录，因此符合时间窗的长短也会影响计数丢失的情况。

现代核医学仪器都配有校正程序，以恢复由于计数丢失而损失的信息。如"高计数率模式"，非均匀性校正等电路来缩短死时间；在 PET 出厂前都要进行计数损失测量，使用时也要定期对 PET 进行测试，为各种误差校正提供即时的信息，确保系统处于良好的工作状态。

（韦智晓）

jìshù

计数（count）　被探测器探测到并加以记录的入射粒子个数。一个放射性粒子进入探测器后，在

测量电路中形成一个电脉冲，称为一个计数。计数率（counting rate）是指放射性测量仪器在单位时间内所测得的样本的脉冲数，反映了样本中原子的衰变速率。一定时间内的总计数用计数或千计数表示，计数率则常用每秒计数（counts per second, cps）、每分计数（counts per minute, cpm）表示。当移开放射性样本时，探测器也能记录的计数率为本底计数率，它的来源主要包括：①宇宙射线。②放射性物质，如地球的 ^{226}Ra、^{14}C、人体、建筑物的墙壁等。③附近存储或使用的放射性物质。④装置中的放射性物质。⑤计数设备、实验台等的放射性污染。⑥放射性尘降物。⑦仪器本身产生的噪声等。

计数系统由各种电子电路和显示设备组成。核计数系统的组成部分包括探测器、高压电源、前置放大器、放大器、脉冲高度分析器、定标器、计时器。探测器包括气体探测器、半导体探测器、闪烁计数器等多种探测器类型。影响放射性计数测量的影响因素有以下几种。①几何因子：样本中核素衰变的射线沿 4π 立体角发射，并不能完全进入探测器。②仪器性能：包括能量分辨率和时间分辨率（又称死时间），能量分辨要求越高越好，时间分辨要求越短越好。③仪器工作条件：保证仪器的工作状态处于最佳状态。④样品：包括样本的容量、放射性分布及放射性污染，会影响计数测量的准确性。⑤吸收与散射：指放射性样本的自吸收和散射。⑥本底计数：本底计数越高，对结果的影响就越大；样本的计数越低，本底计数的影响越严重。

（韦智晓）

fàngshèxìng tàncè

放射性探测（radiation detection）

探测仪器将射线能量转换为可定量记录的光能、电能等能量形式并加以记录或显示，反映放射性核素的种类、数量、能量、时间及空间分布等信息的技术。放射性探测是核医学的基本技术之一，不论是将放射性药物引入体内还是加入到反应系统中，都需要对机体或所收集的生物样品中的放射性进行探测，经过定性、定量及定位分析，达到临床诊断和实验研究的目的。放射性探测的精确性直接关系到最终结果的可靠性，关系到临床诊断、治疗和研究结果的准确性。

放射性探测的基本原理建立在射线与物质相互作用的基础上。在核医学领域，一般利用以下三种现象作为放射性探测的基础。①电离：各种射线无论带电粒子、γ 射线或 X 射线，均可引起物质电离，产生相应的电荷数或电离电流。由于射线的电离能力与其活度、能量、种类有一定的关系，故收集和计量这些电荷数或电离电流，即可得知射线的性质与活度。②激发－荧光现象：带电粒子直接激发闪烁物质（如 NaI 晶体等），当被激发的闪烁分子退回低能级时即发出荧光。而 γ 射线是通过与物质相互作用的光电效应、康普顿效应或电子对生成效应产生次级电子，再由次级电子激发闪烁物质发出荧光。荧光亮度和数量分别与射线的能量和数量成正比，通过光电倍增管将荧光转换为电信号并放大，经过电子学线路处理分析，即可测得射线的性质与活度。③感光：核射线可使 X 射线胶片和核乳胶感光，α 射线、β 射线等带电粒子或 γ 射线与感光材料相互作用产生次级电子，可以使胶片和核乳胶中的卤化银形成潜影，潜影中感光银离子被还原成黑色金属颗粒，银颗粒多少与射线强弱成正比。经定影处理后，可根据黑影有无、浓淡程度（黑度）和所在位置，对放射性进行定性、定量、定位的观察。

放射性探测根据不同目的或角度可分为不同的种类。①按测量目的分类：定性测量是对核素的种类进行测量，包括射线类别、半衰期、能量等；定量测量是对放射性活度进行定量分析，包括绝对测量和相对测量；定位测量是对放射性核素在生物样本或活体的空间分布进行测量，主要包括放射性自显影技术和脏器显像技术。②按测量方法分类：绝对测量是测定样品在单位时间内的衰变数而得知其放射性强度，通常以 dpm（decay per minute）表示；相对测量是在一定条件下测量样本在单位时间内的放射性计数而得知其相对放射性强度，通常以 cpm（counts per minute）表示。③按射线类型分类：α 测量、β 测量、γ 测量、正电子测量。④按测量对象分类：体外测量一般是把生物样本或样品等放在试管等容器内进行测量；体内测量指在体表测量人体某一区域或脏器内的放射性强度。⑤按记录方式：定量测量是以相对值或用标准源换算成绝对值表示；连续动态测量是用计数率仪或计算机将放射性随时间的变化以连续曲线的方式或数字单据显示；分布显示是显示样品或脏器内的放射性分布情况，常运用自显影技术或 γ 照相机等显像设备，以浓度对比的方式显示。

（李亚明）

闪烁探测仪

闪烁探测仪（scintillation detector） 由闪烁体直接或通过光导耦合到光电倍增管的电离辐射探测仪器。是目前应用最多、最广泛的电离辐射探测仪器之一。

辐射引起物质发光的现象很早就被人们所关注和利用：早在1903年，威廉·克鲁克斯就发明了由硫化锌荧光材料制成的闪烁镜并用其观察镭衰变放出的辐射；卢瑟福在其著名的卢瑟福散射实验中也曾使用硫化锌荧光屏观测α粒子。1947年科尔特曼（Coltman）和马歇尔（Marshall）成功利用光电倍增管测量了辐射在闪烁体内产生的微弱荧光，这标志着现代闪烁探测仪的开端。之后随着光电倍增管等微光探测器件的应用和相关技术的进步，闪烁探测仪得到了非常迅速的发展，各种新型闪烁体材料也层出不穷。

组成 ①闪烁体：将射线能量转换成荧光光子能量的材料。②光学收集系统：结构上包括反射层、耦合剂、光导等。③光电倍增管：由光电阴极、电子光学输入系统、二次发射倍增系统及阳极组成，通过高压电源和分压电阻使阳极、各倍增极和阴极间建立从高到低的电位分布。

分类 闪烁体材料大致可分为以下三类。①无机闪烁体：包括碱金属卤化物晶体如 NaI（Tl）、CsI（Tl）等，其中 Tl 是激活剂；其他无机晶体，如 $CdWO_4$、BGO等；玻璃体。②有机闪烁体：有机晶体（如蒽、芪等）、有机液体、塑料闪烁体。③气体闪烁体：如氩、氙等。

工作原理 ①射线与闪烁体分子作用，入射的 γ 射线通过其产生的次级电子使闪烁体被激发，带电粒子则直接使闪烁体被激发。②闪烁体分子在退激发时发出荧光光子，光子的数目与入射的能量成正比。③光电倍增管的光阴极收集荧光并打出光电子，经过逐级倍增后在阳极形成电流，输出脉冲的幅度、数量和波形代表了入射射线的能量、强度、种类等信息。

（李亚明）

电离室

电离室（ionization chamber） 收集电离辐射的射线与气体相互作用后，使气体发生电离产生的电荷来测量电离辐射强度的探测仪器。

组成 通常由高压电极及收集电极组成，电离产生的电荷在收集极累积，在输出回路中形成脉冲电流，以脉冲电流信号的大小反映辐射射线的能量和强度。

工作原理 随着极化电压逐渐增加，气体探测器的工作状态就会从复合区、饱和区、正比区、有限正比区、盖革-米勒区（Geiger-Müller 区）一直变化到连续放电区；电离室探测器工作在饱和区，饱和区信号电流不受工作电压影响。电离辐射的射线（如α射线、β射线或γ射线）射入电极间气体介质，通过电离作用或光电效应产生一系列正负离子对，在电场作用下，电子、正离子分别向收集极、高压极漂移，使相应极板感应电荷量发生变化，形成电离电流输出。

分类 包括以下方面。

按照测量剂量率或剂量大小分类 ①治疗剂量水平电离室：灵敏体积在 0.01~5.0ml，测量的剂量率范围在 1~10Gy/min。②诊断剂量水平电离室：灵敏体积在 5~500ml，测量的剂量率范围在 0.1mGy/min 至 10Gy/min，但剂量只有 0.1mGy 至 0.1Gy。③辐射防护测量电离室：灵敏体积在 30ml 至 3L 之间，测量的剂量率范围在 0.1μGy/h 至 1Gy/h。④环境辐射水平测量电离室：灵敏体积在 3~100L，为了减小体积，常采取气体加压设计，测量的剂量率范围在 1~10μGy/h。

按照测量对象分类 ①α电离室、β电离室或 α 及 β 电离室：电离室的部分壁非常薄，使得 α、β 粒子或其次级电子可以穿过，到达灵敏体积。有时也设计成将 α、β 源直接置入电离室内部的形式。②γ电离室：电离室壁通常有一定厚度，从而降低对 α、β 粒子的响应。③中子电离室：常设计成石墨电离室和塑料电离室双电离室的形式，石墨电离室主要对光子响应，对中子基本无响应，而塑料电离室则对光子和中子均响应，计算二者响应之差即为中子剂量。④电子束电离室：专门用于加速器电子束测量的平行平板电离室。⑤布拉格峰电离室：设计用于测量重离子射束的布拉格峰的电离室。

主要性能 ①灵敏度：取决于电离室内的空气质量和电离室体积；随着电离室体积增大，灵敏度增高。②能量响应：电离室的响应（灵敏度）正比于空气比释动能率（照射量率），但是由于电离室本身不能完全由空气制作，不能完全等同于空气，当辐射的能量改变后，电离室的响应（灵敏度）也随之改变，这种特性称之为能量响应。③电子平衡：当射线的能量高时，次级电子的能量也高，穿透的材料厚度增大，达到电子平衡的厚度也增大。对于常用的辐射，要达到带电粒子平衡，所需的介质厚度为其产生的次级电子射程。④复合损失：由于离子复合，空腔内的电荷收集效率不高，需用修正因子进行修正。复合损失与极化电压和电离室灵敏体积中空气的电离密度，即剂量率有关。

应用　不同类型的电离室可以用于各种以诊断为目的的射线测量与检测；辐射工作场所辐射剂量的监测，作为辐射防护的依据；个人辐射剂量监测；环境辐射剂量监测等。

注意事项　电离室的应用中易受环境温度、辐射场等干扰，用于定量测量时需要进行校准。

（王荣福）

Gàigé Mǐlè jìshù qì

盖革－米勒计数器（Geiger-Müller counter）

探测电离辐射（α射线、β射线、γ射线和X射线）强度的计数仪器。

组成　由盖革－米勒管（检测辐射的传感元件）和显示结果的电子处理元件组成。

工作原理　盖革－米勒管内充入惰性气体（如氦、氖、氩等），在沿管轴线上的金属丝电极与金属管壁之间加上略低于管内气体击穿电压的电压，通常状态下管内气体不放电；当粒子或光子射入管内时使气体导电，即在电极与金属壁间产生短暂的气体放电现象，从而输出一个脉冲电流，该脉冲电流被输入到处理、显示和记录电子设备中。

通过适当地选择加在电极与管壁之间的电压，就可以限制被探测粒子的最低能量，从而对其种类加以甄选。由于盖革管中的气体密度通常较小，高能γ射线往往在未被探测到时就已经射出了盖革管，因此其对高能γ射线的探测灵敏度较低。在这种情况下，碘化钠闪烁计数器则为适用。

应用　广泛应用于辐射剂量学、辐射防护、实验物理和核工业等领域，早期也用于核医学射线测量。

注意事项　测量的精度、敏感性有限，现已被其他测量方法取代。

（王荣福）

xuěbēng guāngdiàn èrjí guǎn

雪崩光电二极管（Avalanche photodiode, APD）

雪崩光电二极管是一种具有电荷增益能力的光电二极管器件。利用光电效应的雪崩倍增效应提供增益的高灵敏度半导体电子射线探测器件。从功能上可以看作是半导体模拟光电倍增管。通过施加高反偏电压（通常在硅中为100～200V），吸收光子通过雪崩效应产生内部增益效应（100倍左右）。理论上任何半导体材料都可用在倍增区，常见的有硅（Si）、锗（Ge）、InGaAs、氮化镓（GaN）、HgCdTe等。一些采用替代掺杂和斜角技术的硅APD可以承受更高的反偏电压（＞1500V），从而获得更大的增益效应（＞1000倍）。通常，反向电压越高，增益越大。

结构及工作原理　APD是在以硅或锗为材料制成的光电二极管的PN结上加上合适的高反偏电压，吸收光子受到电场加速作用获得足够高的动能，电离撞击晶格产生电子离子对，进而不断引起新的次级电离产生雪崩效应（即光电流成倍地激增），得到电流增益，其光吸收区与倍增区基本一致。PN结内作为载流子的电子和空穴具有不同的电离性质，通过施加不同的反向偏压可使APD表现出正比和盖革两种不同的工作特性。正比模式下（典型电压100～200V），施加的偏压仅能使耗尽层内光生电子产生雪崩效应而不足以引发空穴雪

崩，此时电极两端收集到的雪崩电荷数与光生电子数成正比，具有正相关性，其典型增益范围为$10^2 \sim 10^3$。当偏压继续提高，使外加电场足以引发光生空穴的雪崩效应，此时电荷增益与光生载流子数不再成正比，APD进入盖革模式。APD的结电容随器件面积的增大而增大，随着厚度减小而增大，PN结中载流子的传播速度随着器件厚度增加而增加，在设计时需权衡噪声与时间性能之间的矛盾，APD面积通常被限制在10mm以内（图）。

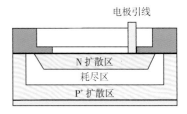

图　APD结构原理示意

主要性能参数　①量子效率：表征APD对入射光子响应并将其转化为光生载流子的能力，主要与入射波长和偏置电压有关。②雪崩倍增因子：表征APD对光生载流子信号的放大能力，增益越高，信噪比越好。③时间响应：表示APD输出的光电流随入射光子变化快慢的状态，通常用上升时间和下降时间表示。④暗电流：表征APD中由于晶格缺陷、热电子激发以及载流子扩散等效应产生的干扰电荷，实际应用中，暗电流应越小越好。

分类　根据材料及光谱响应特性的不同，APD主要可分为三类：Si-APD、Ge-APD及InGaAs-APD。其光谱响应范围分别对应Si-APD：400～1100nm，Ge-APD：800～1550nm，以及InGaAs-APD：1100～1700nm。InGaAs-APD由

于具有较宽的光谱响应、更低的噪声和更高的频率响应特性，应用更为广泛，价格也相对较高。

应用 APD 具有量子效率高、磁兼容性好、供电需求简单、结构紧凑、成本较低等特点，是核医学正电子断层成像探测器的重要器件，也适用于弱光探测、激光雷达、医学成像、高能物理、空间探测等领域。此外，APD 输出特性随温度变化影响较大，在对性能要求较高的应用中需额外增设辅助温度控制系统。

注意事项 需要与合适的晶体和电子学线路相匹配才能发挥其优势。

(王荣福 安少辉)

γ shǎnshuò jìshù qì

γ 闪烁计数器（Gamma counter）

测量发射 γ 射线的放射性核素的探测仪器。

组成 由 γ 射线探测器和后续电子学线路组成，探测器由闪烁晶体、光导、光电倍增管、单道或多道脉冲高度分析器、定时计数器等部件组成。常用的有井型 γ 闪烁计数器、γ 放射免疫计数器等。γ 放射免疫计数器是在 γ 计数器基础上为适应放射免疫分析的需要而发展起来的全自动 γ 闪烁计数器，配备微型计算机和样品传送及换样装置，具有数据运算和处理功能，可以实现自动测量、自动换样、自动记录和分析测量数据、自动打印测量和分析结果。井型 γ 免疫计数器多用于测量小样本放射性物质，且通常对较多放射性样本进行自动化测量。

工作原理 通常探测器的闪烁晶体设计为井型，井型闪烁探测器的几何条件接近 4π 立体角，探测效率高。测量时将含有放射性样品的试管置于闪烁晶体的

"井"中，待测样品被闪烁晶体包围，放射性样品发出的 γ 射线与晶体相互作用后，产生的次级电子使晶体分子激发，激发态的分子回复到基态时产生荧光光子，然后经过光电倍增管将光信号逐级放大并转换为电脉冲信号，再经前置放大并输入到后处理记录装置中进行处理和分析。根据样品的半衰期和浓度，测量时间从 0.02 分钟到几个小时不等。光子的能量太低会被闪烁晶体完全吸收而探测不到，光子的能量太高可能直接穿过晶体而不发生任何相互作用。因此，在使用 γ 闪烁计数器对放射性物质进行采样时，选择适当的晶体厚度非常重要。

应用 用于各种发射 γ 射线放射性核素样品的绝对或相当定量测量。

注意事项 其是构成不同射线探测仪器的基础，根据不同的应用目的配置不同的电子学线路部分，才能构成完整的射线检测仪器。

(王荣福)

β shǎnshuò jìshù qì

β 闪烁计数器（Beta counter）

测量发射 β 射线的放射性核素的探测仪器。由于 β 射线穿透力弱，在通过探测器壁和样品容器时射线被吸收衰减，难以用常规的闪烁计数器测量，故需要将待测的放射性核素样品直接溶于液态闪烁体中，通过液态闪烁剂吸收 β 射线并转换成荧光光子，经过光电倍增管倍增放大后转换为电脉冲，并被后续记录装置进行处理、分析和记录，从而进行 β 射线核素样品测量的探测器。液体闪烁探测器主要用于测定低能 β 射线（如 ^3H、^{14}C 等）。

组成 通常由闪烁溶液、光电倍增管和电子学记录部分组成。

工作原理 闪烁体溶解在适当溶液中配制成闪烁液，将样品放置在闪烁液中进行测量；放射性核素发射的射线能量首先被溶剂分子吸收，使溶剂分子激发，激发能量传递给闪烁体使闪烁体激发，激发态的闪烁体分子回复到基态时发射荧光光子，光子输入光电倍增管转换为电子，经后续放大形成电脉冲信号，通过电子学线路分析后加以记录和显示。

低能 β 射线穿透力弱、射程短、自吸收作用明显，需要将样品分子直接加入到液态闪烁体中，使射线最大限度地直接与闪烁体作用，并且使用两种闪烁体进行能量转换，以提高探测效率。此外，低能 β 射线产生的光很微弱，脉冲高度也很低，经光电倍增管输出的电脉冲信号不易与光电倍增管产生的噪声相区别，因此常使用两个光电倍增管同时接受来自闪烁液的荧光，同时采用正符合电路，以减少噪声的影响。常用的闪烁剂有 2,5- 二苯噁唑（PPO，第一闪烁剂）、1,4, 双 2（5 苯基噁唑）苯（POPOP，第二闪烁剂）等，溶剂有二甲苯、二氧六环等。

应用 主要应用于低能 β 放射性核素的相当定量测量，早期常用于分子生物学示踪研究，也用于放射性免疫分析，目前比较少用。

注意事项 生物待测样品的制备和处理对于测量的准确性非常重要，同时要选择合适的闪烁溶剂。

(王荣福)

huódù jì

活度计（radioactivity calibrator）

用于测量放射性样本的放射性活度的专用放射性计量仪器。

组成 主要由探测器、微电

流前置放大器、放大处理电路、控制系统及软件平台等部分组成。探头为封闭式井型电离室，内部充入工作气体（通常为惰性气体）；采用弱电流测量系统组成测量装置，用来测量放射源所发出射线作用于工作气体产生的电离电流。

工作原理及方式　活度计的探头为封闭式井型圆柱形电离室作为探测器，外面套以铅壁。电离室内充以惰性气体。使用时将放射性样品置于井内，电离室中心有金属阳极，四壁为阴极。当工作电压置于饱和区，放射源的射线直接或间接引起电离室内气体电离，所产生的电子和离子（离子对）各自向极性相反的电极漂移，从而产生电脉冲信号，经过一定的电路放大、转换和记录这些信号，加以适当的能量校正和已知放射性活度的标准源校正后，即可准确显示放射源的活度（Bq或Ci）。

应用　活度计在出厂时已利用一系列已知活度的放射性核素标准源进行校正刻度标定，获得常用的放射性核素活度的刻度系数或能量响应曲线。日常使用时只要选择待测核素的按钮或菜单，就能利用相应的刻度系数将电离电流转换成活度的读数。活度计是核医学临床测量放射性药物剂量的常用仪器，也是国家强制性检测仪器。

注意事项　活度计是对放射性活度进行绝对定量测量的仪器，需要按照相关法规由有资质的单位定期进行剂量校准。

（王荣福）

guāngdiàn bèizēng guǎn

光电倍增管（photomultiplier tube, PMT）　利用光阴极和外加电场实现对微弱的光信号转换成电信号并逐级放大倍增的真空光电转换器件。是核探测仪器最基本的构建之一。具有较快的响应速度和较高的增益特性。电子打在某些物体上能释放出更多电子的现象称为二次电子倍增。

组成及工作原理　光电倍增管主要由入射光窗、光阴极、倍增极（打拿极、栅极）、阳极等部件构成，真空封装在由玻璃外壳内，封装尺寸通常根据不同领域的需求而各有差异，对于探测极微弱光子信号的入射光窗一般可达到几英寸或几十英寸。光电倍增管利用二次电子倍增原理工作。即闪烁光经过入射光窗后被光阴极表面捕获并产生光电子，利用外围电阻网络对不同倍增极（打拿极）间进行分压，使得电子在相邻层级间多次获得足够的加速电场。光电子在电场作用下在各倍增极间实现多次加速电离和逐级倍增，并最终被阳极收集，形成输出电流脉冲。电脉冲的数量和高度可分别反映射线的活度和能量，即收集的电脉冲信号数量与入射的射线活度呈正比关系，此信号再由后续电子线路处理（图）。

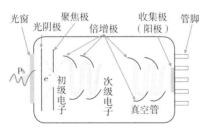

图　PMT电子倍增工作原理示意

分类　普通光电倍增管不具备位置分辨的能力，即单支PMT输出电流不带入射光子的位置信号，如需检测光子空间位置，需要利用多根PMT组成阵列，按输出电流脉冲间的关系实现位置空间分辨。PMT可按聚焦类型分为聚焦型和非聚焦型两大类。聚焦型包括环形聚焦型和直线聚焦型，聚焦型PMT的渡越时间短，具有较好的时间特性。非聚焦型包括百叶窗式、盒栅式、近网式、微通道板、混合型等。此外，还可根据光阴极和入射窗材料，将PMT分为适用于不同光谱波段的PMT产品。一般光电倍增管为圆柱形，也可以做成正方形、六角形等，以缩小光电倍增管阵列中每支光电倍增管排列的间隔，减少死角。

近年来随着应用研究的深入和需求的提高，出现了一系列具有位置响应能力的位置灵敏型光电倍增管（position sensitive photomultipliter tube，PS-PMT）。与PMT相比，PS-PMT在保留了原增益能力的基础上缩小了体积，同时多阳极读出特性使得探测器设计更为简单。

性能指标　①光电转换效率：指光阴极的光谱响应范围和光照灵敏度，光谱响应范围主要取决于光阴极的光敏材料属性，光照灵敏度表征其对不同波段入射光的响应能力。②电子倍增特性：表征PMT对单光子信号的增益能力（放大倍数），通常为$10^6 \sim 10^9$量级。③噪声或暗电流：是指无光照条件下自发产生的阳极电流，主要受热电子发射、欧姆漏电、残余气体电离、玻璃荧光和光阴极曝光等影响。④时间特性：主要指光电子在倍增区的渡越时间、脉冲电流的上升时间等，其性能的优劣主要以时间分辨作为表征。

应用　光电倍增管不能单独作为探测仪器，通常与晶体、准直器和电子学线路共同构建探测仪器，几乎是所有探测仪器不可缺少的组成部分。位置敏感型光电倍增管的输出携带入射光子位置信息，可以有效提高探测能力。

注意事项 光电倍增管使用时必须注意以下一些规则：①避光保存，光电倍增管在全暗条件下，加工作电压时也会输出微弱电流，称为暗电流。它主要来源于阴极热电子发射。暗电流与工作电压和使用温度有关。长期暴露在自然光中会使暗电流增大。使用前应在暗室内保存24小时。②光电倍增管工作时，严禁打开暗盒，同时注意避免因强光照射或因照射时间过长而灵敏度降低，停止照射后又部分地恢复，这种现象称为疲劳效应。③由于光电倍增管的外壳通常为玻璃材料，必须轻装轻放以免破裂造成损失。④应用时需要预先选择最佳工作电压，才能保证光电倍增管最佳性能。

受真空器件原理限制，PMT体积较大，工作电压在千伏量级，且其多打拿极的倍增结构也使其易受外界环境磁场干扰、时间性能相对有限，在部分应用场景中逐渐被新型半导体传感器取代。

（安少辉 韦智晓）

gūi guāngdiàn bèi zēngguǎn

硅光电倍增管（silicon photomultipliper, SiPM）

由微型雪崩光电二极管（avalanche photodiode, APD）规律排列构成的新型固态光电探测器件（也称 multi-pixel photon counter, MPPC），具有微弱光信号测量及多光子计数的能力。与传统光电传感器例如光电倍增管、APD 等相比，具有工作电压低、增益高、增益一致性好、结构紧凑、可靠性强等特性。另外作为固态光电探测器件 SiPM 还具有很好的磁场兼容性，目前，已成为核探测器中的主流光电传感器件。

结构及工作原理 SiPM 由工作于盖革模式下的 APD 微像素单元按阵列排布构成，其单位毫米面积下通常含有数百至数千个微像素单元，且各单元均独立串联一个较大的等值淬灭电阻。工作模式下，SiPM 正负电极间被施加一个较大的反向偏置电压，在各微像素单元内形成较高的电场。光子入射时与处于暂稳态的微像素单元发生电离碰撞，并在强电场的作用下加速形成雪崩，使得电流急剧升高，同时在淬灭电阻两端形成较大的压降，致使微像素单元的外加电场不足以继续引发雪崩，结束并恢复暂稳态，同时将电荷以脉冲电流形式输出。SiPM 中数以千计的微像素单元可同时工作在盖革模式下，具备多光子探测能力，其脉冲电流幅度和电荷值分别对应到所探测到的光子数及射线能量（图1，图2）。

主要性能参数 ①光探测效率：指入射光在 SiPM 中微像素发生雪崩产生信号的统计概率，主要与微像素单元的有效填充系数、入射光的波长和反向偏置电压有关。光探测效率越高，相应入射光子被探测的概率也就越大。目前商用 SiPM 在最佳波长处的探测效率可高于 45%。②增益：指光子信号被放大的倍数。SiPM 的增益可达到 $10^6 \sim 10^8$ 量级，其增益越大，信噪比越高。③暗计数：指 SiPM 在偏置电压下 PN 结内部易形成热载流子造成的暗噪声。暗计数是 SiPM 中的主要噪声来源，与有效光感面积、偏置电压和温度有密切关系。④动态范围：指 SiPM 对入射光子的响应能力范围，也可理解为能够同时探测光子数的能力。闪烁体探测器中，SiPM 的动态范围越大，能量探测范围越大，其能量线性精度也越高。

分类 根据 SiPM 对不同波长的入射光的探测效率不同，主要分为适用于紫外波段、可见光波段和红外波段等光谱响应范围的 SiPM 产品。紫外波段可用于切伦科夫光等短波长光子的探测；可见光波段用于目前多数的闪烁体核医学探测器，通过匹配不同闪烁体的发光光谱范围，以提高闪烁体光输出效率；而红外波段则适用于常见的红外探测设备，如测量体温等。

应用 在核医学显像仪器领域，目前 SiPM 主要应用于核素断层成像设备中，如 PET/CT 和 PET/MR 等。SiPM 的像素化紧凑式结构在进一步提高光电探测性能的同时，使相关领域的探测器结构设计更加灵活可靠。SiPM 已逐步取代传统 PMT 成为 PET 探测器开发的核心器件。另外由于其尺寸较小、磁场兼容性好，使得 PET/MR、磁共振嵌入式 PET、小

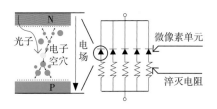

图1 SiPM 结构及其 APD 盖革模式工作示意图

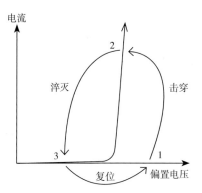

图2 APD 微像素工作过程示意图

动物 PET 等系统的设计更加紧凑，性能也得以进一步提高。

自 20 世纪 90 年代末 SiPM 的主流架构被发明以来，科研人员和光电器件制备商都在开发更优性能的产品。

（安少辉）

dìngbiāo qì

定标器（scaler）

用来记录射线脉冲数目的基本核仪器。又称脉冲计数器。它与计数管或闪烁探测器组合，可构成计数测量装置，用于放射性活度的测量。

定标器是最早使用的一种核辐射测量仪器，其形式是各种各样的，适合于不同的使用要求。为了保证测量的准确性和精度，近代定标器一般都具有自动操作和自动控制等功能，能够精确记录任意选定时间内的脉冲计数，可直接显示或输出测量结果。

组成 ①输入电路定标器：用来记录直接从探测器输出或经过放大后输出的脉冲。一般从探测器直接输出的是负脉冲，而经过放大后输出的脉冲是正脉冲。所以定标器通常都有正、负两个输入端和一个低倍率放大器。定标器的输入电路一般包括放大器、甄别器和成形器几个部分，将来自探测器的脉冲进行放大、甄别和成形，得到大小统一的脉冲去触发定标单元，并剔除杂乱小脉冲，以保证定标器可靠工作。在有些定标器中，输入电路内还有门控电路来控制输入信号，当定标器计数时才允许触发后面的定标单元。②定标单元定标器：由几级定标单元电路组成。每级定标单元包括一个十进位计数器和相应的译码显示电路。十进位计数器具有十个不同的工作状态，反映着输入脉冲的数目。译码电路和显示器将状态变成相应的数

码显示出来。定标单元的级数决定定标器的最大计数容量。假设定标单元级数为 n，则最大计数容量为 10^n-1。一般自动定标器由六级或七级定标单元组成。定标单元还附有复位开关，保证所有定标单元开始工作时均保持"0"状态。③定时电路：为了精确地确定定标器进行计数的时间间隔，在一些比较完善的定标器中，都有自动定时电路。自动定时电路一般由时钟信号发生器、定时门和分频电路几个部分组成。为适应不同的测量要求，定时电路中设多级十分频和三分频、二分频倍乘单元，给出很多档的时间间隔，测量时可以任意选择使用。④控制电路定标器：可能在手动操作状态工作，也可能在半自动或自动状态下工作。控制电路是为了实现定标器的半自动或自动操作，它可以把定标电路和定时电路连接起来构成一个完整的系统，有秩序地自动完成记录脉冲数目的任务。⑤检验电路：为了随时检查电路的工作是否正常，通常在定标器中附有一个产生一定频率脉冲的检验信号发生器，给出检验信号。⑥电源：有的定标器还附有高、低压直流电源供电，其中低压电源是向定标器电子线路提供低压直流电，高压电源是供给探头用的，其电压可以根据需要进行调节，从几百伏到二千伏。

工作原理 现代定标器大多采用十进制计数器作为计数单元，十进位计数器和对应的译码显示电路构成了定标电路，这是定标器的核心部分。除此以外，定标器还包括输入电路、定时电路和控制电路等。台式定标器还有电源部分（图）。

主要技术指标 ①探测效率，

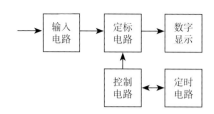

图 定标器的电路方框示意图

定标器的探测效率主要取决于探测器。②分辨时间。③灵敏度。④计数容量。⑤抗干扰能力。

随着核仪器的发展和电路的集成化，在核仪器中普遍采用国际标准 NIM（nuclear instrument modules）插件。其中定标器插件应用最多，它配以线性放大器、单道分析器等其他插件，组成各种测量系统，使用方便灵活，能达到一机多用的目的。

应用 定标器是构成射线探测仪器的基本组成部分。

注意事项 根据应用的目的不同，采用的定标器设计也不同。

（韦智晓）

hé yīxué xiǎnxiàng shèbèi

核医学显像设备（nuclear medical imaging equipment）

以放射性核素示踪技术原理为基础，通过 γ 射线探测仪器及其成像装置探测并记录放射性核素制备的显像剂在体内的生物分布及其量变规律，从而获得脏器或组织位置、大小、形态及功能状态，用于疾病诊断和研究的一类显像诊断仪器。核医学显像设备的优点是探测的灵敏度较高，可以检测到体内纳摩尔（nmol）浓度的物质，但其影像的解剖分辨率相对较低，不同类型的仪器其分辨率不同，一般从 1～2mm 至 1cm 不等。

根据设备的发展和应用目的不同，核医学显像设备分为以下几种类型。①平面显像仪器：主要有早期的扫描机、γ 照相机。

②断层显像仪器：是目前最常用的核医学显像仪器，包括单光子发射计算机断层显像仪（SPECT）、正电子发射断层显像仪（PET）。③多模态显像仪器：包括单光子发射计算机断层/计算机断层成像仪、正电子发射断层/计算机断层成像仪和正电子发射断层/磁共振成像仪。④根据应用的对象不同又分为临床前显像仪器和临床显像仪器，临床前显像仪器包括小动物单光子发射计算机断层/计算机断层成像仪、小动物正电子发射断层/计算机断层成像仪等，临床前显像仪器的灵敏度和分辨率均较高；临床显像仪器是目前临床上广泛用于人体显像的核医学仪器。

(张永学)

sǎomiáo jī

扫描机（scanner） 通过在人体表面呈线性移动扫描并逐点打印记录显像剂 γ 射线在脏器或组织内平面分布的仪器。又称直线扫描仪。也是核医学第一个成像设备，尽管已经退出核医学舞台 20 多年，但是在核医学发展史上功不可没。

1950 年闪烁探测器问世，使核射线探测灵敏度大幅提高，在此基础上，功能测定仪器及扫描机很快问世。1951 年美国加州大学的卡森（Benedict Cassen）研制出第一台扫描仪，通过逐点打印获得器官的放射性核素分布图像。20 世纪 60 年代初，中国开始应用扫描机，对脏器进行显像。中国自己研制的扫描机成为 20 世纪 90 年代前中国核医学显像的主要设备。20 世纪 70 年代初中国开始引进 γ 相机，1983 年中国开始引进单光子发射断层成像仪（SPECT），截至 1992 年底，中国已有 102 台 SPECT、75 台 γ 相机、315 台

扫描机、388 台肾脏功能测定仪、421 台甲状腺功能测定仪、847 台 γ 计数器、168 台液闪仪。当时，放射性核素显像已具一定规模，扫描仪仍是显像的主要手段；核素显像、功能测定及体外分析是核医学诊断主要形式。此后，SPECT 迅速发展，逐渐成为核素显像的主要设备。

工作原理 扫描机的发展经历了黑白图像及彩色图像阶段。①黑白扫描机：探头固定于扫描臂，采用 NaI 晶体，晶体厚度 50mm，直径为 75～200mm。探头沿直线换行方式逐点往复扫描人体被检查部位，探头在每个点处的输出信号经过电路的放大、幅度分析等处理，转换成频率与计数率成正比的电脉冲，每个电脉冲驱动安装于扫描臂另一端，打印装置在纸上打出一个色点，色点越多，颜色越深，代表探头位置的放射性浓度越高。打印装置在纸上沿和探头相同的直线换行方式逐点打印，将个点的计数率打印到纸上，形成了放射性分布的黑白图像。②彩色扫描仪：将计数率按其大小分成不同的区段，用不同的颜色打印，可得到放射性分布的彩色图像。

扫描仪图像为二维平面图像，为人体内不同深度的信息叠加在一起。

临床应用 在 20 世纪 70 年代之前，由于 γ 照相机、SPECT、CT 以及 B 超等现代化显像仪器还没有在临床上应用，或者还没有问世，核素扫描机是当时脏器显像最重要的仪器。尽管成像速度很慢，分辨率较低，且只能做平面静态成像，但是在临床上对某些肿瘤的诊断曾经发挥过重要作用。当时主要的用途包括：应用 ^{131}I 行甲状腺扫描，诊断甲状腺肿

瘤和甲状腺结节性质鉴别诊断；^{198}Au-胶体肝脏扫描诊断肝癌；^{203}Hg 肾脏显像诊断肾肿瘤，^{131}Cs 心肌灌注显像诊断心肌梗死等。随着 20 世纪 80 年代 γ 照相机和 SPECT 的广泛应用，扫描机也逐步退出历史舞台。

主要使用药物 ^{131}I、^{198}Au-胶体、^{203}Hg、^{131}Cs 等。

(黄钢)

γ zhàoxiàng jī

γ 照相机（gamma camera） 对体内单光子核素显像剂的分布进行快速动态及静态平面成像的核医学仪器。1958 年安格（Hal Anger）等研制出第一台 γ 相机。γ 相机探头由准直器、NaI 晶体及光电倍增管阵列组成，晶体厚度 6～12.5mm，直径为 250～500mm。γ 相机图像与扫描仪图像一样也为二维平面图像，为人体内不同深度的信息叠加在一起，但是，γ 相机图像质量优于扫描机图像，而且可以进行快速、动态成像。γ 相机的探测原理及构造也成为后来单光子发射计算机断层（SPECT）成像的基础。为了纪念安格尔的贡献，称上述 γ 相机为安格尔相机。安格尔相机的设计理念一直沿用至今，目前使用的 SPECT 是在安格尔相机基础上增加了机械旋转模式和断层重建软件发展起来的。中国自 20 世纪 70 年代初开始引进 γ 相机，80 年代部分国产化，目前 γ 相机仍然在临床中应用。

在国外 SPECT 也称 γ 相机，在中国 γ 相机特指小探头且探头不能旋转的 γ 相机。近年来有专用 γ 相机问世，例如乳腺专用 γ 相机。

工作原理 进行 γ 显像时，被显像的人体部位置于探头下，人体内的放射性核素发射出的一

个 γ 光子首先经过准直器，投射到大块晶体上，晶体转换 γ 光子成多个可见闪烁光，闪烁光的数量与 γ 光子能量成正比。光电倍增管将闪烁光信号逐级倍增放大后变为电信号，形成一个电脉冲，电脉冲的幅度与 γ 光子能量成正比。电路甄别该脉冲的幅度是否与被成像的 γ 光子能量相符。与入射 γ 光子在晶体投射的位置不同，各个光电倍增管接收到的闪烁光的数量不同，定位电路根据相邻的光电倍增管接收到的闪烁光的数量确定出 γ 光子入射的位置，在显示器上该位置增加一个点。该电脉冲信号经过特殊位置电路定位、能量电路甄别被记录，成为一个计数。记录大量的闪烁光点，形成一幅体内放射性浓度分布图像，即为一幅 γ 相机图像。

主要使用药物　γ 相机使用的放射性药物（也称为显像剂）较多，一般是应用发射单光子的核素标记的化合物。目前最常用的核素为 ^{99m}Tc，临床上根据需要标记不同的显像剂，应用各个脏器或组织显像，通常不同的脏器显像需要标记不同的显像剂，同一脏器不同功能的成像也需要不同的显像剂，这是与 X 线、CT 和 MRI 在应用上的最大差别，也是限制 γ 相机广泛应用的重要因素，其优点是对某种功能的显示比较灵敏和特异。除了 ^{99m}Tc 外，^{131}I、^{123}I、^{177}Lu 等单光子核素及其标记化合物也可用于 γ 相机。

临床应用　在中国，20 世纪 70 年代初开始引进 γ 相机，并逐步取代了闪烁扫描仪，配合使用不同类型的显像剂，γ 相机可用于全身各个脏器的静态平面显像和动态功能显像，临床常用于脑血流显像、心肌和心血池显像、大血管显像、甲状腺及甲状旁腺显像、唾液腺显像、肺灌注与肺通气显像、骨骼显像、胃肠功能与消化道出血显像、肝胆脾显像、肾静态和肾动态显像、膀胱与输尿管显像以及亲肿瘤显像等。

由于 γ 相机探头较小，只能对小器官成平面图像，因此自从引进 SPECT，通用型 γ 相机逐渐被 SPECT 所取代。截至 2017 年底，中国在用的 γ 相机只有 29 台，而 SPECT（/CT）有 827 台。

（黄　钢）

dān guāngzǐ fāshè jìsuànjī duàncéng chéngxiàng yí

单光子发射计算机断层成像仪（single photon emission computed tomography, SPECT）

对体内核素显像剂的分布及其动态变化进行三维立体成像的核医学显像仪器。即一种可行脏器断层显像的 γ 相机。是目前核医学临床中使用最多、最普及的设备。SPECT 的核心部件为 γ 相机，γ 相机探头可绕轴旋转即为 SPECT，SPECT 包含 γ 相机的所有功能。在很多临床应用中，SPECT 可以不需要旋转，只使用 γ 相机的平面显像功能，获得平面图像，因此在一些文献资料中也称 SPECT 为 γ 相机。SPECT 可以有 1、2 或 3 个探头，目前 2 探头的 SPECT 最多。

事实上，SPECT 的研制工作早于 X-CT，1963 年横向断面扫描仪研制成功，为 SPECT 的前身，受当时重建等技术的限制，图像质量差。1976 年第一台 γ 相机型 SPECT 研制成功。此后 SPECT 发展迅速并不断地更新换代，使核医学显像技术从二维平面影像发展到三维断层影像阶段。中国 1983 年开始引入 SPECT，逐渐取代了扫描机和单纯的 γ 相机，20 世纪 90 年代成为临床中普遍应用的显像设备，目前中国 SPECT（含 SPECT/CT）已有八百多台，是各种核医学显像设备中数量最多的设备。

工作原理　在 SPECT 成像采集时，探头围绕患者旋转和采集图像信息。在旋转的过程中，探头表面总是与旋转轴平行，旋转轴与患者检查床平行。根据需要在预定时间内采集 360° 或 180° 范围内不同角度处的平面图像，任一角度处的平面图像称为投影图像。利用在不同角度处获得的多幅投影图像，通过数据处理、校正、图像重建获得体内断层图像，即 SPECT 断层图像。

临床应用　SPECT 的临床应用范围及其价值与 γ 相机基本上相同，但是 SPECT 可以进行断层成像，避免了脏器深层组织信息重叠和病灶被掩盖导致的漏诊，因此 SPECT 的功能更强大，对病变的分辨率力、检测灵敏度、病变的定位能力都大大提高，临床应用更为广泛。

主要使用药物　SPECT 使用的放射性药物与 γ 相机相同。利用不同的放射性药物对人体各组织器官进行功能显像，其放射性药物主要为单光子发射核素标记的化合物，^{99m}Tc 标记的化合物是临床应用最广泛的单光子放射性药物。目前 SPECT 已成为临床中必不可少的影像设备，SPECT 显像也是核医学的主要工作内容。

（黄　钢）

dān guāngzǐ fāshè jìsuànjī duàncéng/ jìsuànjī duàncéng chéngxiàng yí

单光子发射计算机断层 / 计算机断层成像仪（single photon emission computed tomography/ computed tomography, SPECT/CT）　在单光子发射计算机断层成像仪机架上加装一台 X 线

CT 装置的核医学多模态显像仪器。SPECT/CT 比 PET/CT 问世更早，1998 年"鹰眼"（Hawkeye）系列 SPECT/CT 已面市。但是，SPECT/CT 并未像 PET/CT 取代 PET 那样取代 SPECT，目前临床上在用的 SPECT 数量与 SPECT/CT 数量相当。因为只有在断层显像时 CT 才能发挥其作用，而 SPECT 目前的临床应用多数为平面显像。截至 2017 年底，中国拥有 SPECT/CT 390 台。

工作原理 SPECT/CT 成像的原理与单光子发射计算机断层成像仪相同，在采集 SPECT 图像信息后根据需要再进行 CT 扫描，然后应用专门软件进行两种不同图像信息的同机融合处理与显示，同时，利用 CT 信息还可以对 SPECT 信息进行衰减校正和病灶的精确定位。

SPECT/CT 与 PET/CT 类似，SPECT 探头与 CT 的探头不在同一平面，通过检查床的移动依次采集不同信息。

临床应用 CT 在 SPECT/CT 的作用也与 PET/CT 相同，为 SPECT 提供定位、衰减校正及诊断信息。在 PET/CT 中的 CT 均为高档诊断级 CT，而 SPECT/CT 中 CT 有三种规格。①诊断 CT，其性能同诊断专用 CT，可提供上述 3 种功能。②只提供衰减校正及大致定位信息，其管电流只有 2.5mA。③可提供有限的诊断信息，提供定位及衰减校正功能，其管电流可达 30 mA。但是，随 CT 功能增强，患者所受 X 线辐射剂量也会增加。

主要使用药物 SPECT/CT 使用的放射性药物或显像剂与 γ 相机和 SPECT 相同，都是单光子发射的核素及其标记化合物。

（黄 钢）

zhèng diànzǐ fāshè duàncéng chéngxiàng yí

正电子发射断层成像仪（positron emission tomography, PET）

对正电子核素显像剂在体内的分布进行符合探测断层成像的核医学显像仪器。

工作原理 PET 与 SPECT 的工作原理根本的不同有两点：一是采用正电子核素标记的放射性药物，正电子核素（例如，^{18}F、^{15}O、^{13}N、^{11}C）本身为人体组成的基本元素，可标记参与活体代谢的生物活性分子，提供分子水平上反映体内代谢的影像；二是不使用准直器，而采用符合探测，可以使分辨率及灵敏度同时得到大幅度提高。体内的正电子核素衰变时发射出正电子，正电子减速后，与体内的自由电子形成正负电子对，发生湮灭辐射，正负电子对消失，转换为两个能量均为 511keV 且方向相反的 γ 光子，PET 通过探测这一对光子进行成像，当相对的两个探测器在一定的短时间内探测到两个 511keV 的 γ 光子，就确定这两个探测器间有一个湮灭事件，记录该事件，即为一个计数，因此，PET 探头为环形。对探头各方向探测到的所有数据进行处理重建，可以获得体内放射性浓度的三维分布断层图像——PET 图像。

临床应用 PET 于 20 世纪 70 年代问世，90 年代前，PET 主要用于科研，安装在研究机构。20 世纪 90 年代后，正电子类显像剂的独特生物学优势逐渐显露，PET 开始进入临床。PET 的性能不断提高，装机量也逐年上升，到 20 世纪 90 年代末，美国及欧洲一些国家政府和保险公司已将多种 PET 检查列入医疗保险范围，1995 年中国开始引进 PET，到 2001 年底，中国已有 10 台 PET，这标志着中国的核医学影像进入新的时代。PET 显像应用绝大部分为肿瘤显像，其用于肿瘤早期诊断、分期及疗效监测等，其次为心肌代谢显像、脑代谢显像及神经显像。PET 较之前的核医学显像有独特的优势——即可做绝对定量分析并动态评价脏器功能，使核医学显像由定性向定量前进一步。

进入 21 世纪，随着 PET/CT 的应用，单独的 PET 逐渐被 PET/CT 所取代。

主要使用药物 使用正电子核素及其标记化合物，临床上最常用的为 ^{18}F 标记化合物，如 ^{18}F 标记的脱氧葡萄糖（^{18}F-FDG）用于肿瘤显像、心肌及脑代谢显像、^{18}F- 多巴用于神经受体显像、^{18}F-FMISO 用于肿瘤乏氧显像等。此外，临床常用的显像剂还有 ^{11}C 标记的氨基酸、胆碱等用于肿瘤显像诊断，^{11}C-PIB β 淀粉斑块显像用于早老痴呆诊断，^{11}C-CFT 多巴胺转运体功能显像用于帕金森病诊断，^{13}N- 氨水用于心肌及脑血流灌注显像，^{68}Ga 标记前列腺特异性膜抗原（PSMA）前列腺癌显像，^{68}Ga 标记奥曲肽用于神经内分泌肿瘤显像诊断等数十种之多，近几年正电子放射性药物发展非常快，不断有新的显像剂用于临床。

（黄 钢）

zhèng diànzǐ fāshè duàncéng / jisuànjī duàncéng chéngxiàng yí

正电子发射断层/计算机断层成像仪（positron emission tomography/computed tomography, PET/CT）

能对体内的正电子显像剂分布状态及其解剖形态结构同时进行局部或全身多模态断层成像的核医学显像仪器。是核医学最先进的显像设备之一。世界上第一台 PET/CT 于 2001 年安装在瑞士苏黎世大学医学院，2002 年，PET/CT 进入中国，这是中国核医学仪器设备史上第一次缩短了与国际的差距，在使用时间上与国际接轨。PET/CT 的发展非常迅猛，到 2017 年底，中国在用 PET/CT 已达 298 台，已成为临床上不可或缺的成像设备。

自 PET/CT 进入中国，使中国核医学进入到了崭新的时期。PET/CT 将 PET 和 CT 在硬件、软件及图像上有机融合优势互补，是核医学、放射影像学和放射肿瘤学飞速发展、紧密结合的产物，是不同于单独 PET 及 CT 的新型多模态影像设备。

PET/CT 的应用为核医学带来了新的发展前景，它使核医学本身突破了自己的专业范畴进入到其他学科领域，并使其他学科渗透到了核医学的领域。PET/CT 不仅是设备的融合，还有知识的融合、人才及学科的融合。PET/CT 现成为最先进的医学影像技术的标志。

工作原理 该设备由正电子发射断层成像装置和 X 线计算机断层成像装置两部分整合而成，是一种以发射正电子的核素及其标记化合物为显像剂，通过多层环形排列的符合探测器及 X 线探测装置对脏器或组织同时进行正电子发射断层和计算机断层多模态成像的核医学仪器。PET/CT 为功能与分子影像赋予了精细的解剖结构，在一幅 PET/CT 图像上，既能获得丰富的分子代谢与功能信息，又能了解病变与脏器及其他组织的解剖关系，甚至可勾画出肿瘤的生物靶区等。此外，CT 还可以为 PET 提供衰减校正。PET/CT 为医学影像带来了一场革命，标志着医学影像由单模态进入多模态。

临床应用 PET/CT 的用途与 PET 相同，但是除了获得 PET 的分子影像信息外，同时还可获得相同部位的 CT 解剖形态学信息，其诊断效能更优。主要应用于肿瘤显像，其次用于心脏及脑显像等各类生理与病理显像，为疾病的诊断、分期、疗效评价及预后随访等全过程提供灵敏、有效、定量而科学的依据。PET/CT 是现代放疗技术不可缺少的工具，将过去的解剖靶区勾画提升到生物靶区确定的水平。

随着 PET/CT 的临床应用，医学影像学进入到分子影像学阶段，分子影像学是医学影像技术与分子生物学相结合的产物。从临床角度看，分子影像学是借助现代影像学技术，从分子水平去研究和观察疾病的发生、发展和病理生理变化过程。因此，核医学影像，特别是 PET/CT 为分子影像的主要内容。

从 PET/CT 问世，其中的 PET 技术有了很大的发展，PET 探测器由 BGO+PMT，发展到 L（Y）SO+SiPM，晶体块的变小，晶体轴向视野的变长，以及 TOF、PSF 重建、DOI 校正及呼吸门控等技术的应用，均不同程度地提高了图像质量及工作效率。

主要使用药物 见正电子发射断层成像仪。

（黄 钢）

zhèng diànzǐ fāshè duàncéng /
cígòngzhèn chéngxiàng yí

正电子发射断层 / 磁共振成像仪（positron emission tomography / magnetic resonance imaging, PET/MR）

将 PET 和 MR 技术整合在一起的多模态核医学显像仪器。MR 成像技术能够提供很好的软组织对比度、较高的空间和时间分辨率、组织多参数和功能成像；而 PET 成像技术具有很多特异性的显像剂和很高的灵敏度。所以这两种成像技术的整合具有重要的临床和科研意义。

将 PET 和 MRI 相结合的研究起始于 20 世纪 90 年代早期，研究主要集中于小动物影像。2006 年，美国田纳西州诺克斯维尔（Krroxvivle）医学中心在北美放射学年会（Radiological Society of North America，RSNA）上报道了首例用西门子公司头部 PET/MR 一体机同步采集的人脑融合图像，取得了令人振奋的效果，揭开了一体式 PET/MR 临床应用的新篇章。

2010 年的西门子公司推出了具有里程碑意义的临床用全身扫描型 PET/MR 一体机。后来 GE 公司及中国联影公司相继推出了 TOF PET/MR 一体机。

工作原理 PET/MR 整合了 PET 和 MR 两种成像模式的原理和技术，传统的 PET 在 MR 的磁场环境中难以正常运行，一体式 PET/MR 的出现，标志着 PET 和 MR 技术上的巨大突破，目前临床型 PET 和 MR 组合有三种方式。①异室方式：PET 或 PET/CT 和 MR 分别安装在相邻的两个房间中，检查床可自由移动，通过软件将分别获得的 PET 和 MR 图像融合。其缺点是扫描不同步使检查总时间过长，且易造成融合失配准。②分体方式：PET 和 MRI 间隔 2m 并平行安装在同一室内，检查床放在 PET 和 MR 之间，通过 180° 旋转检查床先后完成 PET 和 MR 检查。同样存在上述问题，但融合失配准程度低。目前已被一体方式取代。③一体方式：将 PET 和 MRI 安装在同一机架内，并保证二者扫描视野的同一性，使 PET 和 MRI 真正实现同空间、同中心和同时间的数据采集。这是最理想的一体机设计。

世界上首台以这种结构设计的全身扫描型 PET/MR 一体机诞生于 2010 年，中国于 2011 年引进。目前国产 PET/MR 已问世，标志着中国 PET/MR 的产学研用已基本与世界同步。截至 2017 年底，中国在用的 PET/MR 已达到 9 台。

尽管 PET/MR 是较 PET/CT 更为先进的技术，但是 PET/MR 不会取代 PET/CT，PET/MR 可以发挥 MRI 特有的优势，与 PET/CT 应用互补。

临床应用　与 PET/CT 基本上相同，但是还兼顾了 MRI 的全部功能，其对于软组织的分辨率更高，在软组织病变、脑部疾病、肝胆和胃肠肿瘤的诊断方面更具优势。PET/MR 显像除了可获得脏器或组织的 PET 分子影像信息外，同时还可提供磁共振的解剖及生理学多参数信息，实现两种不同显像的优势互补，是 PET/CT 影像的重要补充。

主要使用药物　见正电子发射断层／计算机断层成像仪。

（黄　钢）

xīnzàng dān guāngzǐ fāshè jìsuànjī duàncéng chéngxiàng yí

心脏单光子发射计算机断层成像仪（heart specific single-photon emission computed tomography）

专门用于心脏成像的单光子发射型计算机断层成像仪。与传统临床使用单光子发射计算机断层成像仪（single photon emission computed tomography，SPECT）系统相比，心脏专用 SPECT 设备整体体积小，重量轻，能量分辨率、空间分辨率及系统灵敏度高，可减少显像剂的使用剂量并缩短采集时间。目前心脏 SPECT 空间分辨率可达 4.36mm。此外，心脏专用 SPECT 可使患者在受检过程中保持坐卧位，改善患者主观体验，最大限度地争取患者对检查的配合，并可明显改善幽闭效应。

传统的 SPECT 探测器多采用 NaI 晶体，心脏专用 SPECT 多采用半导体探测器碲锌镉（cadmium zinc telluride，CZT）作为晶体。CZT 晶体可直接将 γ 射线转化为电信号，光子转化率明显提高，保证了 CZT 探测器对 γ 射线探测灵敏度。

目前心脏专用 SPECT 不采用环形旋转，而采用特殊设计的准直器保证断层效果。

工作原理　心肌细胞可选择性摄取某些发射 γ 光子的放射性显像药物，如 ^{99m}Tc-MIBI 等，位于体外的 SPECT 探头可从不同方位探测到这些 γ 光子的空间分布，产生信号并进行成像。

临床应用　目前心脏 SPECT 主要应用范围包括对冠心病的诊断、心肌血流储备的测定和左心室功能测定等方面。

主要使用药物　临床常用的单光子药物：^{201}Tl、^{99m}Tc-MIBI。

（陈　跃）

rǔxiàn dān guāngzǐ fāshè jìsuànjī duàncéng chéngxiàng yí

乳腺单光子发射计算机断层成像仪（breast specific single-photon emission computed tomography）

专门用于乳腺成像的单光子发射型计算机断层成像仪器。

工作原理　乳腺专用型单光子发射计算机断层成像仪（single photon emission computed tomography，SPECT）成像原理和结构与通用型 SPECT 相似，根据放射性核素示踪动力学原理，在体外通过探测器动态或静态观察显像剂在体内的吸收、分布、排泄等过程。通过探测器记录体内放射性药物分子发出的 γ 光子，经光电倍增管实现光电信号的转换输出，传送到图像后处理平台，进行迭代或者滤波反投影计算，重现放射性药物在体内的分布情况。

相较于通用型 SPECT（/CT），乳腺专用 SPECT 通过缩小探头体积、增加支撑探头的关节臂、缩小晶体面积及厚度并增加晶体数量、增加光电倍增管数量等方法，空间分辨率可达 3mm，使乳腺专用 SPECT 设备灵敏度、特异性、阳性和阴性预测值及准确率较通用型 SPECT 有明显的提高。

临床应用　适用于早期诊断和鉴别乳腺癌，特别是致密乳腺患者的疾病诊断，对于亚厘米甚至亚毫米级的病灶具有很高的应用价值。乳腺 SPECT 设备采用双探头模式，探头可以进行 360° 旋转行多角度数据采集，从而重建三维图像。

主要使用药物　常用放射性药物：^{99m}Tc-MIBI（甲氧异腈）。

（陈　跃）

rǔxiàn zhèngdiànzǐ fāshè duàncéng chéngxiàng yí

乳腺正电子发射断层成像仪（breast specific positron emission tomography）

专门用于乳腺成像的正电子发射型断层成像仪。与临床用正电子发射断层成像仪（positron emission tomography，PET）系统相比，乳腺专用 PET 使用了专用探测器环和更精细的晶体切割，明显提升了图像空间分辨率（目前可达 1.4mm）。专用的设备使用了卧式床等专用床体设计，更加符合乳腺 PET 检查的体位。并且乳腺 PET 不需要进行 CT 扫描，辐射剂量大大减少，利于患者进行多次随访。

工作原理 乳腺专用 PET 成像原理与临床通用性 PET 相同，可利用符合探测正电子核素衰变产生的正电子发生湮没辐射所产生的一对能量相同、方向相反的 γ 光子而进行成像。目前大多采用 BGO、LSO、LYSO 晶体，保证了设备更好的探测效率和空间分辨率。

临床应用 ①乳腺癌高危人群早期微小原位肿瘤筛查。②乳腺肿块良、恶性鉴别诊断及可疑乳腺恶性肿瘤患者的鉴别诊断。③乳腺癌放疗、化疗及术后瘢痕与肿瘤的鉴别诊断，辅助评价手术及放化疗效果，辅助监视肿瘤病程变化以及肿瘤复发。

主要使用药物 ^{18}F-FDG。

(陈 跃)

xiǎo dòngwù dān guāngzǐ fāshè jìsuànjī duàncéng chéngxiàng yí

小动物单光子发射计算机断层成像仪（small animal single-photon emission computed tomography） 专门用于小动物活体实验研究的单光子发射断层成像仪。

工作原理 该仪器显像的原理与临床通用性单光子发射计算机断层 / 计算机断层成像仪（single photon emission computed tomography/ computed tomography, SPECT/CT）基本相同。根据放射性核素示踪动力学原理，在体外通过探测器动态或静态观察示踪剂在体内的吸收、分布、排泄等过程。通过仪器的探测器记录动物体内放射性分子探针发出的 γ 光子，经光电倍增管实现光电信号转换、输出，并传送到图像后处理平台，进行滤波反投影或者迭代算法，重建出三维影像，以反映放射性示踪剂在体内的分布

情况。

与临床用 SPECT 系统相比，小动物 SPECT 具有高灵敏度、高空间分辨率的特点，整体分辨率优于毫米（mm）级。以适应小体积动物模型研究的要求。

应用范围 其主要用途包括但不限于如下方面。①新药筛选：SPECT 显像相比较 PET 来说，对分子探针及核素有更多的选择。②疗效监测。③新建动物模型的验证。④代谢显像。⑤基因表达显像。⑥肿瘤显像等。

主要使用药物 与临床常用的 SPECT 显像药物相同，其主要应用 ^{99m}Tc、^{131}I 等标记的各种化合物。

(陈 跃)

xiǎo dòngwù zhèng diànzǐ fāshè duàncéng/ jìsuànjī duàncéng chéngxiàng yí

小动物正电子发射断层 / 计算机断层成像仪（small animal positron emission tomography/ computed tomography） 专门用于小动物活体实验研究的正电子发射断层 / 计算机断层成像仪。可同时对小动物进行 CT 结构成像和 PET 分子成像。小动物 PET/CT 是进行动物模型研究的重要设备，可提供生物分布、药代动力学等多方面的信息，准确反映药物在动物体内摄取、结合、代谢、排泄等动态过程，也是新型放射性药物临床前研究的主要工具。小动物 PET/CT 显像可在同一只动物身上进行连续的纵向研究，监控动物生理、生化过程及各种治疗方法干涉疾病进程时的效果，因此可排除传统研究方法中由于动物个体差异造成的误差。作为生物医学研究的重要技术平台，小动物 PET 在动物模型研究和临床研究之间架起了一座桥梁，加速新药的临床转化应用。

工作原理 小动物 PET/CT 的成像原理与临床 PET/CT 相同，通过对引入体内的正电子核素发生湮没辐射时产生的能量相等（511keV）、方向相反的 γ 光子进行探测并成像，在小型啮齿动物（多为小鼠或大鼠）活体状况下对机体的代谢、受体、基因表达等进行可视化，是一种无创伤性功能和解剖显像。相较于临床通用性 PET/CT，小动物 PET/CT 设备具有更高的空间分辨率和灵敏度，以适应小体积动物模型研究的要求。

小动物 PET/CT 目前主要采用了 LSO 晶体阵列耦合位置灵敏光电倍增管（PMT）的探测器技术方案。在电子学系统中采用了流水线模数转换、LVDS 串行输出、FPGA 数据处理、位置能力 LUT 远程下载、统一时钟分配、TCP/IP 数据传输等主流技术，使系统速度和稳定性得到保证。

应用范围 在药物研制和开发、疾病研究、基因显像等领域有重要作用。

主要使用药物 与临床应用的放射性药物相同，如 ^{18}F-FDG、^{11}C- 蛋氨酸（或胆碱）、^{68}Ga 标记化合物等，还包括新研发的临床前放射性药物或分子探针。

(陈 跃)

línpíng chéngxiàng yí

磷屏成像仪（storage phosphor system） 对生物组织样品或小动物体内的放射性示踪物分布进行定量分析和成像的非胶片放射自显影系统。也称储磷屏成像（storage phosphor screen imaging）。传统的放射自显影是利用射线使感光胶片或核乳胶（卤化银颗粒）感光的原理成像，而磷屏成像系统是用数字化的磷屏成像代替胶片或核乳胶进行成像。

成像原理 磷屏是由细小的 BaFBr：Eu²⁺晶体构成的感光屏，当含放射性核素的样品靠近磷屏时，来自样品的射线激发 Eu²⁺上的电子，使其氧化为 Eu³⁺，BaFBr 被还原为 BaFBr⁻，以高能氧化态储存在磷屏分子中，应用一定波长的激光束对磷屏进行扫描时，激发态高能氧化态磷屏分子发生还原反应，即从激发态回到基态时多余的能量以光子形式释放，从而被光电倍增管捕获并转变为电信号，射线使磷屏内储存的晶体活化与激光激发的光子数量之间具有正相关关系，因此可以灵敏地反映生物样品中放射性标记分子的分布及其数量，利用计算机图像分析处理并进行定量分析。

特点 ①根据不同样品厚度、射线能量有多种型号磷屏可供选择，磷屏可多次重复使用。②灵敏度较 X 线片高数十倍，可以检测最弱的信号。曝光时间可以缩短 20 倍以上。③快速成像。从对磷屏进行扫描到获得完整的数字化图像，10 分钟完成成像，并且实时图像显示和报告分析结果。④可对放射性位置和强度进行相关的定位、定量分析，宽达 10⁵的线性范围，定量准确。⑤不需胶片、暗室设备、冲洗底片，一步到位完成分析过程。⑥可实用专用软件，用于同位素标记的 Gene Array 定量分析。

应用范围 磷屏成像系统是集高分辨率、高灵敏度和多数量级的线性范围于一身的计算机控制数字化自动放射成像分析系统，由于其使用方便、快捷，自动化程度、分辨率、图像清晰度均较高，既可定位亦可定量，目前已广泛应用于核医药学、细胞与分子生物学、生物化学、药理学、基因工程学、药物代谢动力学、

放射免疫及受体免疫等多方面实验研究。

（陈跃）

fàngshèxìng hésù gōngnéng cèdìng yí

放射性核素功能测定仪（radionuclide function testing equipment）

以放射性核素或标记化合物为示踪剂，引入体内后参与机体的代谢或转运过程，应用射线探测仪器测量和记录其动态过程，并通过适当的数学模型计算获得脏器或组织的功能状态的一类探测仪器的总称。临床上根据应用的目的不同，常用分为甲状腺功能测定仪、肾脏功能测定仪、心脏功能测定仪等类型。

（安建平）

jiǎzhuàngxiàn gōngnéng cèdìng yí

甲状腺功能测定仪（thyroid function testing equipment）

利用配备张角型准直器的闪烁计数器测定甲状腺对¹³¹I 摄取量的仪器。临床上通过测定甲状腺摄¹³¹I 率研究甲状腺碘代谢状态。

组成 由张角型准直器、碘化钠晶体（直径 40mm×400mm）、光电倍增管、主放大器、单道脉冲分析器、计数器、计算机和探头支架等部分组成。

原理 ¹³¹I 口服后可通过胃肠道吸收进入血液循环，并迅速被有功能的甲状腺组织所摄取，参与碘代谢过程。而利用甲状腺功能仪的闪烁计数器可对甲状腺内¹³¹I 发射的 γ 射线进行计数测量，从而获得口服¹³¹I 后不同时间点甲状腺的摄¹³¹I 率（即甲状腺内¹³¹I 的计数率与口服量相等的标准源计数率之比），用于判断甲状腺摄¹³¹I 功能。

方法 ①给患者口服¹³¹I 溶液或胶囊，用甲状腺功能测定仪在甲状腺部位对¹³¹I 发射出的 γ 射线进行计数测量。根据测量得到

的计数率及其动态变化来判断甲状腺的功能状态，这种方法称为吸碘率测量。②可以进行甲状腺激素的抑制试验和过氯酸盐的释放试验，用于甲状腺疾病的鉴别诊断。

应用 该仪器一般具备甲状腺摄碘率、甲状腺抑制率、过氯酸钾排泌试验三项测量功能。临床价值包括：①正常人，根据不同地区食物中摄入碘的量不同，正常甲状腺的摄¹³¹I 率可有差异，但甲状腺功能亢进时甲状腺摄¹³¹I 率多增高，而甲状腺功能减低时摄¹³¹I 率明显降低。②目前甲状腺摄¹³¹I 率测定主要用于甲状腺功能亢进症行¹³¹I 治疗前估计用药剂量。③甲状腺摄取¹³¹I 率受腺垂体分泌的 TSH 调节，当口服甲状腺激素 T₃ 或 T₄ 后血中的 T₃、T₄ 浓度增高，通过负反馈作用垂体腺分泌 TSH 减少，甲状腺摄取¹³¹I 率明显降低（明显受抑）。甲状腺功能亢进症使这种反馈调节作用完全或部分消失，口服 T₃ 或 T₄ 后甲状腺吸碘率无明显下降称为不明显抑制。该实验对甲状腺功能亢进症诊断有较好的特异性。④过氯酸盐释放试验，过氯酸盐有阻止甲状腺从血液中摄取碘离子和促进碘离子从甲状腺内释出的作用。正常甲状腺摄入的碘离子在酶的作用下迅速转化成为有机碘，故不存在碘离子被过氯酸盐释放的问题。但当碘离子有机化障碍时，则摄入甲状腺的碘离子可以被过氯酸盐释放出来，据此可以辅助诊断与甲状腺内碘有机化障碍有关的疾病，典型表现为甲状腺功能低下。

特点 甲状腺摄¹³¹I 率测定是一种传统的评价甲状腺功能的方法，虽然对于甲状腺功能亢进和甲状腺功能低下的诊断不如直接

测量血清中甲状腺相关激素的水平准确，但是甲状腺摄 ^{131}I 率对于研究甲状腺碘的代谢是一种非常准确、经济、简便的测量方法。

（安建平）

shènzàng gōngnéng cèdìng yí

肾脏功能测定仪（renal function measuring device）

应用双探头闪烁探测器动态监测肾脏内显像剂随时间变化的过程，以计数率曲线直观地反映双肾血流灌注、分泌及排泄情况，并获得肾小球滤过率（GFR）、肾有效血浆流量（ERPF）的仪器。

组成 一般由 2 个可移动的闪烁探测器探头（少数仪器有 3 个探头，其中 2 个探头分别监测左右肾脏，另一个探头可以监测膀胱）、支架、接口电路、定标器和计算机控制组成。

原理 将能被肾脏吸收、分泌和排泄的放射性药物弹丸式静脉注射后，利用双探头闪烁探测器分别连续监测双肾放射性药物发射的 γ 射线随时间的动态变化，获得反映肾脏血流灌注、分泌、排泄的时间 – 放射性曲线（即肾图），并通过对曲线进行分析处理，计算出各种肾脏功能参数，用于分肾功能判断。

方法 肾功能测定仪检测常用示踪剂为 ^{131}I-OIH（邻碘马尿酸钠）和 ^{99m}T-DTPA。弹丸式静脉注射后两个探测器分别连续动态采集双肾的放射性计数，一般采集 20 分钟左右，并生成时间 – 放射性曲线，然后应用计算机软件进行处理和分析，获得反映肾脏功能的各种参数。^{131}I-OIH 随血流进入肾脏后，被肾小管上皮细胞吸收，继之分泌入肾小管管腔内随尿液排出，由于该示踪剂几乎被全部清除至肾小管内，且不再被重吸收，故 ^{131}I-OIH 血浆清除率

相当于肾有效血浆流量（ERPF）。而示踪剂 ^{99m}Tc-DTPA 静注后因为其全部经肾小球滤过，而不被肾小管重吸收，故 ^{99m}Tc-DTPA 的血浆清除率就等于肾小球滤过率（GFR）。其主要功能参数包括峰时（tb）、半排时间（$C_{1/2}$）、15 分钟残余率、肾脏指数（RI）、分浓缩率、峰时差、峰值差、肾脏指数差等。

特点 GFR、ERPF 可作为肾脏疾病病情的判断、疗效观察、移植肾监护的观测指标。肾图形态及其相关的指标在临床主要用于诊断上尿路梗阻、测定分肾功能、急性尿闭的鉴别诊断、移植肾的监测、追踪观察尿路通畅情况和肾功能的变化。常规肾图检查发现有"梗阻"时，可静脉注射呋塞米进行介入试验（利尿肾图），用以鉴别是机械性梗阻或由于肾盂张力减退而引起的"梗阻"。当肾衰竭或肾脏严重缺血时，由于原尿生成很少，聚集在肾小管内的示踪剂不能被冲刷出去，一般肾图也可呈"梗阻"图形，该试验也可使其排泄得到改善，有鉴别意义。肾功能测定方法简便、安全、无创伤，由于使用的示踪剂剂量非常低，故辐射剂量可以忽略不计，而且可以获得分肾功能。但是随着 SPECT 的普及，目前很少应用肾脏功能测定仪测定肾脏功能，一般使用 γ 照相机或 SPECT 进行肾动态显像，不仅可以获得分肾功能参数，而且还可观察双肾动态影像的变化，获得的功能信息更多，结果更加准确。

（安建平）

xīnzàng gōngnéng cèdìng yí

心脏功能测定仪（cardiac function tester）

专门用于测量放射性药物在心血池内随心脏收缩 –

舒张动态变化过程，从而获得心脏功能参数的单探头 γ 射线探测仪器。早期称为核听诊器。

组成 由准直器、碘化钠晶体、光电倍增管、主放大器、单道脉冲幅度分析器、计数器、计算机和探头支架等部分组成。

原理 给患者静脉注射心血池显像用放射性药物（如 ^{99m}Tc 标记红细胞等）10 ~ 20 分钟，在循环中达到平衡，利用放射性药物发射的 γ 射线，并通过心功能测定仪的闪烁探头在心前区进行动态监测，获取心室在收缩期和舒张期的计数率，通过计算机绘制心室的时间 – 放射性曲线，即心室容积曲线，通过该曲线即可计算出射血分数等常用的心室功能参数，用于判断心室的收缩期和舒张期功能。

方法 经静脉注射放射性药物，如 ^{113m}In 或 ^{99m}Tc 标记红细胞或人血白蛋白等，在血池中混合均匀后，将探测器置于心前区连续测量左心室放射性计数，获得左心室时间 – 放射性曲线，应用专用软件计算出常用的心功能参数，如左心室射血分数（LVEF）、心排血比（COR）、射血率（ER）、充盈率（FR）、相对每搏量（SV）、平均心率（HR）、相对心排血量（RCO）、相对舒张期末容量（EDV）、快速充盈时间（FT）、左心室排空时间（LVET）等。

特点 心功能测量仪的特点是经济简便、无创、准确性较好，但是随着 SPECT 的广泛使用，心血池或心肌灌注门控断层显像的应用，不仅可以测量心脏功能，而且还可获得室壁运动、心肌灌注影像等多种功能信息，故该仪器已经逐步被 SPECT 取代。心脏功能测定主要用于各种心血管疾

病心功能的监测、疗效观察和预后判断。

（安建平）

多功能测定仪（multifunctional determinator）

dūo gōngnéng cèdìng yí

具有多个可移动的射线探测器构成、可同时用于多器官或组织放射性计数测量的射线检测仪器。主要用于不同器官、多部位功能的测定。

组成 多功能测量仪的结构与肾脏功能测量仪、心功能测定仪类似，可配有 4～6 个探头不等。多功能测定仪的探测器采用 γ 闪烁探头，包括准直器、闪烁晶体、光电倍增管、放大器以及电子学记录和计算机控制和处理等部分组成。

原理和方法 见肾脏功能测定仪、心脏功能测定仪。

特点 多功能仪具有多个可活动的射线探测器，静脉给予放射性药物后可以同时测定多个器官或多个部位的放射性计数率，绘制不同器官、组织的时间 - 放射性曲线，计算各种功能参数。临床上用于测量双肾功能与膀胱残余尿量、心脏及脑功能、双肺及不同肺叶通气功能或血流灌注等。随着 SPECT 的广泛应用，该仪器已被取代。

（安建平）

骨密度测定仪（bone mineral density analyzer）

gǔ mìdù cèdìng yí

测定人体骨矿物质含量，用于诊断骨质疏松等骨代谢性疾病的一类检查仪器。骨密度测定仪有多种类型，早期主要是应用放射性核素作为射线源的单光子骨密度测定仪和双光子骨密度测定仪，目前最常用的为双能 X 线骨密度测定仪，是测定骨矿物质含量的金标准。

（赵长久）

单光子骨密度测定仪（single photon bone mineral density analyzer）

dān guāngzǐ gǔ mìdù cèdìng yí

利用单光子 γ 射线吸收法测定人体骨矿含量的检测仪器。是最早定量分析骨矿物质含量的方法，后来又在单光子基础上发展了双光子法、双能 X 线法，目前单光子法已被取代。

组成 由带孔容器封闭的 γ 射线辐射源（如 ^{241}Am、^{125}I 等）、γ 光子探测器、微机控制前后左右水平移动扫描装置，以及数据记录、处理、分析、结果打印设备等组成。

原理 探测单一能量的 γ 射线穿过骨组织时的吸收量来反映骨密度状态。利用放射性核素 ^{125}I（碘 -125：能量 27.5keV，半衰期 60 天）或 ^{241}Am（镅 -241：能量 59.6keV，半衰期 433 年）发射 γ 射线穿过骨组织时，其光子束能量被吸收衰减程度与骨骼的矿物含量和厚度成正比。利用计数器直接测量穿过骨骼的光子束来计算 γ 射线能量的衰减，获得骨矿物含量值。

方法 将待测部位（通常为桡骨）置于射线源与探测器之间并固定，启动自动控制扫描系统，探测器行水平移动线性扫描，数据采集、记录、分析处理、打印结果。

特点 单光子 γ 射线吸收法的优点在于简便、经济而又比较可靠。①单光子 γ 射线吸收法不能解决软组织的衰减问题，特别是软组织厚度变化较大的部位（如脊柱、髋关节）。故其主要测量部位多选择非优势手桡骨中远端 1/3，该部位的骨皮质占 95%，测量结果主要反映骨皮质的密度，不能反映代谢较快骨松质的变化，对骨代谢的早期改变监测尚不

足。②因核素衰变需要定期更换辐射源。

（赵长久）

双能 X 线骨密度测定仪（dual energy X-ray absorptiometry, DEXA）

shuāngnéng X xiàn gǔ mìdù cèdìng yí

利用双能 X 线吸收法测定人体骨矿含量并获得各项相关数据的仪器。又称双能 X 吸收测定仪。1987 年美国豪洛捷（Hologic）公司研制了第一台双能 X 线骨密度测定仪，双能 X 线骨密度测定仪是临床测定骨密度的常规方法，以两种不同能量的 X 射线源代替放射性核素源测定骨密度。

组成 由 X 线发生器、水平移动的 X 线探测器及其控制单元、检查床和数据分析、处理打印设备等组成。

原理 利用两种不同能量的 X 射线穿透人体，两种射线在软组织上差异较小，在骨组织上差异较大，由高、低能量的计数相减，消除软组织计数，获得骨组织计数，再由计数方程计算而得到骨密度值。

方法 选择检查部位及体位姿势，启动自动扫描装置进行不同部位扫描，然后进行图像处理、数据分析、与临床数据库进行比对、判断检查结果和打印检查报告。

作用 目前双能 X 线的产生有两种办法，一种是用 K 边缘过滤，另一种是用电压切换。其临床应用不受双能量 X 线的产生方式和探测器类型等因素影响。双能 X 线骨密度测定仪临床应用软件主要包括腰椎、股骨近端、前臂、全身骨、人工关节的骨密度测量。近年来研发了不少临床应用软件，如自动双侧股骨近端骨密度测量与分析、髋关节 HAS 系统、股骨三维显示和密度分布分析、儿童骨骼生长发育分析、脊

柱椎体形态及定量分析、小动物骨密度测量及分析、手部骨密度测量及分析、全身身体成分分析等，对双能X线骨密度测定仪的临床应用具有重要价值。

(赵长久)

tǐwài fēnxī yíqì

体外分析仪器 (in vitro analytical instrument)

用于测定生物样品中微量物质含量的一类分析测量仪器。临床上，常用于测定血液中激素、抗原、抗体、蛋白质、肿瘤标志物或某些药物等含量，具有较高的敏感性和特异性，是许多疾病诊断不可缺少的基本设备。最常用的体外分析仪器包括γ闪烁计数器、放射免疫分析测定仪、化学发光免疫分析仪、时间分辨荧光免疫分析仪等。

(赵长久)

γ fàngshè miǎn yì fēnxī yí

γ放射免疫分析仪 (gamma radioimmunoassay instrument)

用于体外放射分析、测量生物样品中微量物质含量的专门仪器。是临床核医学体外分析中广泛使用的设备。

组成 由γ闪烁计数器、样品传送机械装置和计算机标准曲线拟合处理与报告打印软件三部分组成。其中γ闪烁计数器与其他用途的γ计数器基本相同，但是一般是按照放射免疫分析常用的核素^{125}I发射的低能γ光子探测而设计，根据检测样品量和速度需要的不同，常分为单探头放免分析仪和多探头放免分析仪，临床常采用多达10个探测器，一次同时可以测量10个样品，提高了测量的效率，用于检测量非常大的科室。

工作原理 与其他类型的γ闪烁计数器一样，是利用闪烁体吸收γ辐射产生的闪烁光，经光电倍增管进行光电转换与电子倍增放大，形成电脉冲信号，经脉冲放大与幅度分析并记录符合要求的脉冲数。但是放射免疫分析仪一般都由多个探测器构成，每个探测器由闪烁晶体、光电倍增管和光导构成，其中晶体的作用是将射线能转变为可见光。

晶体 圆柱形晶体的中轴部位制作成一空心凹陷井形，故称为井型探测器，其几何条件接近4π立体角，探测效率高。目前，γ计数仪最常用的晶体是以铊(Tl)为激活剂的碘化钠[NaI(Tl)]晶体，属于无机固体闪烁体。

光电倍增管(PMT) 位于NaI(Tl)晶体之后，主要由封装在真空玻璃管中的光阴极、多个倍增极和阳极构成，其作用是将晶体产生的微弱闪烁光转换为电子，并放大成易于测量的电脉冲信号。在晶体与PMT之间为有机玻璃或光学玻璃制成的光导，以硅油作为光耦合剂将三者紧密连接。光导的作用是使晶体产生的闪烁光有效地投射到PMT的光阴极。

电子学线路 γ放射免疫分析仪的电子学线路主要有放大器和脉冲高度分析器。其中放大器又包括前置放大器和主放大器，前置放大器的作用是接收PMT输出的微弱电脉冲信号并进行放大，以防止其传输过程中的畸变和损失，常与探测器组装在探头内；主放大器的作用是将来自前置放大器的信号通过滤波处理，转换为与后续电路匹配的脉冲波形，并将成形后的脉冲信号进一步放大。脉冲高度分析器(PHA)也称脉冲幅度甄别器，其作用是选择性记录γ射线与晶体相互作用并经PMT产生和放大器处理输出的脉冲信号。脉冲高度与放射线能量成正比，通过PHA鉴别计数脉冲是否由所测核素产生，以保证放射性计数测量的正确性和精确性。

自动换样与机械传送装置 由计算机控制电机驱动的转盘式样品传送或轨道式样品传送等机械装置构成，一次可以装载50~400个样品测量管不等，全自动换样和测量，以代替手动换样操作，实现检测自动化。

数据处理与打印系统 γ放射免疫分析仪已由计算机系统取代传统的定标器，完成对脉冲计数的数据采集和处理工作，并通过专用软件进行标准曲线的自动拟合分析处理，并根据该标准曲线计算出待测样品管微量生物活性物质的含量，最后打印出检测结果报告单。同时，根据质控样品和质控指标获得批内和批间的质量评价指标。

特点 γ放射免疫分析仪采用井形碘化钠晶体探测器，其对低能γ光子的探测效率较高，对^{125}I低能γ光子的探测效率可达80%以上。新型的γ放射免疫分析仪大多采用多探讨探测器、计算机控制自动换样和数据分析处理，自动化程度高，检测速度快，是临床体外分析常用的仪器。

(赵长久)

yètǐ shǎnshuò jìshù yí

液体闪烁计数仪 (liquid scintillation counter)

使用液态闪烁体接受射线并转换成荧光光子的放射性计量仪器。简称液闪。是在固体闪烁计数器的基础上发展起来的，主要用于α射线和低能β射线(如^{3}H、^{14}C)的测量。

组成 主要由无固定闪烁液、两个阴极灵敏度高和噪声低的光电倍增管(PMT)、符合探测电子学线路以及数据记录、处理和结果输出设备等组成。其中闪烁剂包括第一闪烁剂和第二闪烁剂（波长转移剂）两类，常用的第一闪烁剂有 2,5- 二苯基唑（2,5-diphenyloxazole，PPO）、对联三苯（p-terphenyl，TP）等，当第一闪烁剂发射光谱波长不能与光电倍增管匹配时，需加入第二闪烁剂使发射光谱波长增加，常用 1,4- 双 -[2'-（5'- 苯基）]- 苯（POPOP），其发射荧光的波长为 415 nm，与光电倍增管有良好的匹配特性，添加剂作用是提高闪烁液对水溶性样品的兼容性和淬灭耐受性，常用乙醇、乙二醇、乙醚、Triton X-100、萘等。

原理 与固体闪烁计数仪基本相同，但其探测对象多为能量较低的带电粒子，产生的光子数量也较少，所以要比固体闪烁计数器更为复杂。

液体闪烁体在医学与生物学的示踪研究中常用的放射性核素为 ^{14}C、^3H、^{35}S 等，它们发出的低能 β 射线穿透力弱、射程短、自吸收作用明显。使用一般的射线探测仪器时，这些低能 β 射线很难穿透样品和样品容器壁到达闪烁晶体或电离室内被探测到，因此需要将样品分子直接加入到闪烁体内部，使射线最大限度地直接与闪烁体作用，以期提高探测效率，这就促成了液体闪烁体的产生。

液体闪烁体（liquid scintillator）又称为闪烁液，由溶剂和溶于溶剂中的有机闪烁剂组成，装在玻璃或塑料容器中，放射性样品直接溶于或悬浮于闪烁液中。闪烁液中溶剂占 99% 左右，放射性物质主要被它们所包围，形成 4π 或接近 4π 的几何测量条件，样品与闪烁体密切接触，使射线的自吸收现象大为下降。大部分的射线首先把能量传递给溶剂分子（激发），当它们退回到基态时将释放出来的能量传递给闪烁剂，使之发射荧光光子。荧光光子被光电倍增管（PMT）接收转换为光电子，再经倍增放大，在 PMT 阳极上形成电脉冲信号，完成射线能→光能→电能的转换，从而实现对 α 射线和低能 β 射线的有效探测。

液体闪烁计数器的光电倍增管有两个特点，一是必须和闪烁剂的发射光谱相匹配，二是其工作电压比固体闪烁探测器高很多，必须使用低噪声光电倍增管。

方法 液体闪烁测量比较复杂和烦琐，首先需要对待测的放射性样品进行制备处理，主要包括以下几个环节。① β 射线样品处理：血液、体液等可直接溶于闪烁液中进行测量，其他大部分样品均需预处理后方可用于测量，制备方法主要有提纯或半提纯法、消化法（如过氯酸、硝酸、甲酸等酸或氢氧化钾、氢氧化钠碱的水溶液，或季铵盐与甲醇组成的消化液）、燃烧法等。②放射性计数测量：分为均相测量和非均相测量两种方式。③测量校正：采用计算机系统自动执行淬灭校正、效率校正、本底校正等。④数据记录、分析、处理和测量结果打印输出。

特点 ①放射性样品溶解于或附着于支持物上浸入闪烁液中进行测量。②对样品射线探测成 4π 或接近 4π 的几何条件，探测效率高。③放射性样品直接与闪烁液接触，避免了低能带电粒子样品的自吸收和衰减。④探测效率高，对 ^3H 的探测效率大于 60%，^{14}C 大于 95%。⑤分辨时间短（5×10^{-9} 秒），无须进行死时间校正。

（赵长久）

huàxué fāguāng miǎnyì fēnxī yí

化学发光免疫分析仪（chemiluminescence immunoanalyzer）

结合化学发光反应的高度灵敏度和免疫反应的高度专一性，用产生化学发光的化合物为示踪剂，以一定波长的紫外线或红外线为被测信号完成的仪器。

组成 通常由自动控制系统（包括样品进样、试剂加样、换样、取样针清洗、废弃物移除以及样品测量等）、免疫反应区、样品测量区和数据采集、记录、处理、分析和结果输出打印设备等组成。

种类 常用的化学发光免疫分析仪主要有直接化学发光免疫分析、电化学发光免疫分析和化学发光酶免疫分析。

原理 不同种类的化学发光免疫分析仪原理不同。①直接化学发光免疫分析：是用发光物质（如吖啶酯类）标记抗体或抗原，标记的发光物质通过氧化反应获得能量，处于激发态，当返回基态时以光子的形式释放能量并被探测器检测到，其发光强度与被测物质浓度相关。直接化学发光免疫分析是化学发光剂不需要酶的催化作用直接参与发光反应。②电化学发光免疫分析：是继直接化学发光分析技术之后出现的一种新的发光分析技术。其反应是在电极表面进行，发光底物为三联吡啶钌 $[Ru（bpy）_3^{2+}]$，用三丙胺（TPA）来激发光反应，在阳极表面，这两种物质可同时失去电子，发生氧化反应。在电极板上二价的 $Ru（bpy）_3^{2+}$ 迅速被氧化成三价 $Ru（bpy）_3^{3+}$，与此同时 TPA 也在电极板上被氧化成阳离子自由基 TPA^{+*}，TPA^{+*} 自发地释放一个质子而变成非稳定分子（TPA^*），将一个电子传递给 $Ru（bpy）_3^{3+}$，形成激发态的 $Ru（bpy）_3^{2+*}$。Ru （bpy）$_3^{2+*}$ 在衰减时发射一个波长为 620nm 的光子，重新回到基态 Ru（bpy）$_3^{2+*}$，这一过程在电极表面反复进行，产生高效、稳定的连续发光，并不断增强。③化学发光酶免疫分析：是以酶标记抗原或抗体，免疫反应结束，在免疫反应复合物上的酶与加入的发光底物发生酶促反应使底物断裂，产生化学发光。用于标记物常用辣根过氧化物酶和碱性磷酸酶。

方法　化学发光免疫分析操作非常方便，全流程实现全自动化，从待测样品的进样、加样、结合反应、分离、测量、数据分析、输出打印均按照设计的软件全自动化控制。

特点　方法简便、自动化程度高、灵敏度高，其分析的准确性优于传统的人工操作的体外分析技术，是目前各种抗原、抗体、激素等微量物质测定的常规方法。

（赵长久）

shíjiān fēnbiàn yíngguāng miǎnyì fēnxī yí

时间分辨荧光免疫分析仪（time-resolved fluorescence immunoanalyzer）

用镧系元素铕作为标记物，检测免疫反应复合物中铕经紫外线激发后释放的荧光（波长在 600nm 以上）作为免疫分析技术的仪器。时间分辨免疫分析（time-resolved fluorescent immunoassay，TrFIA）是 1983 年由索伊尼（Soini）和科乔拉（Kojola）等学者建立的新型荧光免疫分析技术。

组成　主要由样本处理器、微孔板处理器和数据采集、处理与结果输出、打印设备等组成。其中样本处理器包括样本传送装置、加样针、移液臂、稀释板条、样本架、质控品架、振动泵、探针清洗装置等；微孔板处理器主要包括微孔板装载／卸载装置、微孔板传送装置、微孔板洗涤装置、增强液加样器、试剂架及加样装置、条形码扫描器、微孔板振荡器／孵育器等构成。

原理　铕自身能量吸收少，发出荧光较弱，与其螯合物结合后，经紫外线或激光激发，能在一定时间内保持激发能，并发出强荧光，荧光寿命比一般干扰荧光长几百倍，故通过测量时间不同（激发后数百微秒），区别和排除干扰荧光，使铕的稳定性不受干扰，提高免疫分析的灵敏度。用镧系元素原子为标记物，标记后不会影响被标记物的空间立体结构，不影响被标记荧光物质的生物活性，还实现了多位点标记，使一个试剂盒能够同时检测两种或两种以上的待测物。

方法　其使用方法与化学发光免疫分析相似。按照操作规程进行加样和分析。新型的仪器一般都实现全自动化分析，将待分析样品放入仪器后，计算机控制分析全过程，并打印、输出结果。

特点　①标记技术如同放射免疫分析一样，也属原子标记技术，但为非放射性，对被标记物损伤小，稳定性好，药盒寿命远长于 RIA，可达 1 年。②测量原理为延迟测量，彻底地清除了非特异荧光本底的干扰，被誉为"零"本底测定，在规定的测量时间内，实际荧光测定达 1000 次之多，故其灵敏度比其他非放射性标记免疫分析为高，特异性也好。③由于可应用的镧系元素有 Eu、Tb、Sm、Dy 四种之多，且其荧光信号的寿命长短各异，因此有利于制备双标记试剂盒，提高检测的灵敏度，方便临床应用。④目前的全自动非放射标记免疫分析技术，几乎全部都是封闭试剂，不同公司的仪器与试剂不能兼容，而 TrFIA 是唯一的开放型仪器，对各种时间分辨荧光免疫分析试剂均可兼容，有利于试剂盒的实验室研制和国产化。

（赵长久）

fúshè fánghù jiāncè yíqì

辐射防护监测仪器（radiation protection monitoring instrument）

用于放射性工作场所辐射水平监测、表面污染监测和放射性工作人员个人剂量监测的一类仪器的总称。辐射防护用监测仪器的工作原理与核医学诊断仪器基本上相似，可将射线作用下产生的次级效应传递的能量转变为电信号，并被记录下来，用于评估辐射的水平和防护效果。

辐射防护的目的是保证公众和工作人员的安全，监测是衡量安全水平的手段。辐射防护监测的对象是人和环境，由于人体不能直接感受到电离辐射，因此必须使用专用仪器进行测量与评估，明确辐射的类型、强度、能量等特性。

根据使用的目的和应用的对象不同，辐射防护监测仪器可分为个人辐射剂量监测仪（personal radiation dose monitor）、表面污染监测仪（surface contamination tester）和辐射场所剂量监测仪（site radiation dose monitor）几种类型。

个人辐射剂量监测仪　①便携式计量仪（pocket dosimeter）：由从事放射性操作的工作人员随身携带，用于监测个人受到的辐射剂量。便携式剂量仪采用电离室探测技术，使用时充以电荷，当电离室受到射线照射时，引起空气电离，使电离室内电荷减少。电离室内电荷减少的量与射线的照射量成正比。②热释光剂量仪（thermoluminescence dosimeter）：

是利用热致发光的具有晶体结构的固体材料测量核辐射剂量的装置。当射线照射这些固体材料后形成的电子（负电荷）和空穴（正电荷），被陷阱能级俘获而处于亚稳态。检测时加热固体，电子或空穴可获得足够能量从陷阱能级中逸出，与固体其他部分的异性电荷复合返回基态能级。在复合过程中的能量差以光子形式释放出来，释放出的光子量或发光强度在一定范围内与放射线照射的剂量成正比。释放出的光子使光电倍增管产生光电流，经放大器放大，通过记录器记录。热释光剂量仪主要用于个人累计剂量的监测。具有体积小，重量轻，灵敏度高，量程范围宽，测量精度高，能量响应好，可测 β 射线、γ 射线、X 射线、N 射线等多种射线，受环境影响小，并可多次重复使用等优点。通常制成盒式、笔式、卡片式、徽章式等，以方便从事放射性工作人员佩戴。个人剂量监测仪输出的剂量值通常为毫希伏（mSv）。

表面污染测定仪　用于检测放射性工作场所的设备、台面、地板、墙壁、人体皮肤、衣服、鞋等表面的放射性污染的仪器。可以分别测量 α 射线、β 射线、γ 射线污染情况，多为便携式，也有固定式。测量结果以剂量率（mR/h、mGy/h）或每秒计数率（cps）表示。

场所辐射剂量监测仪　专门用于放射性工作场所的剂量监测装置，具有剂量率和累计剂量测量、超剂量声光报警、阈值记忆和多点扫描数据管理等功能。探测器安装在回旋加速器室或其他辐射剂量较高的场所，通过计算机系统控制，可连接多路剂量监测，进行多点辐射剂量监控。回旋加速器室内的辐射剂量监测仪与门锁联动，当室内辐射剂量超标时，门锁不能打开或报警，防止人员进入。

（左长京）

β shèxiàn fūtiē qì

β 射线敷贴器（β ray applicator）　应用发射纯 β 射线的放射性核素制成、用于某些浅表皮肤疾病治疗的外照射密封源或贴片。并非仪器。

分型　通常分为两种类型。①商品化用敷贴器：由专业厂商制成。将发射纯 β 射线的长半衰期核素（如 $^{90}Sr-^{90}Y$）用特殊技术工艺压制在金属片上经过必要的防护处理制成固定式不同大小的敷贴器，作为商品提供给医院使用，使用时利用 ^{90}Y 释放的 β 射线治疗某些浅表皮肤疾病，该敷贴器半衰期较长，数年内可以在不同的患者反复使用。②个人用敷贴器：应用 ^{32}P 溶液在医院内临时制成的一次性专用 β 射线敷贴片，在使用之前根据皮肤病变的大小和形态剪切相应的滤纸，计算一定照射量率活度的 ^{32}P 并适当稀释，然后将 ^{32}P 溶液均匀滴附在事先剪切好的滤纸上，经过烘干，塑料膜封装后作为敷贴器使用，仅适用于个体患者专用。多采用发射纯 $β^-$ 粒子的放射性核素作为敷贴治疗源的首选核素，常用的放射性核素有磷 -32（^{32}P）、锶 -90- 钇 -90（$^{90}Sr-^{90}Y$）等，^{32}P 和 $^{90}Sr-^{90}Y$ 放出的 $β^-$ 射线电离密度大，射程短，仅几毫米，紧贴在病变表面只对表浅病灶起到电离辐射作用，而不引起深部及相邻组织的损伤。放射性核素 ^{32}P 溶液可吸附在滤纸上。

原理　某些病变组织对电离辐射的敏感性比正常组织高，当病变组织接受一定剂量的电离辐射后，就会被破坏或抑制；一些病变组织在电离辐射后，其微血管发生萎缩、闭塞等改变；某些炎症病变受照射后，由于局部血管渗透性改变，白细胞增加和吞噬作用加强而得以治愈；增生性病变则由于细胞分裂速度减低、停止、凋亡而受到控制，从而达到治疗的目的。

方法　①个人用敷贴器：使用 ^{32}P 溶液滴加在按照病灶形状剪成的滤纸上烘干、密封而成，并根据放射性活度和计划的照射剂量，确定照射时间。优点是敷贴器符合病灶形状，缺点是使用时间短，制作比较烦琐，只适合个体患者专用。②商品化敷贴器：是专业厂商使用 $^{90}Sr-^{90}Y$ 制造的金属敷贴器，有不同面积、形状、剂量可供选择，其优点是使用寿命长，剂量准确、均匀，可反复使用；缺点是需用橡胶材料保护病灶周围正常皮肤，对于位于眼、鼻部等不平的组织敷贴时难以紧贴病变组织。

应用　临床上可使用敷贴器治疗的常见皮肤疾病有皮肤毛细血管瘤、瘢痕疙瘩、慢性局限性湿疹、局限性神经性皮炎等，以及口腔黏膜和女阴白斑、角膜和结膜非特异性炎症等。

特点　①治疗效果可控，不损害深部及周围正常组织，便于防护。②可以根据体表病变的大小和形状紧贴皮损处，适合人体各部位的治疗。③无创无痛，不留瘢痕，操作简便，婴幼儿容易接受。④副作用少见。

但是，单纯敷贴治疗对于一些皮损较深、超过其射程的皮肤病，如皮肤海绵状血管瘤，难以达到治疗的目的。禁忌用于过敏性皮炎如日光性皮炎、广泛性神经性皮炎和湿疹、各种开放性皮肤损害和感染等。

（左长京）

hé yīxué yíqì zhìliàng kòngzhì

核医学仪器质量控制（quality control of nulcear medicine instrument）

核医学科给患者提供精准检查结果的基础是核医学仪器设备的正常运行与优良图像质量，因此，设备的质量控制非常重要。核医学科常用的仪器大致分为三类：一是辐射防护类仪器，包括个人剂量监测仪、辐射场所监测仪和表面污染监测仪；二是放射性核素计数测量仪器，包括绝对测量的活度计和相对测量的闪烁计数器等；三是核素显像诊断类仪器，如γ照相机、SPECT、PET。这三类设备需要进行系统性的质量控制程序。

辐射安全监测设备 用于辐射场所剂量监测、表面放射性污染监测和个人剂量监测的仪器，用来日常检查工作场所的照射率和个人接受的辐射累计剂量，单位是每小时毫希伏（mSv/h）或累计毫希伏（mSv）；表面污染监测仪可以测量物品表面单位时间内的相对计数率。场所测量仪的质控步骤包括电池检测、密封源检测和年度校正。

相对计数测量仪器 包括进行放射性样品相对计数测量的γ闪烁计数器、液体闪烁计数器等，其输出值为每分钟计数率（cpm）。最基本的质量控制包括稳定性检测、探测效率、最低检测活度、卡方检验、能量分辨率；井型计数器的多道分析器还需要增加两种质控：参考源 ^{137}Cs 的能量分辨率、多道分析器能谱的线性检测。

活度计 是对放射性样品的活度进行绝对测量的仪器，其输出值为放射性活度单位（Bq 或 MBq）。主要功能是测量用在患者身上的放射性药物的活度，是一类带有井形探测器的电离室。由于临床工作中显像用核素种类多，剂量高低幅度大，为了确保活度计的正常工作，需要在不同时间间隔内进行下列四种质量控制：①稳定性检测，每天进行。②线性检测，每个季度进行，目的是保证活度计读数与实际测量的放射性物质的活度呈直接的比例关系。③准确性，每年进行一次。④几何变异，使用前和大修后检测。属于国家强制性质量监测的仪器。

γ照相机 属于核素显像诊断类仪器。质量控制推荐的项目有：①每次患者检查前的质控，包括设备和环境的本底测试、确定能窗在设定的范围内。②日均匀性测试，γ照相机暴露于一个均匀性的放射源时应该得到一幅均匀的图像。③每周进行探头的固有均匀性测试，即卸下准直器时进行的测试。④外部均匀性测试，其测量的是患者显像条件下γ照相机对均匀的光子流的反应情况。

SPECT 属于核素显像诊断类仪器。质量控制，除了γ照相机的质控项目，尚需进行模型采集测试，评价 SPECT 图像的整体质量，这一测试不是为了找出误差的来源，而是测试整个系统的性能，评估探头的均匀性、分辨率和旋转中心旋转中心测试，旋转中心就是计算机图像矩阵中的中心点像素对应于探头旋转的机械轴的位置，旋转中心测试就是检查这两者间的偏差大小程度的变化。

PET 属于核素显像诊断类仪器。质量控制测试的方法和步骤各个厂家有所不同，但四种质控测试需要日常进行。①空白扫描：每日进行，目的是保证 PET 扫描仪中数万个探测器暴露于相同的放射性活度下，能够产生相同的计数效率。②归一化扫描：每季度进行，就是用软件方法结合硬件来校正数量众多的探测器之间的输出值差异，使每对探测器给出的计数率相同。③井型计数校正：每季度进行一次以上，与临床显像中的标准化摄取值（SUV）的计算密切相关。④断层均匀性测试：通过扫描放射性均匀的模型，观测得到的重建图像放射性分布是否均匀，判断图像不均匀的原因。这些测试与 SPECT 的质控测试相似。

CT 属于显像诊断类仪器。当今的多数 SPECT 和 PET 均配备了 CT 装置，在临床上质量控制除了进行核医学仪器 SPECT 和 PET 的质量控制外，还要进行 CT 的日常质控。质控内容包括：①水的 CT 值的准确性，通过扫描水模型，定义水的 CT 值为 0HU，同时评价图像均匀性和图像噪声大小。②图像均匀性，模型中水的图像应该是均匀的，没有环状或条纹状伪影。③图像噪声，测量模型中感兴趣区的水的 CT 值，计算其标准差。④CT 值的线性，通过扫描专用的模型，观察测得的水、空气、模型塑料插件的 CT 值是否在可以接受的范围内。

（左长京）

shíyàn hé yīxué

实验核医学（experimental nuclear medicine）

利用放射性核素示踪技术进行医学基础理论研究和核医学临床前研究的一类技术的总称。实验核医学是核医学的重要内容之一，也是核医学的基础。实验核医学主要包括在细胞水平和动物水平进行的放射性药物示踪研究、药代动力学分析、体外放射分析、活化分析、放射自显影及磷屏成像等。其任务是发展、创立新的诊疗技术和方法，阐明医学某些疑难问题，推动临床核医学的发展，促进医学科学的进步。实验核医学既是核医学的理论基础，又是临床核医学的重要技术手段，为正确的应用核技术提供理论依据和方法学基础。

（张永学）

fàngshèxìng cèliáng jìshù

放射性测量技术（radioactivity measurement technology） 应用不同类型的放射性探测仪器对机体、样品或环境中的射线粒子进行定性、定位、定量测定的技术。测量放射性活度的方法根据测量的目的不同，其放射性测量的放射性核素和测量的目的不同分为多种类型。按照测量的射线种类分为 γ 计数测量、β 计数测量等；按照测量的目的对象不同分为体内测量和体外样品计数测量；按照测量精度不同分为放射性绝对测量和放射性相对测量。对体内的放射性测量通常采用百分率、靶与非靶比值、标准化摄取值等表示；而对于放射性样品的测量分为相对定量测量和绝对定量测量两类，前者以每分钟或每秒钟计数率表示，后者以活度单位（Bq）表示；对环境中的放射性测量有时可用每秒计数率表示（如表面污染测定），也有以辐射剂量单位表示，如照射量（焦耳/千克）、吸收剂量（Sv）等。

（汪 静）

γ jìshù cèliáng

γ 计数测量（Gamma counting measurement） 测定样品中 γ 射线活度或计数的技术。

γ 射线照射到探测器［Na I（Tl）］晶体上，被转化为荧光信号，荧光经光电倍增管收集、逐级放大倍增后在光电倍增管的输出端（阳极）形成电脉冲信号，并被电子学记录装置记录下来的技术。由于电脉冲的峰值与入射 γ 光子的能量成正比，以及其计数率与入射 γ 射线的照射率（即 γ 强度）成正比，经过电脉冲信号经放大和成形后，由主机进行采集和处理，进而计算出相应的各种能量的 γ 射线的计数率和对应的核素的含量。

γ 射线作用于晶体后，按一定比例产生光电子、康普顿电子和电子对等次级电子。这些电子的能量各异，其中光电子的能量十分接近于 γ 射线的能量，所以由它转换成的脉冲高度可以代表 γ 射线的能量。因为闪烁探测器输出的脉冲幅度与 γ 射线能量成正比，所以 γ 能谱测定实际是对脉冲的幅度分析。测量特定核素的 γ 射线都可得到特定的脉冲群，不同位置和高度的脉冲的分布状态即为 γ 射线的能谱。核医学中常用于放射免疫 γ 计数器测量样品中的 γ 射线最终对样品进行定量测量。^{125}I 是放射免疫常用的放射性核素，其能谱包括 31.5keV 的单光子峰和 63keV 的符合能峰。γ 计数测量具有灵敏度高的特点，用该方法对微量物质的测量可达 $10^{-15} \sim 10^{-12}$g，是临床微量物质测定的重要方法。

（汪 静）

β jìshù cèliáng

β 计数测量（Beta counting measurement） 测定待测物质中 β 射线量的技术。包括环境中放射性检测及核医学对低能 β 辐射的测量。环境放射性监测中总 β 测量，又称总 β 放射性活度测量，是将采集的环境样品按一定程序制成样品源。另取能量与其相近似的标准源，以此二者在同样的几何条件下进行 β 放射性相对测量。相对测量是先测出在某种条件下计数器对标准源的基数效率，然后以在同样条件下测得的待测样品的计数率（计数/分）除以计数效率，即为待测样品的放射性活度（衰变数/分）。选用的仪器装置包括电流电离室、薄窗 G-M 计数管、液体闪烁计数器或 Ge（Li）大体积探测器。

核医学对低能 β 辐射的测量主要是利用液体闪烁测量原理通过液体闪烁计数器进行测量。核医学中主要是用于测量放射软 β 射线的 ^{3}H、^{14}C 等示踪核素。也可以探测其他穿透性不甚强的射线，如俄歇电子、内转换电子、α 粒子、β^+ 粒子、质子、慢中子、低能 X 射线或 γ 射线等。这种测量技术是将待测物质放在液态的闪烁液中进行放射测量，其基本原理是依据射线与物质相互作用产生荧光效应。当放射性物质加进闪烁液后，其放出的射线大部分先被溶剂所吸收，使溶剂电离或激发。溶剂受激分子回到基态（退激）时便释放能量，并很快传给第一闪烁剂，使其激发发射出 350～400nm 波长的光子。该光子经第二闪烁剂（波长转换剂）激发退激产生波长为 420～480nm 波长的光子。此波长的光子可与光电倍增管的光阴极光谱响应匹配较好，产生电子，经倍增后在阳极形成足够大的脉冲信号，并以脉冲信号形式输送出去。将信号符合、放大、分析、显示，表示出样品液中放射性强弱与大小。该方法的主要优点是：测量时间短、灵敏度高、制样方便、样品容易保存、便于重复测量、耗样少等。由于被测样品可以直接置于液体闪烁体中，使射线能直接被闪烁液吸收，测量条件接近 4π，对软 β 射线的探测特别有利。

（汪 静）

fàngshèxìng juéduì cèliáng

放射性绝对测量（radioactivity absolute measurement）

通过标准品校准的放射性测量设备测定样品中放射性活度的技术。被测的量可以从仪器上直接读出放射性活度数值的测量方法，其特点是被测量可以直接和标准量进行比较。绝对测量法是关注参数绝对值的测量方法。通常这类测量仪器需要通过有资质的机构应用已知活度的标准源定期进行校正和标定。例如应用活度计测量样品中的放射性活度，或用线纹尺测量长度、游标卡尺测量螺母的直径、刻度吸管量取一定体积的液体等。

放射性活度的绝对测量方法主要有量热法、固定立体角法、4π 立体角法及符合法等方法。①量热法：最早应用的一种方法。1903 年，居里夫妇就曾用量热法测得一克镭每小时释放的热量为 100kal。其基本原理是将待测放射性核素放入用一定材料做成的量热器，辐射能被吸收而转化为热能，使量热器的温度升高。根据量热器的温度变化，可求出放射性核素的输出功率。再根据能量转换关系和已知的核素衰变参数，计算待测放射性核素的活度。②固定立体角法：指放射性核素在 4π 立体角中各向同性地放射出各种射线。测量在已知立体角中的射线数，经几何、吸收、散射以及核衰变参数等校正，最后可得到待测放射性核素的放射性活度。③$4\pi$ 立体角法：一般是将测量样品置入探测器中，因而基本上可测量放射性核素在 4π 立体角内所放射产生的全部射线，并且

还可减少或避免一些散射和吸收的影响，这就克服了固定立体角法中校正过多的缺点，提高了测量的准确性。④符合法：以概率论为基础的一种绝对测量方法。它的优点是测量值的准确度不太依赖于被测核素的核参数及探测器的探测效率等因素，因此，测量准确度高，应用也最广。

（汪 静）

fàngshèxìng xiāngduì cèliáng

放射性相对测量（radioactivity relative measurement）

先根据被测对象特征选择经校正的计量器具，用该计量器具检测并获得标准信号参数 A，然后通过测量被测对象获得被测对象的信号参数 B，将 A 与 B 相比较可以获得被测对象定性及定量结果的技术。在实际测量工作中也称比较法。相对测量，一般使用专用量具，适合大批量生产、测量。测量操作简单、准确。但是，需经常校对量具。分光光度计、液相色谱、气相色谱、质谱类仪器、光谱类仪器的检测手段均属于放射性相对测量法。

在实验核医学和临床核医学工作中，相对测量法应用较多，例如在体外放射分析中测量样品中的相对计数率（cpm）、结合率（%）等，在临床工作中测量脏器或组织的摄取率、排泄率、摄取比值等。

（汪 静）

fàngshèxìng cèliáng wùchā

放射性测量误差（radioactivity measurement error）

衡量放射性计数测量精度，测量结果与实际值之间差值的指标。放射性测量的目的是了解样品的真正放射性活度。真实值或称真值是客观存在的，是在一定时间及空间条件下体现事物的真实数值，但很

难确切表达。测得值是测量所得的结果。这两者之间总是或多或少存在一定的差异，就是测量误差。测量误差可由多种因素引起，分为系统误差和随机误差两大类。系统误差常由一些可以确定的原因，如仪器故障、试剂变质、工具刻度不准、标准品的标定数值不准及操作者对某一操作步骤有习惯性偏差等因素引起。它常是单向性的，使每一测量值都偏向某一方向，呈倾向性地偏高或偏低。而随机误差由多种难以确定且无法控制的原因所引起，如仪器效率波动、取样时定量不准确等。误差与真值的偏离是双向的，小误差发生的频率多与大误差发生的频率常呈正态分布。这类误差出现是随机的，难以避免但可以加以控制，使之达到实验目的所允许的水平以下。评价随机误差的指标是精密度，它是指在一定条件下由一种方法对某一样品多次重复检测时所得的一致性。影响精密度的因素包含两个方面：一方面是由试剂本身和测定设计引起的误差，另一方面是由操作引起的误差。

（汪 静）

fàngshèxìng hésù shìzōng

放射性核素示踪（radionuclide tracer technique）

以放射性核素或其标记的化学分子作为标示物，应用射线探测仪器探测放射性核素在发生核衰变过程中发射出来的射线，从而对被标记的化学分子进行定位、定量和定性的一类测量技术的总称。是核医学诊断和研究最重要的方法学基础。放射性核素示踪技术的诞生可以追溯到 20 世纪 20 年代。1923 年匈牙利化学家赫维西（Hevesy）首先用天然放射性铅（^{212}Pb）研究铅盐在豆科植物内的分布和转

移，应用极微量的放射性铅–212即可通过仪器测出枝叶中铅的含量，并且放射性不受样本化学形式变化的影响，此后又用 ^{32}P 对更多的生物学过程进行研究，揭示了示踪磷从土壤→植物→动物→土壤的生态循环，从而建立了同位素示踪法原理，并进一步应用于人体生理学研究。目前核医学各种体内和体外诊断技术都是建立在放射性核素示踪法原理基础之上的，从放射免疫分析、核素显像、脏器功能测定等，甚至在历史上许多基础医学的理论（如RNA–DNA 反转录、遗传密码的翻译、DNA 自身复制、DNA 损伤的修复机制、胆固醇的合成与代谢、细胞周期、细胞膜受体、碘的代谢等）都是由放射性核素示踪技术首先阐明的。同位素示踪技术的应用，使人类可以从分子水平动态地观察生物体内或细胞内生理、生化过程，认识生命活动的物质基础，促进了生命科学的发展，为宏观医学向微观医学发展做出了极为重要的贡献。为此，1943 年赫维西获诺贝尔化学奖，1959 年又获原子能和平利用奖，并被尊称为"核医学之父"。

放射性核素示踪技术具有方法安全、简便、灵敏度高，在体外分析中不破坏样品本质，在活体内分析中不会干扰正常生物体的代谢功能活动等，因此被广泛地应用于临床医学、生物化学、药理学、免疫学、分子生物学及分子遗传学等领域。应用更为普及，并取得了极为重要的成果。

（张永学）

shìzōng

示踪（tracing） 应用标示物为检测手段显示特定物质行踪的一类技术。通常需要在生物活性分子上引入放射性示踪剂，通过对示踪剂的检测，间接反映生物活性分子的代谢规律。

原理 对被研究的对象进行标记，引入标记物作为探针，通过观察探针的去向，然后在复杂的生物体系中追踪示踪剂在体内或体外的位置、数量和动态变化，了解其分布、运动及转化的情况。示踪法能形象、直观、及时地显示出物理过程及代谢规律。

示踪剂 分为放射性示踪剂、化学示踪剂及荧光示踪剂等。放射性同位素和稳定性同位素都可作为示踪剂。但是，稳定性同位素作为示踪剂其灵敏度较低，可获得的种类少，价格较昂贵，其应用范围受到限制。而用放射性同位素作为示踪剂不仅灵敏度高，测量方法简便易行，能准确地定量，准确地定位及符合所研究对象的生理条件等特点，是核医学体内和体外诊断的基本方法。

优点 同位素示踪有如下优点。①灵敏度高：同位素示踪法可测到 $10^{-18} \sim 10^{-14}g$ 水平，而迄今最准确的化学分析法也很难测定到 $10^{-12}g$ 水平。②方法简便：放射性测定不受其他非放射性物质的干扰，可以省略许多复杂的物质分离步骤，体内示踪时，可以利用某些放射性同位素释放出穿透力强的 γ 射线，在体外测量而获得结果，简化了实验过程，做到非破坏性分析。③定位定量准确：同位素示踪法能准确定量地测定代谢物质的转移和转变，与某些形态学技术相结合可以确定放射性示踪剂在组织器官中的定量分布，并且对组织器官的定位准确度可达细胞水平、亚细胞水平乃至分子水平。④符合生理条件：在放射性同位素实验中，所引用的放射性标记化合物的化学量是极微量的，它对体内原有的相应物质的重量改变是微不足道的，体内生理过程仍保持正常的平衡状态，获得的分析结果符合生理条件，更能反映客观存在的事物本质。但也存在一些缺陷，如从事放射性同位素工作的人员要受一定的专门训练，要具备相应的安全防护措施和条件等。

应用 放射性同位素被发现后，示踪法又进入了一个新阶段。利用放射性核素或稳定性核素及其标记化合物研究物质的吸收、分布、排泄、转移或转化规律。用放射性或稳定性核素取代化合物原有同种元素，可以做到真正的生理示踪，用于追踪各种微量外源性物质或生理性物质的体内过程。现在同位素示踪法已大量用于生命科学、医学、化学等领域。为揭示体内和细胞内理化过程的秘密，阐明生命活动的物质基础起了极其重要的作用。在医学上，同位素示踪主要用于疾病诊断。如利用同位素示踪剂被稀释的原理测定水容量、血容量；利用示踪剂移动及其速度测定血流量、肾功能、心脏功能、血栓形成、消化道出血；利用组织器官摄取示踪剂的数量检查甲状腺功能、发现肿瘤；利用示踪剂在组织器官的分布获得脏器影像；利用示踪剂同相应被测物质对某一试剂竞争结合的原理或体内元素被粒子、光子等活化的原理测定体内或血、尿等标本中的微量生物活性物质成分；利用示踪剂在体内被代谢的程度或速度测定胃肠道吸收、肝功能、红细胞生成及其寿命等。

（李 彪）

tóngwèisù jiāohuàn fǎ

同位素交换法（isotope exchange method） 用放射性同位素与化合物中非放射性同位素原子

之间的交换反应制备标记化合物的技术。是一种可逆反应，可通过调节反应条件（温度、pH等）和加入催化剂控制反应。

原理 同位素交换是两种同位素原子在两个不同分子或离子间，或一个分子的不同位置上的化学交换，以及两种同位素分子在不同聚集态之间的交换。是体系中同位素发生再分配的过程。体系中物理和化学状态没有变化的情况下，在不同分子间、同一分子内和不同的相间、相同的原子或同位素原子之间都存在同位素交换。同位素交换反应是可逆的，并且和一般的化学反应一样，其反应进行的程度可用平衡常数来表示。这是等分子反应，而且反应前后化学组分不发生变化，仅同位素的浓度在各化学组分之间重新分配。

分类 同位素交换分为均相和多相同位素交换两种。均相同位素交换，按其交换机制可分为通过解离、缔合、可逆物理、化学反应过程和电子转移引起的同位素交换。多相同位素交换，涉及同位素在相内及穿过相界面的移动，可能是同位素原子或分子在相之间进行的纯物理交换过程，或是按照均相同位素交换相似的机制进行交换。同位素交换反应的速率与分子的结构有关，有的可以在瞬间完成，有的则需要在催化剂或高温的作用下才能缓慢进行。

同位素交换研究在放射化学基础理论研究和同位素技术应用方面都有重要意义。

（李　彪）

tǐnèi shìzōng

体内示踪（in vivo tracing technique）

以完整的生物有机体作为研究对象，通过体外观察或取标本测量示踪剂在机体内运动规律的技术。用于研究生理和病理状态下物质的吸收、分布、转运及排泄过程。主要技术有物质吸收、分布及排泄的示踪、放射性核素稀释法、放射自显影技术、放射性核素功能测定、放射性核素显像技术几类。

各种物质（包括生理性物质和药物等）进入体内后，一般都要经过消化、吸收、分布、转化以及排泄等过程。各种药物、毒物、激素等，只要能得到其化学纯品，绝大多数都能用放射性核素标记该化合物，通过该标记化合物引入体内，在不同的时间测定体液中的放射性浓度或脏器中的放射性分布，从而了解该化合物在体内的吸收、分布及排泄规律。该技术常用于药物的药理学、药效学和毒理学研究，对药物的筛选、给药途径和剂型选择等方面都具有重要的价值。

（李　彪）

tǐwài shìzōng

体外示踪（in vitro tracing technique）

以离体组织、细胞或体液等简单标本为研究对象的示踪技术。又称离体示踪技术（ex vivo tracing technique）。用于某些特定物质如蛋白质、核酸等的转化规律研究、细胞动力学分析、药物和毒物在器官、组织、细胞及亚细胞水平的分布研究，以及超微量物质的体外测定等。

体外示踪是在体外条件下进行体内特定生物活动检测的技术，它减少乃至避免了众多的体内因素对实验结果的直接影响，同时也避免了受检者本人直接接触射线的可能，但它只能表示生物样品离开机体前瞬时间的状态，对结果的解释需要结合临床情况。

体外示踪主要有物质代谢示踪与物质转化示踪、细胞动力学分析、活化分析、体外分析技术几类。

（李　彪）

wùzhì zhuǎnhuà shìzōng

物质转化示踪（tracing of substance conversion）

以示踪技术为基础，研究被标记物质在生物体系内分布及其代谢转化过程，以达到揭示机体内重要生命物质的前身物、中间物和最终代谢产物之间关系的技术。最常用的方法为参入实验。

原理 将适当部位标记有放射性核素的前身物A引入生物体系，经过一定时间，分离出产物P进行放射性测量，如果产物P出现明显的放射性，表明物质A的全部或部分参入到物质P分子中，即证明物质A是物质P的前身物，物质P是物质A的产物。主要实验步骤包括选择待研究物质，并对一定部位进行放射性标记；将标记物引入生物体系（整体或离体）中，反应一定时间后用适当方法将产物与前身物分离，分别测量其放射性；对测量结果进行计算、处理，然后分析它们之间的相互关系。

参数 物质转化示踪常用参数主要包括以下几个。

相对转化率　计算公式如下：

相对转化率（％）＝反应产物P的放射性活度／所加的前身物A的放射性活度

相对转化率直接反映前身物的利用度，但是由于非标记的内源性前身物也可能转化成产物，并对标记的前身物有稀释作用，导致反应产物的放射性减少，所以产物的放射性不能完全代表前身物转化成产物的总量和速度。

相对比活度　计算公式如下：

相对比活度＝反应产物P的

比活度/前身物 A 的比活度

相对比活度不受各自分子量不同的影响,可以反映前身物的掺入率。

比活度－时相曲线 以前身物 A、反应中间产物 B 和最终产物 P 的比活度作为纵坐标,以时间为横坐标制作比活度－时相曲线,从中可以判断 A、B、P 之间的顺序关系及其转化速率。

方法 不同的物质转化研究其研究方法也不同,需要根据研究目的和被研究物质的特性建立相应的示踪方法。

优点 利用放射性标记具有灵敏度高,符合生理条件,不干扰机体代谢,也不破坏生物体系,方法相当简便,结果真实可靠的优点,是基础应用研究常用的方法。

应用 主要应用于物质代谢的基础研究。

(侯桂华)

wùzhì dàixiè shìzōng

物质代谢示踪 (tracing of substance metabolism)

以示踪技术为基础,动态研究被观察物质在机体内吸收、分布、转化及排泄的技术。

原理 将被观察物质进行放射性核素标记后引入体内,通过动态采集血液或体液样品,或通过探测仪器在体外进行显像监测,观察被标记物在体内的动态过程。

方法 ①血中浓度测定:了解物质的吸收率、吸收速度、分布、代谢以及体内清除速度。确定峰浓度(给药后所能达到的最高血药浓度)、峰时间(给药后达到峰浓度所需要的时间)和血药浓度(单位血液中的药物量,以时间曲线下总面积来表示)。注意事项包括动物种属、采样时间、样本制备、放射性测量准确性。②胃肠道吸收试验:活体吸收试验可根据尿中排泄量来计算:吸收率＝经口服给药后尿中的排泄率/静脉注射后的尿中排泄率。也可根据血中浓度计算:经口服和静脉注射后分别动态测定血中浓度,比较两种给药方式所得的血中浓度－时间曲线下的面积,推算出吸收率,此法更精确。③根据动力学参数计算:动态测定血中及尿中浓度应用动力学参数计算吸收速率。此外还有原位吸收试验和离体吸收试验。物质分布原位吸收示踪实验主要通过整体放射自显影和脏器放射性测定及 SPECT 或 PET 显像测定。物质排泄离体示踪试验主要通过测定生物体尿、粪中的排出量,可以估计物质的排泄途径和排泄速率以及体内的滞留量。体内滞留量＝投入量－(尿排出量＋粪排出量＋其他途径排出量)。

优点 利用放射性标记法研究机体的代谢过程,具有方法简便、准确、灵敏的优点,能够真实地反映该物质在机体内代谢的规律。

应用 主要应用基础医学或生命科学研究、药物代谢动力学研究等。

(侯桂华)

fàngshèxìng hésù shìzōng dònglì xué fēnxī

放射性核素示踪动力学分析 (kinetic analysis of radionuclide tracer)

应用核医学探测仪器对引入机体并参与代谢过程的放射性药物进行动态测量、数据分析与处理,获取脏器动态功能参数的一类技术的总称。

原理 放射性药物引入机体后,根据其理化及生物学性质参与机体一定的代谢过程,并动态地分布于有关脏器和组织,通过检测仪器可观察其在有关脏器中随时间的消长过程,这一过程常表现为一定的曲线形式,根据其与脏器的相互作用的特点选择适当的数学模型对曲线进行定性及定量分析,就可得到反映该脏器某一功能状态的结果并判断功能异常的性质、程度。

专用术语 为了解各种物质在体内的运动规律,可利用放射性核素示踪技术观察标记物在体内的动态变化,并计算出有关物质的动力学参数。放射性核素示踪动力学分析涉及一些专用词。①代谢腔室:指某种物质在体内可分布在若干不同的解剖位置,如果它在几个部位中交换迅速,各向同性,并且运动规律相同,则对该物质来说就是这几个解剖位置就是同一代谢腔室。②通道:物质进出腔室的路径。③稳态与非稳态:输出输入速率基本相同时,即处于稳态。④模型:示踪动力学的模型设计是对研究系统进行定义,划分代谢腔室,确定通道,建立数学表达式并求出参数。常见模型有单室模型、双室模型和三室模型。⑤动力学参数:包括更新速率(腔室中某物质单位时间更新的量)、输入速率(单位时间入腔室的物质量)、输出速率(单位时间出腔室的物质量)、产生速率(某系统或某腔室单位时间内从腔室外获得的物质量)、排出速率(某系统或某腔室单位时间向腔室外排出的物质量)和清除率(血浆代谢腔室中单位时间内被排出的物质相当于多少体积的血浆中所含物质的量)。

方法与步骤 求解动力学参数的一般步骤包括:建立数学模型(代谢腔室示踪物含量的时相变化函数式、数学方程式的表达);动物或人体的示踪动力学实验(根据目的引入示踪物,依据数学模型的需要从代谢腔室中采样，求得示踪物在系统中的或代谢区中的时相变化数据）；曲线拟合（将实验所得各时间采样的测定数据，做多指数曲线拟合，找出能代表实验曲线的数学表达式）；计算动力学参数（将拟合所得时相曲线函数式的具体系数代入各数学方程，以求得有关参数）。

研究内容 放射性核素示踪动力学分析主要研究内容一是用已知体系的动力学函数式或参数估计待研究物质在体内的运动规律；二是用已获得的数据资料来建立、推论相关体系的数学表达式及参数。

优点 应用放射性核素示踪动力学建立的检测方法应用范围广，可以建立多种脏器功能测定方法。具有方法简便、准确、灵敏，合乎生理条件的优点，可以进行定性、定量与定位测定。

应用 目前该技术已广泛用于甲状腺吸 ^{131}I 率测定、肾功能测定、心功能测定、胃排空功能测定等。

（侯桂华）

细胞动力学示踪分析（cell kinetics tracing）

应用放射性核素示踪技术研究各种增生细胞群体的动态量变过程的技术。包括细胞增生、分化、迁移和衰亡等过程的变化规律以及体内外因素对它们的影响和调控。通过细胞动力学规律的研究，可以揭示正常及异常细胞增生的规律及特点，为病因研究及临床诊疗提供实验依据。细胞动力学研究的范畴很广，其中以细胞周期时间测定最为常用，也最为重要，常用于肿瘤分化及增生规律研究、肿瘤的同步化治疗、造血细胞研究等方面。放射性核素示踪技术测定细胞周期时间的常用方法有标记有丝分裂百分数法（放射自显影法）和液体闪烁法。

原理 细胞动力学是研究生物体内各类细胞的增生、分化、消亡过程的规律，包括处于各种状态的时间参数、细胞数量、分布位置、细胞迁移途径及更新等。细胞周期分为 G_1 期、S 期、G_2 期和 M 期，其中 S 期是 DNA 合成期。细胞动力学示踪原理是根据处于 S 期的细胞因需要合成 DNA，可摄取 DNA 的前身物胸腺嘧啶核苷（TdR），合成到新的 DNA 分子中去。因此，可利用放射性核素标记的 TdR 对细胞进行标记和示踪。

方法 根据对细胞的标记时间、次数以及标记后的采样情况可将放射性核素标记法分为一次脉冲标记法、二次脉冲标记法和连续标记法。

一次脉冲标记法 将 ^3H-TdR 加入细胞培养体系中，培养 15～60 分钟，在该时间内多次取材，以不含放射性的培养液洗涤数次，然后将取材之样本做放射自显影，观察处于有丝分裂期细胞（M 期细胞）中有 ^3H 标记的细胞数，按下列公式计算标记有丝分裂的百分率（percentage labeled mitoses，PLM）：

$$标记有丝分裂百分率 = \frac{标记有丝分裂细胞数}{有丝分裂细胞总数} \times 100\%$$

以标记有丝分裂百分率为纵坐标，标记后时间为横坐标，可得到细胞周期标记有丝分裂曲线图，从而计算细胞周期。

二次脉冲标记法 常用两种不同核素进行两次标记的方法。例如采用 ^3H-TdR 和 ^{14}C-TdR 两种核素示踪剂分别参入细胞周期各分期的细胞，两次标记间隔的时间通常为 1 小时（小于 G_2 期），每次标记时间为 15 分钟。利用两种核素发射 β^- 射线能量的差异，表现在组织射程上的差异导致在自显影片上感光颗粒分布位置的差异，^3H-TdR 主要分布在细胞核部位，而 ^{14}C-TdR 除分布于胞核外还分布在胞质中。在自显影图上，可观察到三种不同的标记细胞：仅标记 ^3H-TdR 的 G_2 期细胞、带有 ^3H 和 ^{14}C 两种标记物的 S 期细胞、仅标记 ^{14}C-TdR S 期初始阶段细胞。若以 Nc 代表 S 期细胞总数，N_{14c} 代表 ^{14}C 标记的细胞数，Ts 代表 S 期的持续时间，Tc 代表一个细胞周期的总持续时间，则可由下式求得 ^{14}C 标记指数（*LI*）。

$$LI = \frac{N_{14c}}{Nc} = \frac{Ts}{Tc}$$

式中看出 *LI* 既代表 ^{14}C 标记细胞数在 S 期细胞总数中的比例，也代表 S 期持续时间在细胞周期总时间中的比例。

连续标记法 连续标记法就是脉冲标记法的补充，也是常用的动力学技术之一。连续标记法不仅适用于体内，而且更适宜体外培养的细胞研究。基本原理是利用 ^3H-TdR 长时间连续标记细胞群体，从而使得通过 S 期的细胞都被 ^3H-TdR 参入。实验中以时间为横坐标，以标记指数 LI（％）为纵坐标绘制曲线即可得到细胞周期时间。

优点 在 20 世纪流式细胞仪问世之前，应用放射性同位素标记参入法是测定细胞周期唯一、最准确、最简便可行的经典方法，对于细胞生物学的发展发挥了重要作用。

应用 用于细胞生物学、肿瘤治疗学研究。

（侯桂华）

fàngshèxìng hésù xīshì fǎ

放射性核素稀释法（radionuclide dilution technique）

利用稀释法原理对微量物质做定量测量或测定液体容量的放射性核素示踪技术。1934年由赫维西（Hevesy）首先提出。此方法能从多种性质相近成分的混合物中对某一化合物进行定量分析或对整体内无法定量分离的某些成分（液体容量）的总量（代谢腔室等）进行测定，可解决从复杂混合物体系中定量分离、纯化某一种物质的困难。根据求知对象的不同，可分为直接稀释法或放射性核素正稀释法和放射性核素反稀释法，它们所依据的原理和计算公式基本相同。

（侯桂华）

fàngshèxìng hésù zhèng xīshì fǎ

放射性核素正稀释法（radionuclide direct dilution method）

用已知量的标记物测定未知量非标记物的稀释法。

原理 根据化学物质在稀释前后其质量不变而建立的。将一定量已知放射性比活度（或放射性浓度）的放射性核素或标记化合物加入到未知质量或容量的同质体系中，与被测物质均匀混合稀释后，再获取被稀释后的样品并测其放射性核素或化合物的比活度或放射性浓度下降的程度，其放射性比活度或放射性浓度下降的程度与其稀释的程度相关。

方法 在混合物中加入一定量的已知放射性比活度的与待测化合物相同的放射性核素或标记化合物；充分均匀混合；分离纯化待测化合物，直至恒定比活度；根据放射性被加入混合物前后，虽比活度发生了变化，但放射性总活度不变的原理，获得未知量非标记物的量。

设非标记物的量为 X mmol，标记物的量为 Y mmol，其放射性活度为 D，则稀释前后标记物的比活度 S_1 等于 D 除以 Y，标记物与非标记物充分混匀后进行提纯，分离出任意量，测混合后样品的比活度 S_2，S_2 等于 D 除以（X+Y）。将公式重排，获得核素正稀释法的基本公式如下：

$$X=Y\{\frac{S_2}{S_1}-1\}$$

式中可见，根据加入标记物的量 Y 和活度 D 或比活度 S_1，只要测出 S_2，即可求得非标记物的量 X。

核素稀释法包括稳定核素稀释法和放射性核素稀释法。前者使用质谱仪测量质量变化，后者使用放射性计数器测量放射性比活度的变化。前者所用测量仪器价格昂贵，测量时间较长，可测出的稀释程度较小（灵敏度较低）；后者简便易行，灵敏度与活化分析近似，因而后者得到了较广泛应用和快速发展。

应用 放射性核素稀释法比一般化学分析方法简单，灵敏度高，广泛地用于研究人体各种成分的重量或容量，如测定身体水总量、全身血容量（包括红细胞容量和血浆容量）、细胞外液量、可交换钠量和可交换钾量等。此外，也广泛用于生物化学研究方面，如维生素、抗生素等复杂物质的分析；有机化学方面，如氨基酸、脂肪酸、杀虫剂、聚合物等复杂混合物的分析；无机化学方面，特别是对性质类似但不易分离的稀土元素的定量测定等。

优点 放射性核素稀释法是一种灵敏度和精确度都较高的分析方法，适用于成分复杂、分离困难的样品分析，且不要求待测物质定量回收，免除了由于在提纯物质时的部分丢失所造成的误差，特别是在未知物质不可能定量分离，需要分析的物质浓度很低，一般方法无法避免物质其在器皿上的吸附损失，以及整体分布容积的测量方面具有显著优势。放射性核素稀释法准确度主要取决于所加示踪剂的纯度和比活度、分出待测物的纯度和比活度、示踪剂稀释的程度等。获得准确结果的必要条件是制备与待测物质化学上完全相同的标记物和建立分离纯化样品的可靠方法。

注意事项 实验过程中必须注意：一是正确选用标记物，标记物与待测物化学性质完全相同，标记原子在化合物中的位置稳定。如测定整体成分如细胞外液，还要求标记原子在体内不能发生非代谢性交换；生物行为与非标记物完全一致；标记物无毒，纯度符合要求。二是准确的稀释度，必须确保标记原子与非标记原子完全混合均匀。三是要建立分离纯化样品的可靠方法，确保分离的样品十分纯净才能得到恒定的比活度。

（侯桂华）

fàngshèxìng hésù fǎn xīshì fǎ

放射性核素反稀释法（inverse dilution method）

用已知量的非标记物测定样品中的标记物含量的稀释法。所测定的物质是放射性的，加入非放射性载体进行稀释。

原理 其原理与放射性核素正稀释法相同，而测量的对象不同，是用已知质量或浓度的非标记物，测定样品中放射性标记物的量。

方法 取一定量待测混合物进行分离纯化，直至恒定放射性比活度；放射性探测器测得放射性活度；在混合物中加入已知量的大量的与待测标记化合物相同的非标记化合物，充分混合；分离纯化，直至恒定放射性比活度；放射性探测器测得分离纯化物质的放射性活度。

具体计算方法是设标记物的化学量为 g（待求），已知或测得其比活度为 s_1（标记物的放射性活度为 D，s_1 等于 D 除以 g），因不能定量分离，加入同一化学形态的非标记物，已知其化学量为 r，混匀后，分离部分样品纯化，测得比活度为 s_2，放射性核素稀释法的原理是根据化学物质稀释前后其质量不变，s_2（m1+m2）=s1m1，因此 s_2 等于 g×s_1÷（g+r），由此导出放射性核素反稀释法的基本公式：

$$g=\frac{s_1}{s_1-s_2}\times r$$

由基本公式可以看出，若已知所加的非标记物的量 r，则分别测定两个比活度 s_1 和 s_2，即可求得标记物的量 g。

优点、注意事项 见放射性核素正稀释法。

应用 常用于核化学研究、裂变产物分析、活化分析、生物化学研究等。

（侯桂华）

fàngshè zì xiǎnyǐng jìshù

放射自显影技术（autoradiography）
利用放射性样品自身所放出的射线，使感光胶片或核乳胶中的卤化银晶体感光，形成潜影，经显影、定影处理，得到与生物标本中的放射性核素所在部位强度一致的由银颗粒组成影像的技术。所得到的图像称为放射自显影像（autoradiogram）。根据研究的对象和目的不同，放射自显影又分为宏观放射自显影技术、微观放射自显影技术（包括光镜放射自显影技术和电镜放射自显

影技术）以及当前比较常用的磷屏自显影成像技术等方法。放射自显影技术是 1946 年由贝朗格（Belanger）和莱布隆德（Leblond）创立的。随着医学、生物学、计算机技术等学科的迅速发展，放射自显影技术也不断改进和发展，并衍生出磷屏放射自显影及磷屏成像新技术。

（侯桂华）

hóngguān fàngshè zì xiǎnyǐng jìshù

宏观放射自显影技术（macro-autoradiography）
利用放射性样品所放出的射线，使感光胶片或核乳胶中的卤化银晶体感光，形成潜影影像，通过肉眼、放大镜或低倍显微镜观察其灰度判断示踪剂的部位和数量的技术。目前多用图像仪对灰度的深浅给出灰度值，进行快速准确的半定量。

原理 利用射线能够使感光胶片或核乳胶感光形成潜影的原理，从而获得生物标本中的放射性核素及其标记化合物分布和强度影像。

特点 宏观自显影可观察范围较大，分辨力较低；可以同时观察各脏器、组织中放射性示踪剂的分布。适用于小动物的整体标本，大动物的脏器或肢体，以及各种电泳谱、色谱和免疫沉淀板等的示踪研究。

方法 向实验动物体内或离体标本引入放射性核素标记物，一定时间后取生物标本并制备成含放射性核素的切片、涂片或电泳、层析分离的标本。在暗室中，将制备的标本上敷加感光材料（如氚片或核乳胶干板，氚以外的核素也可用X线片），在避光条件下射线作用于感光乳胶，形成潜影。最后通过显影、定影、水洗、干燥、染色、封固和图像分析。

影像分析 在自显影图像上，

由银颗粒产生的潜影与放射性核素示踪剂的分布和强度一致。通常宏观自显影像上光密度增高（或灰度加深）的部分意味着放射性核素示踪剂的分布。光密度值与放射性活度（dpm）的对数值呈线性关系，光密度高者放射性强。在进行相对测量时，可用光密度计或图像仪作观察，给出相对值。需要精确定量时，应制备标准梯度放射源，与标本在同一张感光材料上进行曝射、显影、定影。用光密度计测量其灰度值，制成放射性活度与光密度的标准曲线，由此可得到自显影上的灰度所代表的单位面积上的放射性活度。

应用 放射自显影不仅能在形态的基础上观察功能的变化，还能精确测量实验样品中放射性物质的分布。由于感光材料具有累积成像效应，能够显示极微量放射性物质在组织和细胞内的分布，因此具有高灵敏度；ARG 记录的图像逼真直观、定位准确，且能保存相当长时间，分辨率极高；ARG 可在不破坏细胞结构完整的情况下研究某些生物大分子（DNA/RNA，蛋白质/脂肪等）的新陈代谢过程；能够研究摄入体内的放射性物质的行径，追踪探查方面具有独特的优势。更为重要的是，操作简单易行，不需要复杂昂贵的设备。目前放射自显影技术已被广泛地应用到生命科学及基础医学中药理学、遗传学、分子生物学、生物化学、免疫学及临床医学中的肿瘤学、血液学、内分泌学等多个学科的研究。

注意事项 需要根据样品的大小和使用的放射性核素射线能量，选择合适的感光材料和感光时间。

（侯桂华）

guāngjìng fàngshè zì xiǎnyǐng jìshù

光镜放射自显影技术（light microscopic autoradiography）

以光学显微镜下的银颗粒分布及数量来判断放射性核素示踪剂的部位和量的技术。

原理　利用射线能够使感光材料感光形成潜影的原理，通过光学显微镜观察生物标本中放射性核素及其标记化合物分布和强度的影像。

特点　光镜自显影观察范围较小，要求分辨力较高。适用于组织切片、细胞涂片等标本的示踪研究。可对不同细胞进行比较，并根据不同示踪剂在不同时间的分布，研究细胞水平的代谢过程。

方法　在医学生物学研究中常用的光镜自显影最常用的感光材料是液体核乳胶浸膜。也可用液体乳胶制成的感光材料。液体乳胶浸膜法（dipping film method）是在暗室中将液体核乳胶置40℃水浴融化，用去离子水1∶1（V/V）稀释，玻棒搅拌15分钟至均匀。将载玻片（已脱蜡的石蜡切片、已干燥固定的冷冻切片、涂片或其他需光镜观察的标本）插入乳胶内，浸沾乳胶，约0.5分钟后缓慢匀速地垂直提出。滤纸吸去载玻片下缘多余的乳胶，并擦去背面的乳胶。将载玻片旋转180°使上端插在晾片架上，干燥过夜。在有干燥剂的暗盒内密封，置4℃曝射，然后显影、定影，按需完成其余步骤。染色、封固等则在自显影结束后进行。该方法简便、应用广，乳胶膜的厚度可以按需要调节，分辨率高，定位准确。

在光镜自显影中，由于单位面积上的放射性活度与单位面积上的显影银粒数目呈正比，所以银粒计数是分析光镜自显影的基础。在高倍显微镜下银粒呈黑棕色、点状，用油镜观察时常可见银粒与标本不完全在同一焦点平面上，可用微调装置辨认。对于染色过深或银粒不易鉴别者，在暗视野显微镜观察时背景呈暗色，银粒犹如明亮的繁星。在进行计数时，可利用网格测微尺确定面积，也可利用细胞的自然形态计每个细胞、细胞质或细胞核上的银粒数目。观察部位的银粒数较多时，或用显微光密度计的透光率观察银粒的阻光度来进行半定量，阻光程度与银粒数目呈正比。对染色的标本，可用暗视野显微镜，光密度显示值为银粒反射出来的光，反射光越强银粒数目越多。近来也有用扫描显微分光光度计检测放射自显影的径迹颗粒密度的报道。但是严格地讲这些方法仍属于半定量的范畴。为操作方便，也为减少浸膜时因乳胶黏稠度不同造成的批间差异，进行过若干改进，包括裱贴法、融裱法、揭膜法、铰链接触法等。都是用某种办法预先将核子乳胶制成一定形态的固体乳胶，如乳胶干板或揭膜乳胶。但是这些改进都不同程度增加了标本和乳胶层之间的距离，因而降低了分辨力，不适于需要精确定量的高倍光镜自显影。

应用　主要应用于基础医学研究领域，研究某些物质或分子细胞或生物组织内的微观分布状态，用于物质代谢示踪研究。

注意事项　见宏观放射自显影技术。

（侯桂华）

diànjìng fàngshè zì xiǎnyǐng jìshù

电镜放射自显影技术（electron microscopic autoradiography）

以电镜下银颗粒的分布及数量来判断自显影结果的技术。

原理　与光镜放射自显影一样，利用射线能够使液体核乳胶感光形成潜影的原理，通过电子显微镜观察细胞超微结构中放射性核素及其标记化合物分布和强度的影像。

特点　电镜自显影观察的范围更小，适用于细胞超微结构，甚至提纯的大分子（DNA、RNA）上的精确定位和定量，也可观察动态过程，因此是细胞示踪研究的重要技术。电镜自显影要求分辨率非常高。制备电镜自显影时应选择专用的细颗粒液体核乳胶，制成仅有一层银粒的乳胶层，而且单层乳胶内的溴化银晶体的排列无空隙、不重叠，以减少影像的交叉与重叠。

方法　电镜自显影像的制备主要采用金属环法、浸膜法和半自动涂膜法三种方法。①金属环法：在暗室内融化乳胶，按说明书要求稀释，降温至25℃，用不锈钢制成的金属环（直径4mm）插入乳胶液中，轻轻垂直提取，金属环上即形成单层乳胶膜。将环套在载有超薄切片的铺有火棉胶的铜网上，单层乳胶膜即覆盖在切片表面。曝射后显影定影，干燥后即可在电镜下观察。②浸膜法：先将超薄切片裱贴在铺有火棉胶的载玻片上，再在暗室中用乳胶浸涂，浸涂的方法与光镜的浸膜法基本相同。干燥后曝射，显影定影，然后在水中使火棉胶连同标本和乳胶从玻片上脱落下来，用铜网抽滤装置将标本吸取到铜网，干燥后即可用电镜观察。③半自动涂膜法：在载玻片先涂上一层火棉胶膜，将超薄切片直接转移至载片的火棉胶膜上，干燥后喷镀一层碳膜。将此玻片安装在半自动涂膜仪上，由手动方式将载片浸入乳胶液，随后开动仪器使载片被缓慢匀速地提起，即可获得均匀的薄层乳胶膜敷于超薄切片表面。

电镜自显影的曝射、显影、定影等步骤基本与光镜自显影技术相同。曝射时间电镜样品往往长达 1～3 个月，有时需 3～6 个月。在染色方面电镜自显影中，多采用"先染"法（标本在涂核乳胶之前染色）。

电子在乳胶中与周围物质分子不断碰撞而呈不规则的扭曲。在电镜自显影中则可以见到蛇样的扭曲，每一条扭曲代表一个电子。但是由于切片很薄，有时这种蛇样扭曲是不完整的，甚至只能见到不规则的块状。

应用、注意事项 见光镜自显影技术。

（侯桂华）

lín píng zì xiǎn yǐng chéng xiàng jì shù

磷屏自显影成像技术（phosphor-screen autoradiography imaging）

利用放射性核素样品发射的射线能激发 Eu^{2+} 上的电子，使 Eu^{2+} 氧化为 Eu^{3+}，BaFBr 被还原为 $BaFBr^-$，从而在磷屏上留下核辐射的影像，直接在计算机上进行成像的技术。磷屏成像是在放射自显影技术基础上发展起来的新技术，取代了传统放射自显影需要感光胶片或核乳胶成像的方法。

原理 磷屏（储磷屏）中的 $BaF:Br:Eu^{2+}$ 或 $SrS:Ce:Sm^{2+}$ 晶格对 α、β 和 γ 光子敏感，而且这种敏感度远高于溴化银，再结合先进的激光和共聚焦光学系统，可形成磷屏成像系统。磷屏是由细小的 $BaFBr:Eu^{2+}$ 晶体构成的感光屏，当含放射性核素的样品靠近磷屏时，来自样品的辐射能激发 Eu^{2+} 上的电子，使 Eu^{2+} 氧化为 Eu^{3+}，BaFBr 被还原为 $BaFBr^-$。这

样磷屏上就保留了来自辐射的信息。当用一定波长的激光束对磷屏进行扫描时，$BaFBr^-$ 吸收能量释放电子，将 Eu^{3+} 还原为 Eu^{2+}，当 Eu^{2+} 变为基态时，释放出光子，这些光子经过光电倍增管转变为电信号，计算机接收电信号后处理成磷屏影像，射线使磷屏内储存的晶体活化与激光激发的光子在数量上处于正相关，达到最佳分辨率和灵敏度。利用相应计算机图像处理软件储存、处理照片，可以对影像进行进一步的分析和定量

仪器配置 磷屏成像系统的标准配置包括以下四种。①磷屏仪：用于扫描曝光的磷屏样品。②清屏器：清净磷屏以备再次使用。③磷屏：用于从放射性样品上获得并暂时保存图像。包括通用型多功能磷屏（具有特殊防潮表面、经久耐用）、超敏感屏（对低活度样品更为有效）、高敏感性高分辨率屏等。④曝光盒：用于存放磷屏，提供曝光所需的避光环境。

方法 磷屏成像的步骤包括清屏、曝光、扫描和图像分析。对于具有不同几何特点的各种 α、β、γ 放射源，清屏、扫描和图像分析这三步基本上都是相同的，不同的只在于曝光过程。

特点 磷屏成像与传统的放射自显影生成的图像相比，分辨率相对较低，多用于整体自显影。但是该技术具有显著优势：①可根据不同样品厚度、不同的射线能量选择不同型号的磷屏。②磷屏可以多次重复使用，减少了放射性废物产生。③灵敏度较 X 线片高数十倍，可以检测最弱的信号。曝光时间可以缩短 20 倍以上。④实时图像显示，利用仪器配套的相应计算机图像处理软件，

可对图像进行分析，同时立即报告分析结果。⑤不需胶片和显影定影和冲洗底片过程，且不需要暗房设备。⑥可对放射性位置和强度进行相关的定位、定量分析，成像装置的线性区间大约扩大 5 个数量级，定量准确。比传统的 X 线片提高至少 100 倍，因而光密度检测分析更为精确、更为简便。

应用 磷屏成像被广泛应用于生命科学的示踪研究，如应用放射性核素标记某些药物、生物分子或其他待研究的物质在机体内代谢动态分布的过程。将示踪物引入动物模型体内后，在不同时间处死动物模型，制备不同的组织、器官样品进行磷屏成像，观察示踪物在组织或细胞内的分布，用于研究某些生物分子的代谢动力学特征以及药效作用等。

注意事项 参见放射自显影技术。

（侯桂华）

huó huà fēn xī

活化分析（activation analysis）

用一定能量和流强的中子（包括热中子、超热中子、快中子、冷中子）、带电粒子（质子、氘子、氦、重离子等）或者高能 γ 光子照射样品，使待测的稳定性核素的原子受激活化，发生核反应，转变成放射性核素，然后测定由核反应生成的放射性核素衰变时放出的射线能量和活度，从而实现待测样品中核素及元素定性和定量分析的目的的技术。

特点 活化分析依赖于核反应、核性质和核谱学，因此不同于其他依赖于核外电子跃迁的分析方法。活化分析的主要优点是灵敏度高，对元素周期表中大多数元素的分析灵敏度在 $10^{-10}g$ 左右。因此，利用活化分析测试样品时，取样量可少至毫克量级甚

至微克量级，这对于某些稀少珍贵样品的分析具有重要应用价值。进行活化分析需要有辐射源装置、高分辨力的辐射探测仪器和数据分析系统。

应用 活化分析技术是现代先进的痕量分析技术，在高纯材料研究、环境科学、生物医学、材料科学、考古学和法医学等领域具有重要作用。

(侯桂华)

jīyīn biǎodá fēnxī

基因表达分析 (analysis of gene expression)

利用反转录酶－聚合酶链反应等定量分析手段检测感兴趣基因在不同组织或细胞中的表达差异的分析技术。

目前基因表达的分析方法多种多样，包括半定量的反转录酶－聚合酶链反应（reverse transcription-polymerase chain reaction，RT-PCR）、实时定量聚合酶链反应（real-time polymerase chain reaction，real-time PCR）或数字 PCR 技术等。

反转录酶－聚合酶链反应 由一条 RNA 单链转录为互补 DNA（cDNA）称为反转录，由依赖 RNA 的 DNA 聚合酶（反转录酶）来完成。随后 DNA 的另一条链通过脱氧核苷酸引物和依赖 DNA 的 DNA 聚合酶完成并随每个循环倍增，即通常的 PCR。原先的 RNA 模板被 RNA 酶降解，留下互补 DNA。RT-PCR 指数扩增，是一种很灵敏的技术，可以检测很低拷贝数的 RNA。RT-PCR 广泛应用于遗传病、感染性疾病的诊断，并且可以用于定量监测某种 RNA 的含量。RT-PCR 的关键步骤是在 RNA 的反转录，要求 RNA 模板为完整的且不含 DNA、蛋白质等杂质。常用的反转录酶有两种，即鸟类成髓细胞性白细胞病毒逆转录酶和莫罗尼鼠类白血病病毒反转录酶。在完成逆转录过程之后，通过 PCR 进行定量分析。

实时定量聚合酶链反应 又称定量实时聚合酶链反应（quantitative real time polymerase chain reaction，简称 qPCR/rt-qPCR、定量实时 PCR、实时定量 PCR），是一种在 DNA 扩增反应中，以荧光染剂检测每次聚合酶连锁反应（PCR）循环后产物总量的技术。广义 PCR 技术是指以外参或内参为标准，通过对 PCR 终产物的分析或 PCR 过程的监测，进行 PCR 起始模板量的定量。狭义 PCR 技术（严格意义的定量 PCR 技术）是指用外标法（荧光杂交探针保证特异性）通过监测 PCR 过程（监测扩增效率）达到精确定量起始模板数的目的，同时以内对照有效排除假阴性结果。

(侯桂华)

hésù biāojì tànzhēn fēnzǐ zájiāo

核素标记探针分子杂交 (radionuclide labeled probemolecular hybridization)

将一种已知核酸单链用放射性核素或非核素进行标记作为探针，再与待测的另一种核酸单链进行分子杂交进行定性或定量分析的技术。分子杂交即不完全互补的两条多核苷酸核酸单链（不同的 DNA 片段，DNA 片段与 RNA 片段），相互结合形成新的双螺旋的过程。

原理 分子杂交是通过配对碱基对之间的非共价键（主要是氢键）结合，从而形成稳定的双链区。杂交分子的形成并不要求两条单链的碱基顺序完全互补，不同来源的核酸单链只要彼此之间有一定程度的互补顺序（即某种程度的同源性）就可以形成杂交双链。分子杂交可在 DNA 与 DNA、RNA 与 RNA 或 RNA 与 DNA 的两条单链之间进行。由于 DNA 一般都以双链形式存在，因此在进行分子杂交时，应先将双链 DNA 分子解聚成为单链。用分子杂交进行定性或定量分析的最有效方法是将一种已知核酸单链用放射性核素或非核素标记成为探针，再与待测的另一种核酸单链进行分子杂交。

方法 制备放射性核素（^{32}P、^{35}S、^{3}H）标记的 DNA 或 RNA 探针；处理待测核酸样品，使之变性以便于进行杂交；进行杂交反应和漂洗；放射自显影或放射性计数测量。分子杂交主要方法有液相杂交、固相杂交与原位杂交三大类。

液相杂交 在液相分子杂交中，两种来源的核酸分子都处于溶液中，可以自由运动，将其中有一种用同位素标记。变性的核酸单链与探针在一定溶液中保温一定时间，异源互补单链可形成杂交复合物。待测核酸可以是 DNA 或 RNA，探针可以是 DNA 或 RNA，杂交产物是 DNA-DNA 或 DNA-RNA。反应结束后，用羟基磷灰石法和酶分析法分离双链核酸。该方法的主要缺点是杂交后过量的未杂交探针在溶液中除去较为困难和误差较高。近几年由于杂交检测技术的不断改进，商业性基因探针诊断盒的实际应用，推动了液相杂交技术的迅速发展。

固相杂交 将参加反应的一条核酸链先固定在固体支持物上，一条反应核酸链游离在溶液中。固体支持物有硝酸纤维素滤膜、尼龙膜、乳胶颗粒、磁珠和微孔板等。固相杂交后，未杂交的游离片段易漂洗除去，膜上留下的杂交物容易检测和能防止靶 DNA 自我复性。固相杂交类型多种多样，主要包括 Southern 印迹杂交、Northern 印迹杂交等。① Southern 印迹杂交（Southern Blot）：又称 DNA 印迹技术。是一种方便易行的固相杂交方法。基本方法是将 DNA 标本用限制性内切酶消化后，经琼脂糖凝胶电泳分离各酶解片段，然后经碱变性，Tris 缓冲液中和，高盐下将 DNA 从凝胶中转印至硝酸纤维素滤膜（或尼龙膜）上，烘干固定。凝胶中 DNA 片段的相对位置转移到滤膜的过程中继续保持着。附着在滤膜上的 DNA 与 ^{32}P 标记的探针杂交，利用放射自显影术确定探针互补的每条 DNA 带的位置，从而可以确定在众多酶解产物中含某一特定序列的 DNA 片段的位置和大小。通过精确控制杂交及洗涤条件（如温度及盐浓度），在同源顺序中即使有一对碱基错配也可检出。该方法可用于研究 DNA 图谱、遗传诊断、PCR 产物分析等，也应用于多种疾病包括遗传病（基因病）的临床诊断。② Northern 印迹杂交（Northern Blot）：RNA 印迹技术正好与 DNA 相对应，故被称为 Northern 印迹杂交。将电泳分开的待测的 RNA 核酸片段，经过转移电泳吸印在重氮苄氧甲基（DBM）纤维素膜或滤纸上转移到硝酸纤维素膜上，然后和预先制备的 DNA 探针进行分子杂交，最后通过放射自显影技术即可鉴别待测 DNA 片段和探针是否具有同源顺序。

原位杂交　指组织或细胞的原位杂交，经适当处理后，使细胞通透性增加，让探针进入细胞内与 DNA 或 RNA 杂交。待测 DNA 处在未经抽提的染色体上，并在原来位置上被变性成单链，再和探针进行分子杂交。原位杂交中所使用的探针必须用比活性

高的放射性核素标记。杂交的结果可用放射自显影来显示，出现银粒的地方就是与探针互补的顺序所在的位置。因此原位杂交可以确定探针的互补序列在胞内的空间位置，这一点具有重要的生物学和病理学意义。例如，对致密染色体 DNA 的原位杂交可用于显示特定的序列的位置；对分裂期间核 DNA 的杂交可研究特定序列在染色质内的功能排布；与细胞 RNA 的杂交可精确分析任何一种 RNA 在细胞中和组织中的分布。此外，原位杂交还是显示细胞亚群分布和动向及病原微生物存在方式和部位的一种重要技术。实际上是固相杂交的另一种形式，用于原位杂交的探针可以是单链或双链 DNA，也可以是 RNA 探针，探针的长度通常以 100～400nt 为宜，过长则杂交效率减低。寡核苷酸探针（16～30nt）能自由出入细菌和组织细胞壁，杂交效率明显高于长探针。因此，寡核苷酸探针和不对称 PCR 标记的小 DNA 探针或体外转录标记的 RNA 探针是组织原位杂交的优选探针。原位杂交包括菌落原位杂交（colony in situ hybridization）和斑点杂交（dot blotting）。①菌落原位杂交：将细菌从培养平板转移到硝酸纤维素滤膜上，然后将滤膜上的菌落裂解以释出 DNA，再烘干固定 DNA 于膜上，与 ^{32}P 标记的探针杂交，放射自显影检测菌落杂交信号，并与平板上的菌落对位。②斑点杂交：将待测标本点到膜上，烘烤固定，与 ^{32}P 标记的探针杂交，放射自显影检测斑点杂交信号。这种方法耗时短，可以做半定量分析，一张膜上可同时检测多个样品。

应用　核酸分子杂交可对许多遗传性疾病进行产前诊断，可

对多种感染性疾病进行诊断如乙型肝炎，以及研究其他病毒性疾病和癌基因等。

注意事项　^{32}P 为纯 β 射线放射性核素，其半衰期较差（14.3 天），使用过程中应该注意辐射防护。

（侯桂华）

tǐwài fēnxī jìshù

体外分析技术（In vitro assay）

利用放射性或非放射性物质标记配体为示踪剂，以结合反应为基础，以对标记物测量为手段，对待测样品中微量物质含量进行定量分析的一类分析方法的总称。

分类　根据标记物的不同，体外分析技术分为体外放射分析和非放射标记免疫分析，前者以放射免疫分析、免疫放射分析和受体放射配基结合分析为代表，后者包括酶免疫分析、化学发光免疫分析、时间分辨荧光免疫分析等。根据配体与特异性结合物（如抗原与抗体）的反应动力学，体外分析技术可以分为竞争性结合分析和非竞争性结合分析，分别以放射免疫分析和免疫放射分析为代表。体外分析技术灵敏度和特异性非常高，主要用于测定样品内的激素、抗原或抗体、受体容量、药物浓度以及其他生物活性物质等。

简史　体外分析技术中放射免疫分析法是建立最早、应用最广泛的体外放射分析方法。20 世纪 50 年代美国科学家贝尔松（Berson）和耶洛（Yalow）将放射性测量的灵敏性和抗原抗体免疫化学反应的特异性结合起来，以放射性碘标记的胰岛素、待测胰岛素与胰岛素的相应抗血清进行竞争结合反应为基础，建立了对胰岛素进行体外超微量分析的方法，开创了放射免疫分析法。该

方法的建立使得人类简便、灵敏的测量各种微量的生物活性物质成为现实，解决了以往化学分析、生化分析和仪器分析达不到的超微量分析，对医学的发展起到了很大的推动作用，耶洛也因此获得了 1977 年诺贝尔生理学或医学奖。几乎是在同一时期，尹金斯（Ekins）和墨菲（Murphy）利用血浆中天然存在的、与激素具有特异结合能力的激素结合球蛋白，建立了竞争性蛋白结合分析法，测定甲状腺素和皮质类固醇激素。1968 年学者用放射性核素标记抗体，用过量的标记抗体和待测物反应直接测定待测物的含量，建立了免疫放射分析法。

特点与应用 以放射免疫分析法和免疫放射分析法为代表的体外放射分析法问世五十多年来，无论是方法学的研究，还是试剂的研制和生产都取得了显著的进步，目前已广泛应用于临床诊断和基础医学理论研究中，其检测的物质已达 300 多种，极大地推动了医学科学的发展，提高了临床诊断疾病的水平。

20 世纪 90 年代开始，在体外放射分析技术的理论基础上建立起来的一些非放射标记免疫分析技术，如酶免疫分析、荧光免疫分析、化学发光分析、时间分辨分析及电化学发光分析等相继问世。尤其是后三种技术，以其操作简便、自动化程度高、灵敏度和稳定性好、无放射性污染、出结果快而准确等优点，日益受到临床的重视，促进了体外分析技术更加成熟和广泛应用。

（汪 静）

fàngshè miǎnyì fēnxī

放射免疫分析（radioimmunoassay, RIA） 以免疫学的抗原与抗体特异性结合反应为基础，应用放射性核素标记、示踪、测量为手段，对样品中微量物质含量进行定量测定的体外竞争性结合分析技术。

原理 将标记的抗原和非标记的待测抗原同时与限量的特异性抗体进行竞争结合反应，通过分离未结合的标记抗原，测定标记抗原与抗体复合物的放射性计数，通过与已知浓度的标准曲线对比，经相应的数学函数关系推算出待测抗原的含量。因此，它是一种竞争性的结合反应，这种竞争可用以下反应式来表达：

$$Ag+Ab \rightleftharpoons Ag \cdot Ab+Ag$$
$$+$$
$$*Ag$$
$$\updownarrow$$
$$*Ag \cdot Ab+*Ag$$

式中 *Ag 代表标记抗原，Ag 代表非标记抗原，Ab 代表特异性抗体，*Ag·Ab 代表标记抗原抗体复合物，Ag·Ab 代表非标记抗原抗体复合物。

试剂 放射免疫分析的基本试剂主要包括标准品、特异性抗体及核素标记抗原。①标准品：放射免疫分析定量测定的依据，必须与待测物质具有相同的理化性质，含量标定精确，在运输保存上必须有明确的保存条件和有效期说明，且质量控制管理体系要求其必须具有可溯源性。②特异性抗体：要求与待测抗原有较高的亲和力，合适的滴度和特异性。亲和力即表示抗体和抗原的结合能力。特异性是指在所测的样品中抗体与靶物质的结合能力，也即是抵抗其他物质干扰的能力。滴度是指结合 50% 标记抗原时抗血清的稀释度，一般在工作中使用 $10^4 \sim 10^5$ 倍的抗血清较多。③标记物：须具有高比活度和免疫活性，放射化学纯度至少在 95% 以上，且具有较好的稳定性。标记物选择的放射性核素最常用的是 ^{125}I，常用的标记方法有直接氧化法和间接氧化法，直接氧化法主要包括氯胺–T法、过氧化物酶法、电解法和氯甘脲法。

分离方法 在放射免疫分析过程中，将标记抗原和抗体复合物与游离的标记抗原分离开对测量结果的影响很大，是决定检测结果灵敏度和特异性的极为重要环节。工作中常用的分离方法主要有液相分离法和固相分离法。液相分离法有双抗体免疫沉淀法、有机溶剂沉淀法、活性炭吸附法、盐析法、微孔滤膜吸附过滤法、电泳和层析法。固相分离法有塑料类试管、微球或多孔玻璃微球固相法以及纤维素或凝胶颗粒固相法、磁颗粒固相法。

特点 放射免疫分析具有检测灵敏度高、特异性强、精密度好，并可以对抗原及半抗原进行测量等特点。

应用 广泛用于生物活性物质的检测，如临床上对甲状腺激素的测定用以评判甲状腺功能、对肿瘤标志物的检测有助于肿瘤的诊断、治疗监测及预后评估等，目前临床上已有多达数百种的微量活性物质利用该法进行检测。但由于该方法需要同位素标记存在一定的放射性污染、放射性核素半衰期的要求限制了试剂的有效期，而且该方法需要人工操作难以实现自动化等诸多不便。因此，随着近年来非放射性标记免疫分析技术及其自动化的发展和普及，放射免疫分析有逐步被取代的趋势，但对于不常测定的小分子、新发现的分子及基础实验，放射免疫分析仍有其存在的价值。

（徐慧琴）

miǎnyì fàngshè fēnxī

免疫放射分析（immunoradio-metric assay, IRMA）

将放射性核素标记在抗体上，然后以过量的标记抗体与待测抗原结合，将标记的抗体抗原复合物与未结合的标记抗体分离，通过放射测量求得待测抗原含量的非竞争性体外放射分析技术。

原理 以过量的标记抗体直接与未知待测抗原进行结合，经与游离标记抗体分离后，测定其抗原抗体复合物的放射性计数，与标准曲线比对获得待测物质的含量。由于待测抗原的量与复合物的计数呈正比，故它是一种非竞争性结合反应，可以用以下反应式来表达：

$$Ag+Ab^*（过量）\rightleftharpoons Ag\text{-}Ab^*+Ab^*$$

试剂 免疫放射分析的主要试剂包括过量的标记抗体和待测抗原，反应达到平衡比较快，所测得的抗原抗体复合物的放射性计数与待测抗原的浓度呈正相关，由于使用了过量抗体，其灵敏度比放射免疫分析法提高了 100 倍以上。

方法 免疫放射分析法主要有两种，即单位点 IRMA 法和双位点 IRMA 法，前者目前已经应用很少，后者又称双抗夹心法，即采用固相抗体与标记抗体先后与待测抗原的两个决定簇结合，形成待测抗原被夹在两种抗体之间的（即固相抗体-待测抗原-标记抗体）抗原抗体复合物分子，经过洗涤除去多余的游离标记抗体，测量复合物的放射性计数，通过相关的函数曲线计算出待测抗原的含量，该方法可用下列反应式表达：

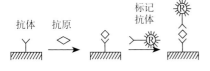

特点 免疫放射分析因其采用双位点结合法，不易发生严重的抗原抗体交叉反应，故特异性比较高。因其采用过量抗体并进行同位素标记，复合物计数率很高，故极大地提高了灵敏度。其反应体系中固相抗体和标记抗体均属过量，不易受外界环境的影响，具有较好的稳定性。免疫放射分析的双位点结合法要求待测抗原必须具有至少两个决定簇，故其对于小分子的抗原测定存在限制。

应用 IRMA 的应用与放射免疫分析法基本相同，可用于生物样品中激素、蛋白质、抗原、抗体等微量生物活性物质浓度测定。

（徐慧琴）

huàxué fāguāng miǎnyì fēnxī

化学发光免疫分析（chemiluminescence immunoassay, CLIA）

以化学发光物质代替放射性核素作为示踪剂，将具有高灵敏度的化学发光测定技术与高度特异的抗原抗体反应结合起来的超微量的分析技术。是目前临床上检测样品中各种生物活性物质浓度的主要手段，基本上取代了放射性标记免疫分析技术。

原理 将发光的物质（或触发产生发光的物质）直接标记在抗原（化学发光免疫分析）或抗体（免疫化学发光分析）上，或经过酶促放大发光底物的发光反应，这其中包括免疫反应和化学发光反应两个过程。

试剂 主要包括发光物质标记的抗原或抗体、第二抗体、标准品、固相分离包被试管等。

方法与特点 化学发光免疫分析包括化学发光物直接标记法和化学发光酶免疫分析法两种。①化学发光物直接标记法：常用的发光物质是鲁米诺和吖啶酯，后者氨基末端的活性基团可以与抗体或抗原分子末端的氨基在缓和条件下共价结合，形成具有化学发光活性强、免疫反应特异性高的标记抗体。应用吖啶酯类化合物可以标记多种抗体，可以用于竞争法分析，也可用于夹心法免疫分析，且该领域全自动测定仪器发展迅速，大大提高了这一方法的分析效率和普及推广。②化学发光酶免疫分析法：将化学发光物质作为酶的作用底物，由酶触发化学发光物质激发过程产生光子。通过酶标记抗原或抗体，经过免疫学反应，形成酶标复合物，将酶的催化放大效应作用于发光底物，故其能够延长发光持续时间，增强信号，减少干扰，提高了信噪比，明显提高了灵敏度，最常用的酶包括辣根过氧化物酶和碱性磷酸酶。试剂货架期长，分析自动化程度高，且出结果快。

应用 因其具有极高的灵敏度，目前该方法已经广泛应用于各种肿瘤标志物、内分泌激素和其他微量生物活性物质的检测。

（徐慧琴）

shíjiān fēnbiàn yíngguāng miǎnyì fēnxī

时间分辨荧光免疫分析（time-resolved fluoroimmunoassay, TRFIA）

应用于生物样品中微量生物物质定量分析的体外分析技术。又称解离-增强镧系荧光免疫分析（dissociation-enhancement lanthanide fluoroimmunoassay, DELFIA）。

原理 以镧系元素代替放射性核素标记抗原或抗体，利用紫外线或激光使其激发而发射荧光，同时采用波长和时间两种分辨检测技术进行分析。镧系元素共有 15 种，目前为止已经有 5 种元素被用于 TRFIA，这些元素是铕

（Eu）、铽（Tb）、钐（Sm）、钕（Nd）和镝（Dy）。其技术原理如下图。

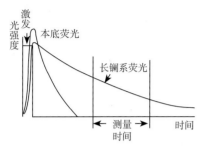

图　时间分辨荧光免疫分析
技术原理示意

试剂　主要包括镧系元素标记的抗原或抗体、标准品、抗体、分离试剂等。

方法　主要包括双位点夹心分析法和竞争分析法。随着技术的发展将生物素－亲和素系统引入，可以促进反应的快速结合，借助生物素和亲和素之间的高亲和力，起到生物放大作用。利用双镧系元素进行标记两种待测物质，可以获得较理想的灵敏度、特异性、准确度和抗干扰性，但是对抗体和螯合剂的要求较高。酶放大的时间分辨荧光免疫分析是将酶标记的放大作用、生物素－亲和素的高亲和力和放大作用及TRFIA的优点结合起来，建立的一种新的高灵敏度、不用增强液的分析方法，该方法明显提高了检测灵敏度，而且精密度高，测量范围宽，便于自动化。

特点　该法有效地排除了非特异荧光信号，具有超灵敏、动态范围宽、稳定性好和易于自动化、无放射性污染、试剂货架期长等突出特点。

应用　见放射免疫分析和免疫放射分析。

（徐慧琴）

fēnzǐ yǐngxiàng

分子影像（molecular imaging）

利用影像技术对人或其他生物活体内分子或细胞水平的生物学过程进行可视化、特征化测量的科学。分子影像是将现代医学影像技术和分子生物学技术相互融合而形成，通过不同的成像模式从分子和细胞水平认识疾病，阐明病变组织细胞受体密度与功能变化、基因与报告基因的表达、生化代谢变化及细胞信息传导等，为临床诊断、治疗监测和医学研究提供分子水平信息。按照不同的成像模式，分子影像包括核医学分子影像、光学分子影像、超声分子影像和磁共振分子影像等，目前核医学分子影像是最成熟的分子影像技术，部分方法已广泛用于临床。分子影像的发展有可能使得人类对于疾病的诊断由传统的解剖结构改变向前推进到分子功能水平的变化，从而为临床观察机体某一特定病变部位的生化过程变化提供了一个窗口。

近年来随着分子医学的不断拓展，影像医学逐步由最初单纯的解剖结构影像发展到探测生物体内分子改变的分子影像时代。1999年美国哈佛大学学者首次提出分子影像的概念。分子影像一经提出，就受到了广泛关注。

原理　分子影像可以利用多种不同的影像技术探测生物体内分子的改变，尽管不同的显像模式获取信息的方式以及信号源不同，但分子影像的基本原理却一样，都是以分子识别作为分子影像的共同理论基础，即利用特定的分子探针通过其与靶组织或靶分子的特异结合，利用分子探针携带的显影剂探测体内靶分子的变化。常见的分子识别包括抗体与抗原的结合、配体与受体的结合、酶与底物的结合等。因此，分子探针是分子影像的核心，而影像探测仪器是分子影像实现的重要工具和手段，目前已有多种用于分子影像研究的仪器。

内容　凡是能对体内分子改变进行显像的方式都属于分子影像范畴，根据显影剂及显像方式的不同，分子影像主要包括核医学显像、磁共振成像、超声成像及光学成像四种主要方式。①核医学分子影像：采用放射性核素标记某些小分子物质作为分子探针，其信号源来自放射性核素衰变中发射的γ射线。核医学分子影像的优点是探测分子信号的灵敏度较高，可达毫摩尔或微摩尔级，但其缺点是解剖分辨率较低。②磁共振分子成像：其成像的信号源与核素显像差异较大，用于标记示踪分子的物质多为能够产生对比增强信号的磁性粒子，如氧化铁纳米颗粒、Gd离子等。磁共振分子影像的优点是具有较高的解剖分辨率，可达微米级，缺点是固有的灵敏度较低，难以探测到分子影像要求的纳摩尔级的分子探针。③光学分子成像：采用发光物质为标记探针，利用荧光显微镜或生物发光成像仪器进行显像，包括绿色荧光和红色荧光等。近年来，基于放射性核素产生的切伦科夫光学成像受到关注。光学成像的灵敏度比较高，也有较高的分辨率，但是其穿透力较差，对于深部组织常常不能有效的探测。④超声分子显像：多采用能够被超声仪器识别、含有空气的微泡作为识别信号，将微泡连接在某些具有靶向性的特异性分子上，引入机体后与靶分子特异性结合而进行病灶成像。超声影像具有较高的解剖分辨率，但是用于超声分子影像的探针很少，目前主要是依据对气泡的探测能力作为识别信号，因此还无法确定超声分子影像最小可测探针的化学量。

不同模态的分子影像各有其优点与不足，如核医学显像灵敏度高，能显示组织器官的功能状况，但核医学显像无法提供良好的组织结构，而MRI及CT具有良好的空间分辨率能提供清晰的解剖结构，但难以准确判断组织功能。因此将不同显像模式相结合，可以达到取长补短、优势互补的作用，从而提供更全面的信息。将PET与CT结合所形成的PET/CT能同时提供功能影像与解剖结构显像，有效地提高诊断的准确性，已广泛用于临床；PET与MRI相结合同样能提供功能影像与解剖结构的信息，由于软组织对比度提高，多参数采集等所提供的信息较CT更丰富，与CT相比MRI不存在电离辐射，因此PET/MRI也具有非常好的应用价值，现正快速进入临床推广阶段。除显像仪器外，多模态分子探针是实现多模态分子影像的关键，分子探针标记不同显影材料（核素、荧光染料、磁共振造影剂或超声造影剂）后，可开展各种不同模式的多模态显像剂。如分子探针标记核素和荧光染料后可同时进行核素与光学显像。此类多模态分子探针目前研究非常普遍，多种靶向分子探针进行多种不同方式的标记多模态成像。

应用 借助探测分子探针的体内改变，分子影像可以有效实现分子功能的研究、实时监控分子的改变、提供疾病状态下的分子变化的动态信息。因此，分子影像无论是在基础医学研究还是在临床医学研究中都是必不可少的工具。它不仅能探索新的分子、开辟新靶点，同时能更好地揭示分子在疾病发展及转归中的作用，借助分子影像的技术可以准确地对疾病进行早期诊断，有效地评价疾病治疗的效果，客观分析疾病的预后，成为疾病诊疗一体化的有效方法。近年来随着分子影像技术的不断发展，分子影像在临床前研究、转化医学研究、临床精准医学和个体化医疗中的应用不断拓展，成为基础和临床医学的重要工具。①分子影像将会极大地促进精准医学的发展：疾病的分子分型关系到治疗方案的制订和临床决策。临床上，基因测序只能在体外进行，分析的对象是生物样品，对于可以手术切除的原发肿瘤，通过病理和免疫组化分析可以获得病变的分子分型，但不能切除的原发或转移病灶则有可能无法获得活体患者体内的分子信息，而分子影像能够无创性获得疾病分子水平的生物学信息，对病变进行精确的分子分型和准确的疾病分期，早期监测疾病的疗效、残留和复发。②分子影像有效指导手术切除：在手术过程中，分子影像技术能直观、准确显示病灶的位置与范围，可准确指导手术切除的范围，彻底清除肿瘤组织，提高手术治疗效果。光学成像及核素显像具有良好的检测灵敏度与分辨率，成为术中指导手术切除的重要方法。近年来光学成像与核素显像在显像剂、显像仪器及显像方法等方面获得了长足发展，进一步提高了手术导航效果。③分子影像有效加速医学转化：转化医学指将基础医学的研究成果转变为临床应用。这一概念最早在20世纪90年代提出，21世纪初被美国国立卫生研究院列为人类健康研究的优先发展学科。由于分子影像可以无创性提供活体组织的功能和生物学信息，可以有效降低转化医学研究的成本，加快转化医学的研究进程。分子影像在转化医学中的作用主要可以加速新型分子影像探针的转化研究，促进临床新药的药效和药代动力学研究，有利于寻找和确认药物和生物治疗的新靶点等作用等。

随着分子影像技术的快速发展，已使其快步走入临床，^{18}F-FDG PET显像已在肿瘤诊断、分期、指导放疗、评估治疗效果等肿瘤诊疗的全过程发挥重要作用。^{68}Ga-PMSA等新型分子探针正快速进入临床应用，随着分子探针的不断开发，分子影像将在包括肿瘤、神经系统疾病、心血管系统疾病等的诊疗中发挥不可替代的作用。

（汪　静）

fēnzǐ hé yīxué

分子核医学（molecular nuclear medicine）　由分子生物技术与核医学技术紧密结合，利用核素标记分子探针从分子水平认识疾病，阐明病变组织受体密度与功能的变化、基因异常表达及细胞信息传导等的科学。通过特定的放射性示踪剂，观察细胞间和细胞内的生物学过程，着眼于疾病的生理、生化过程，并深入至分子水平，回答有关细胞信号传导、基因表达、生化代谢等问题。有效提升对疾病的认识、诊断和治疗水平等是分子核医学的显著特点。

1992年1月美国能源部主持召开了一次分子核医学座谈会，会上主要由一些分子生物学家、生化学家等报道了与核医学发展有关联的分子生物学的进展。1995年美国核医学杂志"分子核医学"增刊发表了相关研究报道，从而确立了分子核医学在医学发展进程中扮演的重要角色。

分子识别是分子核医学理论的基础，是分子核医学实现的前提条件。分子识别就是分子与分子之间的选择性相互作用，分子识别包括抗原与抗体、受体与配体、酶与底物、反义核酸与癌基因等之间的识别和相互作用，目前分子识别已被广泛用于分子核医学领域。

基于抗原与抗体特异性结合而建立的放射免疫显像、基于配体与受体特异性结合而建立的放射受体显像、基于单链反义 RNA 与细胞质中 mRNA、反义 DNA 与靶基因双链 DNA 互补结合而建立的反义显像等均是经典的分子核医学内容。此外，报告基因显像、凋亡显像、乏氧显像等都是常见的分子核医学显像方法。这些分子核医学显像能有效进行肿瘤的早期诊断、疗效评价等。另外，在分子核医学显像的基础上利用产生 β 射线的核素标记分子探针而形成核素靶向治疗，包括放射免疫治疗及受体介导的核素靶向治疗等方法能有效提高相关肿瘤的治疗效果。

分子核医学的发展主要依赖分子生物学技术、放射性药物制备及核素显像技术。分子核医学的关键在于靶向分子探针的筛选与制备，放射免疫显像从最初的标记完整单抗，逐步发展至标记抗体片段 Fab、F（ab）$_2$、Fab、单链抗体 scFv 及亲和体 Affibody 等，分子探针更易于到达肿瘤部位，产生更高的 T/NT（靶/非靶）比值，同时由最初的 ^{131}I 及 ^{99m}Tc 等单光子核素标记发展至 ^{18}F、^{68}Ga、^{64}Cu 等正电子核素标记，由空间分辨率更高的 PET 代替 SPECT，显著提高图像质量

及诊断的准确性。近年来随着分子生物学的快速发展及与化学等学科的密切配合，不断制备靶向性更好的新型分子探针，通过多种不同途径用于肿瘤显像，极大地提高了肿瘤的诊疗效果。如 ^{68}Ga-PMSA 能用于前列腺癌早期诊断、分期及疗效监测等，^{68}Ga-DOTATATE 用于神经内分泌肿瘤的 PET 显像；^{177}Lu-DOTATATE 已被 FDA 批准用于神经内分泌肿瘤的治疗。^{177}Lu-PMSA 对前列腺癌的治疗效果良好，正在进行临床研究，相信不久的将来会进入临床治疗。

（汪　静）

dàixiè xiǎnxiàng

代谢显像（metabolism imaging）

将放射性核素标记的某些代谢底物静脉注射后，应用 PET 显像仪器观察这些标记化合物在机体内分布，从而反映该物质在器官或组织中代谢过程，用于疾病诊断、评估和研究的一类显像技术。临床上常用的代谢显像包括葡萄糖代谢显像、氨基酸代谢显像、脂肪酸代谢显像等。

（徐白萱）

pútáotáng dàixiè xiǎnxiàng

葡萄糖代谢显像（glucose metabolism imaging）

利用正电子核素标记的葡萄糖显示细胞内有氧及无氧代谢的技术。常用葡萄糖代谢显像剂有 ^{18}F-氟脱氧葡萄糖（^{18}F-FDG）、^{11}C-葡萄糖、^{11}C-甲基-D-葡萄糖等，其中 ^{18}F-FDG 是目前应用最广的正电子显像剂。

原理　葡萄糖是人体重要的能量底物，组织器官的葡萄糖代谢情况在很大程度上反映了其功能状态。^{18}F-FDG 为葡萄糖的类似物，与葡萄糖的差别在于 2 位的羟基被 ^{18}F 取代，它经静脉注入体

内后，能与葡萄糖一样自由进入组织间隙，经葡萄糖转运蛋白介导进入细胞内，在己糖激酶作用下转化为 6-磷酸-FDG，由于结构上的差异，不能像葡萄糖一样继续代谢，而以 6-磷酸-FDG 的形式滞留在上述细胞内使之显影。肿瘤细胞的葡萄糖代谢非常旺盛，因而 ^{18}F-FDG PET 可广泛用于恶性肿瘤的显像。FDG 通过葡萄糖转运体（GLUT）进入细胞，在己糖激酶的作用下磷酸化。

方法　常用的显像剂为 ^{18}F-FDG。常规显像时，患者空腹、保持安静、监测血糖，然后静脉注射 ^{18}F-FDG 185～370 MBq（5～10 mCi），按体重计算显像剂剂量。在显像剂注射后 60～90 分钟内进行图像采集。一般采取仰卧位，手臂抬高在头顶上，对于头颈部显像，手臂应该置于两边。常规躯干部采集视野包括从颅底到股骨上 1/3 段；怀疑全身骨转移或患者存在肢体远端病灶需要鉴别时，全身采集视野可延伸到足底；局部采集根据临床需要进行。常规使用 CT 定位扫描后，进行 CT 螺旋采集获得全身或局部断层图像。低剂量 CT 用于 PET 图像衰减及病灶定位，CT 采集应使用较低的 mA/s 设置，减少患者辐射剂量；如需要应用诊断 CT，可以在 PET 采集后再进行。PET 影像采集中，由于显像设备型号不同，探头采集计数的灵敏度不同，每个床位采集时间，一般在 2～5 分钟；PET 采集部位应该与 CT 扫描位置完全相同；采集模式应用 2D 或 3D 采集模式均对图像质量没有影响；应用专用软件进行图像重建，使用图像融合软件对采集 CT 图像和 PET 图像进行融合，同时获得 CT、^{18}F-FDG PET 和 PET/CT 融合图像，并以横断面、冠状面和矢

状面和最大密度投影图像（MIP）进行显示。

图像分析 ^{18}F-FDG 是临床上最常用的 PET 显像剂，不仅被肿瘤细胞所摄取，而且可被体内正常的组织和细胞所摄取。熟悉和正确认识 FDG 正常的生理性摄取和变异，是诊断疾病的基础。^{18}F-FDG 的体内正常分布存在一定的个体差异。脑皮质、心肌（主要是左心室）、肾脏和膀胱通常在图像上表现为 FDG 的显著摄取，而其他组织和器官一般呈轻度到中度的摄取，但也会出现一定的个体差异。不同的 PET 显像仪器、FDG 剂量、图像采集条件、重建条件（如滤波函数、截止频率等）、受试者状态（如是否空腹、血糖含量等）等多种因素都可能影响 FDG 的分布及测量结果。

同时，^{18}F-FDG 作为非肿瘤特异性示踪剂，除肿瘤病灶处出现异常增高和生理性摄取外，有些良性病变如炎症、活动性结核、结节病、炎性假瘤及放疗后和手术后反应等均可以表现为 ^{18}F-FDG 高摄取，导致假阳性结果。而有些恶性肿瘤如支气管肺泡癌、肾透明细胞癌、高分化肝细胞癌及部分体积小且发展较缓慢的癌症可以表现为假阴性。

临床应用 包括以下方面。

肿瘤显像 ^{18}F-FDG 被广泛应用于原发肿瘤良恶性的鉴别、恶性肿瘤的分期、寻找肿瘤的原发灶、放化疗后肿瘤组织的坏死与残余肿瘤的鉴别、肿瘤复发的诊断，以及对肿瘤患者预后的评估，监控单独化疗或联合治疗后的效果等。①肺癌：^{18}F-FDG 对于肺癌的早期诊断、TNM 分期和治疗后再分期、肺单发结节良恶性鉴别诊断、肺癌的转移与寻找肿瘤原发灶、指导肿瘤放疗计划、帮助确定肿瘤活检部位以及对于肺癌疗效评价、指导治疗、预后评估都有着极大的帮助。但 FDG PET 对于肺癌阳性预测值较低，如结核、曲霉病、炎性假瘤、肉芽肿性病变等活动期炎症或感染过程都可以有 FDG 的摄取，造成了假阳性的存在。故对于肺癌的诊断，不能仅仅依靠 FDG PET 显像，而是应通过与临床检查相结合而做出最终的判断。②淋巴瘤：^{18}F-FDG 对于淋巴瘤的诊断、临床分期、疗效评价和监测以及预后评估方面具有重要价值。对于发热待查而临床无明确病变、难以确诊的病例，^{18}F-FDG PET 可以作为筛查淋巴瘤的方法，初步明确是否是由于淋巴瘤而引起的相关症状，或为异常病变提供定位信息。③乳腺癌：^{18}F-FDG 对于原发性乳腺癌诊断的灵敏性和特异性均较高，对于临床检查或常规影像学检查难以确诊的乳腺癌患者具有重要意义。因此 ^{18}F-FDGPET 对于乳腺肿块的良恶性鉴别、乳腺癌腋窝淋巴结及远处转移灶的探测（临床分期）、探测治疗后复发和转移、评价治疗效果具有重要价值。④脑肿瘤：脑肿瘤中胶质瘤的发病率排在首位，以星形细胞瘤为主，还包括胶质母细胞瘤、髓母细胞瘤等。脑肿瘤的诊断多不需行 FDG PET 显像，但当肿瘤诊断后，^{18}F-FDG PET 显像对于脑肿瘤的恶性程度分级诊断及判断预后和决定治疗方案可提供重要信息。同时，对于肿瘤复发与放射性坏死的鉴别、疗效评价、确定肿瘤的活检部位和照射野范围以及对于脑转移瘤、脑膜瘤、脑淋巴瘤的诊断和鉴别诊断的应用有着重要价值。⑤结直肠癌：结直肠癌是消化系统最常见的恶性肿瘤。^{18}F-FDG PET 对于结直肠癌的初步诊断、临床分期及治疗后再分期、肿瘤治疗后复发和转移的早期诊断具有重要价值。⑥其他肿瘤：FDG PET 显像对于原发性肝癌、食管癌、胰腺癌、卵巢癌以及不明原发灶的肿瘤诊断和鉴别诊断、分期、治疗及预后评价、监测复发等方面都有着重要的意义。

心肌代谢显像 生理情况下，心肌所需能量的 65%～70% 来自脂肪酸的有氧代谢，15%～20% 来自葡萄糖。在病理情况下，如发生急性心肌缺血时，血流量减少导致心肌供氧不足，而细胞线粒体内的脂肪酸代谢对氧供不足非常敏感，因此心肌组织的脂肪酸有氧氧化明显受抑，心肌的能量供应以有氧代谢为主转化为以无氧代谢 - 糖酵解为主，因此缺血心肌对葡萄糖摄取明显增加，可反映局部心肌细胞摄取和利用葡萄糖的速率。但是，如果心肌血流量进一步减少，导致心肌细胞坏死，心肌能量代谢活动停止，因此不能再摄取葡萄糖通过该方法来判别存活心肌和梗死心肌。^{18}F-FDG 的临床应用还包括预测局部功能和心肌灌注的改善，预测左心室整体功能改善，帮助治疗方案的制订和估测长期预后。

其他代谢显像 ^{18}F-FDG 对于炎症及感染、全身代谢性疾病、神经系统疾病，例如帕金森病、阿尔茨海默病和癫痫等有着一定的诊断价值。

注意事项 ^{18}F-FDG 作为葡萄糖的类似物，其在体内的生物行为与葡萄糖相同，为了使检查的结果更加准确，对于患者自身的检查前的准备就变得十分重要，如注射 ^{18}F-FDG 之前禁食 4～6 小时、不禁水、显像前 24 小时应该避免剧烈运动、血糖水平应该低于

11.1mmol/L（200mg/dl）等。

（徐白萱）

ānjīsuān dàixiè xiǎnxiàng

氨基酸代谢显像（amino acid metabolism imaging）

利用人体正电子显像标记的氨基酸反映体内蛋白质合成代谢水平的技术。

原理 氨基酸类正电子显像主要依靠 L 转运体的穿膜转运体（包括 L 转运体 1~4），其中 L 转运体 1 广泛表达于人肿瘤细胞中，对氨基酸转运、肿瘤细胞存活和生长起关键作用；L 转运体 2 主要负责转运小的中性氨基酸；L 转运体 3 和 L 转运体 4 选择性地转运苯丙氨酸。这类转运体主要由浓度梯度驱使，因此受细胞内氨基酸代谢的影响。

方法 应用 ^{11}C、^{18}F 标记的氨基酸，通过 PET 显像，可显示氨基酸转运和蛋白质合成率，研究肿瘤细胞的氨基酸代谢、肿瘤细胞密度、肿瘤微血管密度、肿瘤–血脑屏障完整性、肿瘤的分级，分辨肿瘤范围，确定活检部位，鉴别诊断及预后评估等。已用于人体的标记氨基酸有 ^{11}C- 蛋氨酸、^{11}C- 酪氨酸、^{11}C- 苯丙氨酸、^{11}C- 亮氨酸、^{11}C- 异丙氨酸、^{18}F- 氟代多巴等。最常用的显像剂是 ^{11}C- 蛋氨酸。由于 ^{11}C 的半衰期较短，仅 20 分钟，而蛋白质的合成速度较慢，^{18}F 比 ^{11}C 标记的氨基酸更适用于 PET 显像，但是由于 ^{11}C-MET 易于自动化合成、易标记且产率较高，是目前唯一在临床中广泛应用的氨基酸类 PET 显像剂。

图像分析 氨基酸代谢显像中，^{11}C-MET 在脑部摄取较少，在唾液腺、泪腺、骨髓、心肌、腹部及小肠中摄取较高。正常组织对氨基酸需求量少，呈低摄取；而肿瘤组织生长迅速，蛋白质合成加速，氨基酸需求增加，呈高摄取。

临床应用 氨基酸代谢显像在肿瘤、神经精神疾病以及其他疾病中具有一定的诊断价值。① ^{11}C-MET 在正常脑组织的低摄取，所以该显像剂在肿瘤，尤其是低级别脑肿瘤的检测、边界的描绘及鉴别诊断病变的良恶性方面较 ^{18}F-FDG 更具有敏感性及特异性，可以弥补 ^{18}F-FDG PET 显像的明显不足。在慢性炎症或放射性损伤的病变中未见明显摄取，但是在急性炎性病灶或急性缺血灶中 ^{11}C-MET 摄取增加，另外对于良性的脉络丛乳头状瘤可以表现有高摄取的假阳性结果。^{11}C-MET 显像也适合类癌、嗜铬细胞瘤 / 副神经节瘤、成神经细胞瘤以及甲状腺髓样癌等神经内分泌肿瘤。许多其他肿瘤如前列腺癌、肝细胞瘤、非小细胞肺癌等。② ^{11}C-MET 也可以用于急性心肌梗死的检测。

注意事项 检测前一般要求禁食。一些良性的脉络丛乳头状瘤可表现有高摄取的假阳性结果。

（徐白萱）

yǐsuān dàixiè xiǎnxiàng

乙酸代谢显像（acetic acid metabolism imaging）

利用正电子核素标记的乙酸盐显示细胞内有氧代谢的技术。目前最常用的显像剂为 ^{11}C 标记的乙酸盐（^{11}C-AC）。^{11}C-AC 是一种短半衰期（20 分钟）显像剂，仅适用于有回旋加速器 PET 中心使用。

原理 早在 20 世纪 80 年代，^{11}C-AC PET/CT 显像就已用于心肌有氧代谢方面的研究，^{11}C-AC 通过弥散作用透过细胞膜和线粒体膜后，在线粒体内由 I 型乙酰辅酶 A 合成酶（acetyl-CoA synthetase，ACSI）催化形成乙酰辅酶 A，进入三羧酸循环，氧化为二氧化碳和水，经呼吸作用清除出细胞，因此可用于估测心肌存活能力。在肿瘤显像方面，目前已知 AC 用以制造身体所需的脂肪酸、血红蛋白及胆固醇等。弥散进入细胞内的 ^{11}C-AC 直接在胞质内被 II 型乙酰辅酶 A 合成酶（ACSII）催化形成乙酰辅酶 A，然后进入脂肪酸、磷脂及胆固醇合成过程而滞留在组织细胞内。由于部分合成步骤需借助三羧酸循环途径，因此也可间接反映有氧代谢情况。

方法 通常静脉注射 ^{11}C-AC 后即可行早期局部 PET/CT 断层显像，10~20 分钟后行常规全身断层显像，显像条件与 ^{18}F-FDG 基本上相同。

图像分析 ^{11}C-AC 经静脉注射入人体后，早期显像中心脏、肝及肾皮质 ^{11}C-AC 中度摄取，20~30 分钟时心脏内的放射性接近本底水平，肾皮质内还有少量放射性分布。延迟显像中，正常肾皮质摄取已明显减少，仅隐约可见。肝、脾放射性也较前稍减少，唾液腺、肌肉、骨骼、纵隔、膀胱肌壁及男性前列腺、女性子宫体对 ^{11}C-AC 有轻度摄取；肌肉和肠道平滑肌内的放射性摄取与肌肉运动状态有关。肾盂、输尿管和膀胱内未见放射性，大脑及肺内放射性最低。胰腺为全身放射性摄取最高脏器，不随时间变化，是 ^{11}C-AC PET 图像特征之一。

临床应用 ^{11}C-AC PET 显像最早应用于心脏疾病研究，可以反映心脏整体以及局部心肌耗氧量情况。在肿瘤显像方面，^{11}C-AC 对于葡萄糖代谢低下的高分化及生长缓慢的恶性肿瘤显示出良好的显像能力，包括高中分化肝细胞肝癌、高中分化肺腺癌、低级别脑胶质瘤、肾透明细胞癌、前列腺癌、肺泡癌、脑膜瘤以及惰性淋巴瘤等，诊断优于 ^{18}F-FDG，部分良性肿瘤如血管平滑肌脂肪瘤以及肝局灶性结节增生也表现为 ^{11}C-AC 高摄取。^{11}C-AC 与 ^{18}F-FDG PET 之间存在良好的互补关系，前者对分化好、恶性程度低的肿瘤检出率高，而后者则相反。

注意事项 ^{11}C-AC PET 显像检查时患者最好空腹，以减少胰腺组织的外分泌功能，降低肠道内显像剂充盈所致的干扰。另外，AC-PET 的肿瘤诊断谱窄，恶性程度高、分化差（低分化肝细胞癌、侵袭性淋巴瘤、脑高级别胶质瘤、肺腺癌、移行细胞癌）以及临床分期较晚的一些肿瘤病灶对 ^{11}C-AC 摄取无异常增高表现，容易漏诊，更无法与良性肿瘤相鉴别。

（徐白萱）

dǎnjiǎn dàixiè xiǎnxiàng

胆碱代谢显像（choline metabolism imaging） 利用放射性核素 ^{11}C、^{18}F 等标记胆碱及胆碱类似物，静脉注射后通过 PET（含 PET/CT、PET/MR）进行断层显像的技术。

原理 胆碱（choline），学名 α-羟-Ⅳ，Ⅳ-三甲基乙醇胺，化学式 $C_5H_{15}NO_2$，为带正电荷的四价碱基，是所有生物膜的重要组成成分和胆碱能神经元中乙酰胆碱的前体。胆碱主要有三种代谢途径。①胆碱磷酸化途径：生成卵磷脂等，用于生成细胞膜等生物膜，并参与细胞识别和信号传递。②胆碱氧化途径：生成具有调节渗透作用的三甲铵乙内酯等。③乙酰化途径：生成神经递质乙酰胆碱等。肿瘤的胆碱代谢显像主要利用是第一种，即肿瘤细胞因增生需要，显著增强了胆碱的磷酸化途径。

方法 用放射性核素 ^{11}C、^{18}F 等标记胆碱及胆碱类似物，给待检患者静脉注射后通过 PET（含 PET/CT 和 PET/MR）进行断层显像，直观地显示胆碱在体内的分布特征，特别是利用显像剂在肿瘤性病变中的浓聚特性，诊断和评估疾病。最常用的显像剂是 ^{11}C-胆碱、^{18}F-甲基胆碱和 ^{18}F-乙基胆碱。由于 ^{11}C 的半衰期只有 20 分钟，^{11}C-胆碱的应用受限，必须有现场的回旋加速器；^{18}F 具有约 110 分钟的半衰期，其标记的胆碱则可以配送，以及进行延迟显像，以获得更高的病灶／本底比值。

图像分析 胆碱代谢显像中，肝、脾、肾、膀胱、部分肠道和腮腺可见中度的正常放射性分布，其余正常组织摄取低，而肿瘤组织多可见放射性高摄取或较高摄取。正常脑组织摄取低，因此对脑胶质瘤等病灶的显示具有较高的对比度。肿瘤早期膀胱内还没有放射性时，可更好地显示前列腺病灶。对于 ^{18}F 标记的胆碱，可于大量饮水后行前列腺区延迟显像。前列腺癌多呈局部放射性高摄取，但与前列腺增生并无绝对的阈值界限。部分甲状腺腺瘤等良性病变可表现为阳性，部分前列腺癌可表现为假阴性。

临床应用 胆碱代谢显像在脑胶质瘤、鼻咽癌、甲状旁腺增生、肺癌、肝癌、泌尿系统肿瘤和前列腺癌等具有一定的价值，核素标记的胆碱在多数肿瘤中具有较高的浓聚，可用于肿瘤的诊断、分期和治疗评估等。特别是用于脑胶质瘤和前列腺癌等肿瘤时，可以弥补 ^{18}F-FDG PET 显像的不足。①脑胶质瘤：与 ^{18}F-FDG PET 比较，胆碱代谢显像脑本底

低，可以更好地检出病灶、明确边界、判断治疗后残存和复发，以及判断疗效和鉴别放射性炎症。②前列腺癌：对原发灶的检出具有一定的价值，对淋巴结和骨转移的评估、疗效判断和生化复发的病灶检出等具有较大的价值。此外，在 B 超及 ^{99m}Tc-MIBI 甲状旁腺显像不确定时，可进一步检出甲状旁腺增生；对于肝癌、肺癌和鼻咽癌等，可作为 ^{18}F-FDG PET 的补充。

注意事项 胆碱显像仅适用于部分肿瘤诊断，不能代替 ^{18}F-FDG 显像，但可以作为某些 ^{18}F-FDG 显像阴性肿瘤的补充诊断方法。

（朱朝晖）

hégānsuān dàixiè xiǎnxiàng

核苷酸代谢显像（nucleotide metabolism imaging） 利用正电子核素标记的核苷酸及其类似物显像评价肿瘤的核酸代谢情况的技术。核酸的合成及代谢可反映细胞分裂、增生情况，而肿瘤细胞的特性之一就是增生性。

原理 ^{18}F-氟胸腺嘧啶（^{18}F-FLT）是一种氟标记的胸腺嘧啶，属于核酸类代谢正电子显像剂，氟胸腺嘧啶是胸苷的类似物，通过被动扩散和 Na^+ 依赖性转运蛋白两种方式被细胞摄取，在胸苷激酶-1（TK-1）催化下磷酸化形成 FLT-单磷酸（MP）而滞留于细胞内。^{18}F-FLT 不参与 DNA 合成而蓄积在细胞内不能被降解，从而用于肿瘤显像。恶性肿瘤细胞的快速增生可使 TK-1 活性上调，是正常细胞分裂增生的 3～4 倍。^{18}F-FLT 是 TK-1 的底物，其摄取依赖于 TK-1 的活性，因此可以间接反映细胞 DNA 合成，作为肿瘤细胞增生显像剂。炎症等良性病变细胞多为成熟的细胞，DNA 的合成量不高，因此通过 ^{18}F-FLT 显

像能够补充 ^{18}F-FDG 不能有效鉴别炎症和肿瘤的不足。

方法 较常用的核苷酸代谢显像剂包括 ^{11}C-胸腺嘧啶（^{11}C-TdR）和 ^{18}F-FLT，^{18}F 的半衰期为 110 分钟，^{18}F-FLT 在体内性质相对稳定，极少部分（＜2%）参与 DNA 的合成，故常用 ^{18}F-FLT 作为临床常用的核苷酸类显像剂。

图像分析 核苷酸代谢显像中，^{18}F-FLT 在正常增生活跃的组织中有较高摄取，包括肝脏、胆囊、肾脏、骨髓。在乳腺组织中，摄取较低。由于 ^{18}F-FLT 不易通过血脑屏障，故正常脑组织对其的摄取量也很低。

临床应用 核苷酸代谢显像在淋巴瘤、食管癌、脑肿瘤、肺癌、鼻咽癌、乳腺癌等恶性肿瘤的诊断、分期中有较高的临床应用价值，但在胃肠道肿瘤中的应用部分受限。由于 ^{18}F-FLT 在肝脏中和葡糖醛酸结合，肝脏和胆囊对 ^{18}F-FLT 的生理性摄取较高，故 ^{18}F-FLT PET 对肝胆恶性肿瘤的应用价值有限。由于正常骨髓组织对 ^{18}F-FLT 有生理性摄取，故 ^{18}F-FLT PET 显像对骨肿瘤的诊断、分期及骨转移的价值有限。然而，^{18}F-FLT PET 显像的这一特点可被用于测量骨髓的健康状况及增生程度，特别是接受骨髓移植的患者。^{18}F-FLT PET 显像对再生障碍性贫血患者骨髓状况的评估亦有临床价值。

^{18}F-FLT 可用于恶性淋巴瘤的诊断、分期及化疗后疗效评估，而且同时可以评价肿瘤的增生性；勾画食管鳞状细胞癌的生物靶区和制定放疗计划量；更准确地预测脑肿瘤中的治疗反应、复发和疗效、对放射性坏死和肿瘤复发也可进行鉴别；在肺癌病灶中，更能反映肿瘤细胞增生情况；探测胰腺癌患者原发灶及转移灶；评估结直肠癌患者接受新辅助放化疗后的疗效；更能估计肿瘤放疗总共所需的辐射量，避免大剂量射线对肺部及心脏产生影响。^{18}F-FLT 对于评估生殖细胞恶性肿瘤是否残留具有有限的优势，因为这些病灶中细胞增生量低导致 ^{18}F-FLT PET 的摄取量和敏感性较低。对于评估睾丸癌需进一步进行临床研究。

注意事项 核苷酸代谢显像并不是特异性肿瘤显像方法，部分良性病灶也可摄取 ^{18}F-FLT，而部分恶性肿瘤不摄取 ^{18}F-FLT，应用时需要综合分析。

（徐白萱）

zhīfángsuān dàixiè xiǎnxiàng

脂肪酸代谢显像（fatty acid metabolism imaging） 利用核素标记的脂肪酸，通过核医学显像设备（如 SPECT 和 PET）直观显示脂肪酸代谢的技术。脂肪酸和葡萄糖是心肌细胞的主要能量来源。在有氧状态下，成年人心肌能量的 60%~80% 来源于脂肪酸的 β 氧化。在缺血及缺氧状态下，脂肪酸的 β 氧化受抑制，葡萄糖成为心肌主要能量来源。在肥胖、糖尿病、长期透析等病理条件下，心肌的能量代谢也发生相应改变。脂肪酸代谢显像主要用于显示和量化心肌细胞的脂肪酸代谢。

原理与方法 依显像剂不同，临床应用有以下两种脂肪酸代谢显像的方法。①^{123}Iβ 甲基碘苯脂十五烷酸（^{123}I-BMIPP）SPECT 显像：^{123}I-BMIPP 是单光子核素 ^{123}I 标记的甲基化支链脂肪酸，静脉注射入体内后，经被动扩散快速从血中进入心肌细胞，经脂化作用生成 ^{123}I-BMIPP CoA，此过程需消耗 ATP。甲基化的支链抑制 β 氧化，只有少部分 ^{123}I-BMIPP CoA 在线粒体内先经 α 氧化后再进行 β 氧化，使得 ^{123}I-BMIPP CoA 从细胞中清除缓慢，长时间滞留于心肌细胞的脂质池内，适于进行 SPECT 显像。^{123}I-BMIPP 在心肌细胞的聚集与心肌血流、血中脂肪酸浓度、脂质池的更新及 ATP 的浓度有关。^{123}I-BMIPP 显像与心肌血流灌注显像之间存在不匹配。在缺血及缺氧状态下，心肌细胞内未脂化的 ^{123}I-BMIPP 反向扩散入血的数量增多，在心肌细胞内的聚集减少，相对于心肌血流，心肌细胞对 ^{123}I-BMIPP 的聚集减少更显著。心肌缺血血流灌注恢复后，心肌细胞的脂肪酸代谢仍在一段时间内不能恢复，即代谢顿抑。利用 ^{123}I-BMIPP 显像可以显示近期的缺血事件，称为心肌缺血记忆显像。^{123}I-BMIPP 不能直接反映心肌细胞的脂肪酸氧化，因此不能用于脂肪酸氧化的定量分析。②^{11}C-palmitate（棕榈酸）PET 显像：棕榈酸是一种长链脂肪酸，占血浆中脂肪酸的 20%~30%。^{11}C-palmitate 是用正电子核素 ^{11}C 标记的棕榈酸，静脉注射入体内后，被心肌细胞快速摄取、脂化，部分进入脂质池，部分进入线粒体，经 β 氧化生成 ^{11}C-CO$_2$ 而从细胞内清除。用 PET 进行动态显像，可定量分析心肌细胞的脂肪酸代谢。^{11}C-palmitate 在心肌细胞内分布的动态曲线呈双相，早期清除率主要反映心肌细胞的 β 氧化，后期的缓慢清除率主要反映 ^{11}C-palmitate 缓慢进入脂池的变化。

图像分析 ^{123}I-BMIPP 和 ^{11}C-Palmitate 静脉注入体内后被心肌细胞快速摄取，左室心肌显示清晰。正常状态下左心室心肌放射性分布均匀，心肌缺血或心肌顿抑状态下心肌放射性分布减低。

临床应用 ①缺血性心肌病：严重缺血心肌梗死发生后，心肌脂肪酸代谢显像可用于显示梗死心肌范围及室壁功能减低的心肌。脂肪酸代谢显像与心肌血流灌注显像一起，用于不稳定心绞痛、冠脉痉挛所引起的心肌缺血的诊断。脂肪酸代谢显像也可用于冠心病患者，特别是有急性胸痛患者的危险分层。②代谢性心肌病：糖尿病性心肌病早期心肌细胞的脂肪酸代谢增强，利用 ^{11}C-palmitate 对心肌细胞脂肪酸氧化的定量分析早期诊断糖尿病性心脏病。

注意事项 检测前一般要求禁食 6~12 个小时。

（徐白萱）

fàngshè miǎnyì xiǎnxiàng

放射免疫显像（radioimmunoimaging, RII） 利用放射性核素标记的抗体作为示踪剂，注入人体后，抗体特异性与相关的靶抗原结合，利用核素显像技术对特定抗原阳性病变进行显像的技术。特点是特异性和灵敏性都较高。

原理 以放射性核素标记的单克隆抗体为显像剂，静脉注射进入体内后，通过抗原抗体的结合反应，选择性地与体内病灶内相应抗原结合，通过 SPECT 或 PET/CT 显像，显示体内显像剂的分布，从而对某些疾病进行特异性诊断。

方法 利用放射性核素 ^{18}F、^{68}Ga、^{64}Cu、^{99m}Tc、^{111}In、^{131}I、^{123}I 等标记的抗体，引入人体后，与相应病变或肿瘤表面的抗原特异性结合形成抗原抗体免疫复合物，通过 PET 或 SPECT 显像，进行疾病的显像诊断。目前研究较多的显像剂，有 ^{18}F、^{68}Ga、^{64}Cu、^{99m}Tc、^{111}In 标记的亲和体如针对人表皮生长因子受体 1（EGFR）和表皮生长因子受体 2（HER2）亲和体分子影像探针等，有微型抗体如单链抗体、双链抗体、微抗体等，有纳米抗体等。经放射性核素标记的微型双功能抗体对靶抗原特异性强、亲和性高，可用于相应肿瘤的显像诊断。

图像分析 放射免疫显像中，病变或肿瘤组织中若有相应的特异抗原表达就可见较高的放射性摄取，靶/非靶比值较高。显像剂的排泄途径中可以见较高的放射性分布，但其余正常组织摄取较低。

临床应用 目前放射免疫显像主要用于淋巴瘤、肺癌、胃癌、肝癌、结直肠癌、前列腺癌、卵巢癌等恶性肿瘤的定位定性诊断、分期及疗效预测与评价。核素标记的抗体在有相对应特异性抗原的病变或肿瘤组织中有较高的放射性摄取，用其进行放射免疫显像可明确肿瘤的部位、形态、大小以及是否存在转移灶，从而对肿瘤进行定位及定性诊断，并预测评价其治疗效果。肿瘤放射免疫显像能显示存活的肿瘤细胞，能够鉴别肿瘤残留、复发与炎症或纤维组织增生，且对受累淋巴结具有更高的敏感性和特异性。另外，放射免疫显像对微小和弥散肿瘤病灶的特异性和敏感性都较高，能检测出其他检查未发现的病灶。根据肿瘤放射免疫显像的结果还可以确定患者能否进行放射免疫治疗，并推测放射免疫治疗使用的放射剂量和病灶接受的辐射剂量。

注意事项 目前放射免疫显像多使用鼠源性单抗，多次使用可引起人抗鼠抗体反应，需严密观察。

（赵新明）

fàngshè miǎnyì zhìliáo

放射免疫治疗（radioimmunotherapy, RIT） 利用具有治疗作用放射性核素标记的单克隆抗体，以单克隆抗体为载体，以治疗作用放射性核素为弹头，注入人体后，通过抗体特异性与相关靶抗原的结合，实现放射性核素的内照射治疗。

放射性药物 主要是能发射 β 射线的 ^{131}I、^{90}Y、^{177}Lu 和 α 粒子放射性治疗核素如 ^{225}Ac、^{211}At、^{213}Bi 等标记的抗体，形成放射免疫治疗药物，注入人体后，与相应病变或肿瘤表面的抗原特异性结合形成抗原抗体免疫复合物，通过核素持续发出射线对病灶照射治疗。治疗性放射性核素标记人特定抗体，可进行肿瘤治疗。如 ^{211}At 标记的靶向 HER2 的曲妥珠单抗等多种放射免疫制剂被 FDA 批准用于肿瘤的靶向治疗。

适应证 非实体肿瘤（如白血病）、术后残留小病灶、复发或转移形成的亚临床微小病灶、全身广泛转移无法手术具有特定抗原表达的放射免疫显像阳性的各种肿瘤，应用放射核素免疫治疗均有一定的价值。

临床应用 目前主要用于非霍奇金淋巴瘤、白血病、结肠癌、卵巢癌、前列腺癌等治疗。可根据肿瘤放射免疫显像的结果确定患者能否进行放射免疫治疗，并推测 RIT 使用的放射剂量和病灶接受的辐射剂量。目前放射免疫显像或治疗一体化研究取得了较好进展，放射性核素标记的单抗已用于临床诊断或治疗。

（赵新明）

fàngshèxìng shòutǐ xiǎnxiàng

放射性受体显像（radioreceptor imaging） 利用放射性核素标记的配体与靶器官中相应受体特

异性结合而进行核素显像,可反映体内受体空间分布、密度与亲和力的无创性的分子影像显像技术。是集配体–受体结合特异性及放射性探测高敏感性于一体的分子影像方法。

原理 利用放射性核素标记的配体显像剂引入体内后,将特异性地与体内相应的受体蛋白质结合,其结合的量反映受体的功能。利用显像仪器进行显像,可以获得体内该受体的分布、功能状态。

方法 利用放射性核素标记的配体与病变中高表达的特异性受体相结合的原理,通过放射性核素的示踪作用,进行实时无创的受体分子显像,在生理情况下直观显示体内受体部位、数量以及功能。肿瘤受体显像主要有神经多肽、类固醇、生长抑素受体、叶酸受体、表皮生长因子家族受体、雌孕激素受体和趋化因子受体(CXCR4)等显像。主要的神经受体显像剂有各种放射性核素标记的靶向多巴胺受体、乙酰胆碱受体、5–羟色胺受体、γ 氨基丁酸–苯二氮䓬受体、肾上腺素能受体、可卡因受体显像剂等。受体显像剂主要标记核素有 ^{99m}Tc、^{18}F、^{11}C、^{64}Cu、^{68}Ga、^{111}In 等单光子和正电子核素。

图像分析 在放射性受体显像中,放射性核素标记的配体在高亲和受体表达区域与受体结合,表现为明显的放射性核素聚集。此外,在显像剂代谢及排泄器官有放射性核素聚集,软组织本底摄取较少。一般情况下肝肾摄取放射性核素较高,影响周围转移灶的鉴别。

临床应用 目前放射性受体显像主要应用于肿瘤、心血管疾病、神经精神疾病。神经多肽受体显像、生长抑素受体显像与类固醇受体显像已用于多种肿瘤的诊断、分期、疗效评价与预后评估。^{18}F、^{11}C、^{64}Cu、^{68}Ga、^{111}In 等正电子核素标记的奥曲肽及其类似物主要应用于小细胞肺癌、类癌、甲状腺髓样癌、嗜铬细胞瘤以及胃肠和胰腺等神经内分泌肿瘤的定位诊断、分期及预后评价。类固醇受体显像主要应用于生殖系统肿瘤的阳性显像。雌激素受体显像可以对乳腺癌患者抗雌激素治疗进行检测与疗效评估。神经受体显像研究发展迅速,主要应用于锥体外系疾病(如帕金森病、亨廷顿病等)、癫痫、痴呆(阿尔茨海默病、多灶梗死性痴呆、混合性痴呆等),其中多巴胺受体显像剂研究最活跃,主要应用于各种运动性疾病、精神分裂症、认知功能研究和药物功能评价。近年来新型的放射性核素受体显像拓宽了分子影像的临床应用范围,肠道腺癌和类癌、小细胞肺癌、乳腺导管癌、胰岛素瘤、甲状腺乳头状癌、嗜铬细胞瘤以及分泌 ACTH 的垂体腺瘤等肿瘤可用血管活性肠肽受体显像进行诊断;反映新生血管生成的放射性核素标记的 RGD 受体显像也在肿瘤的诊断与疗效评价方面显示出独特的优势;应用小分子蛋白质和多肽类放射性药物进行受体显像在肿瘤的诊断、疗效评价方面也显示出较好的临床应用前景;此外,用合适的放射性核素标记抵抗生物降解的特异性配体,利用放射性核素发射的射线还可以有效地对肿瘤进行治疗。总之,放射性受体显像为个体化诊疗一体化提供了可靠的依据和有效的评估手段。

注意事项 受体的配体分为激动剂和拮抗剂及其类似物,设计和制备受体显像剂时需要根据不同受体的特性,选择合适的配体进行标记和制备显像剂。

(赵新明)

shòutǐ bǎxiàng nèi zhàoshè zhìliáo

受体靶向内照射治疗(receptor targeted radionuclide therapy) 利用配体与受体高特异性、高选择性和高亲和性结合的特性,以适当的有治疗作用的放射性核素标记配体或其类似物,借助配体与受体靶向结合特性将放射性核素导向受体表达的肿瘤组织,利用放射性核素持续发射出射线的内照射治疗。也称受体介导放射性核素治疗(receptor-mediated radionuclide therapy)。

药物 主要为生长抑素有关的受体靶向内照射治疗药物,如生长抑素类似物。^{177}Lu-DOTATATE 和 ^{90}Y-DOTATOC 是目前研究最多的受体靶向内照射治疗药物。肿瘤受体的相应配体多为肽类,所以也称之为肽受体放射性核素治疗(peptide receptor radionuclide therapy,PRRT)。2018 年 1 月美国 FDA 批准了首款可用于临床的多肽受体放射性核素治疗药 ^{177}Lu-DOTATATE,用于生长抑素受体表达阳性的胃肠胰神经内分泌肿瘤的治疗。此外,生长抑素拮抗剂受体靶向内照射治疗药物。如 ^{177}Lu-OPS201 可能会有更好的治疗效果,有较好的应用前景。常用的受体靶向治疗核素包括 ^{90}Y、^{177}Lu 和 ^{225}Ac 等。

适应证 对于无法手术或已经出现转移的生长抑素阳性的神经内分泌肿瘤,以及其他难治性生长抑素受体阳性的实体瘤,是生长抑素受体靶向内照射的主要指征。

临床应用 目前临床常用的受体靶向内照射治疗主要是生长

抑素受体阳性的神经内分泌肿瘤的治疗。主要有肺、胰和胃肠道等生长抑素受体阳性的神经内分泌肿瘤。关于受体靶向内照射治疗有效性的研究取得重要进展。有研究报道，20%～30%生长抑素受体阳性的患者接受了受体靶向内照射治疗药物 ^{177}Lu-DOTATATE 和 / 或 ^{90}Y-DOTATOC 的治疗，出现了完全或部分的治疗反应。^{177}Lu-DOTATATE 适用于治疗体积相对较小的生长抑素受体阳性肿瘤且副作用较小；^{90}Y-DOTATOC 适用于治疗体积较大的生长抑素受体阳性肿瘤。

（赵新明）

fàngshèxìng hésù fǎnyì zhìliáo

放射性核素反义治疗（radionuclide antisense therapy） 以反义技术为基础，根据碱基互补原则，将放射性核素标记的反义寡聚核苷酸与肿瘤细胞 DNA 或 mRNA 中某些序列互补结合，形成特异结合物来抑制癌基因的过度表达；同时又利用核素衰变发射的射线产生电离辐射生物效应杀伤癌细胞，发挥反义治疗和内照射治疗双重作用的方法。

机制 主要为两部分，一是反义寡聚核苷酸（antisense oligomerization nucleotides，ASON）在转录水平与 DNA 序列结合，阻断基因转录；二是 ASON 在翻译水平与 mRNA 结合，阻断翻译。①转录抑制：在转录水平有多种反义策略可供选择，如干扰多腺苷酰化和加帽作用，或内含子黏接。常用的方法是将进入细胞核的单链 DNA 与特异靶基因序列形成三螺旋结构，抑制 pre-mRNA 合成。②翻译抑制：单链反义 DNA 在胞质内与靶 mRNA 结合可阻止翻译。翻译水平的抑制作用依赖于核糖核酸酶 H，核糖核酸酶 H 能识别 DNA/mRNA

双螺旋结构，并降解 mRNA。

临床应用 放射性核素反义治疗是将基因治疗与放射性核素内照射治疗相结合，基因介导的放射性核素治疗可通过"交叉火力"，克服单纯基因治疗存在的问题，明显提高疗效。常用的治疗用放射性核素有 ^{125}I、^{131}I、^{32}P、^{111}In、^{188}Re 等。^{125}I 标记的碘苷进入肿瘤细胞 DNA 后，^{125}I 以电子俘获方式进行衰变，同时发射出低能俄歇电子和电子俘获特征 X 射线，产生高 LET 效应，在 DNA 链上形成高度局限性能量沉积，引起 DNA 双链断裂。^{111}In 发射的俄歇电子能量较 ^{125}I 略低，能引起目标序列的局限性断裂，因此其射线能量和半衰期更适合放射性核素反义治疗。

（田 梅）

bàogào jīyīn xiǎnxiàng

报告基因显像（reporter gene imaging） 利用多种基因重组技术将报告基因与目的基因一同导入靶细胞或组织内进行基因整合，从而实现通过对报告基因的显像，以检测目的基因表达的间接分子成像技术。包括报告基因和报告探针两大因素。报告基因（reporter gene）指能够间接反映转录水平的编码某种特定酶或者蛋白质的基因，其表达产物易被报告探针检测，且易与内源性蛋白质相鉴别。报告探针（reporter probe）指只有与报告基因表达出的产物特异性结合并能被显像设备检测到的物质。成像时注射与报告基因表达产物可特异性结合的报告探针，通过探针的聚集显像来间接反映和监测目的基因的表达情况。

理想的报告基因应符合以下条件：①报告基因在正常细胞内不表达。②报告基因的表达不会

改变受体细胞的生理生化活动。③其表达产物无毒性、无免疫反应，易与内源性蛋白质相区别。④报告探针仅在报告基因表达的部位聚集。⑤报告探针在体内稳定，且在到达靶目标前不被代谢。⑥自然的生物学屏障（如血脑屏障、血气屏障等）不会阻止报告探针到达靶部位。⑦报告探针能迅速从血液循环中清除，不干扰特殊信号的检出。⑧报告基因表达的蛋白总数与报告基因可转录的 mRNA 总数相一致，且影像学信号与报告基因 mRNA 和蛋白表达水平有很好的相关性。

依据报告基因编码的产物不同，目前常用的报告基因显像可分为以下几类。①酶报告基因显像：分子影像研究中运用最广泛的酶报告基因野生型单纯疱疹病毒 1 型胸苷激酶（herpes simplex virus type 1 thymidine kinase，HSV1-TK）和突变型 HSV1-TK 基因（mutant form ofherpes simplex virus type 1 thymidine kinase，HSV1-sr39TK）。HSV1-TK 报告基因显像的两类主要底物为嘌呤核苷衍生物和阿昔洛韦衍生物。最常用的显像剂为 ^{18}F-9-[4- 氟 -3（羟甲基）丁基] 鸟嘌呤、2'- 脱氧 -2'-[^{18}F] 氟 5- 乙基 -1-beta-D- 阿拉伯呋喃糖尿嘧啶及 2'- 氟 -2'- 脱氧 -5'-[^{124}I] 碘 1-D- 阿拉伯呋喃糖尿嘧啶。②受体报告基因显像：目前应用较多的受体主要有两种，多巴胺 D2 受体和生长抑素受体 2 类似物。最常用的显像剂：D2 受体显像剂为螺环哌丁苯，生长抑素受体 2 类似物显像剂为奥曲肽。③转运体报告基因显像：成功应用于分子影像的转运体为钠 - 碘转运体，其显像剂主要为碘化物和高锝酸盐。

（田 梅）

fǎnyì xiǎnxiàng

反义显像 (antisense imaging)

利用放射性核素标记人工合成的反义寡核苷酸为分子探针，通过显像仪器显示机体内基因表达的技术。反义显像通过对异常表达基因的检测而对疾病进行早期诊断。

原理 将放射性核素标记人工合成的反义寡核苷酸引入体内后，依据 DNA 碱基互补配对原理，与细胞内相应靶基因互补结合，以显示靶基因表达的技术。

特点 反义显像所用的显像剂为反义寡核苷酸，这是一类经人工合成或构建的反义表达载体表达的寡核苷酸片段，长度多为 15～30 个核苷酸，通过碱基互补原理与靶向基因结合。

反义显像技术具有以下方面优点：①反义核苷酸是针对特定的靶 mRNA 或 DNA 序列设计合成，因而具有极高的特异性。②由于靶基因序列已知，同时反义核苷酸结构简单，仅含有 15～30 个碱基，因此易于设计并进行大量体外合成。③反义核苷酸与细胞周期无关，既可进入增生期细胞又可进入非增生期细胞。④反义核苷酸不含病毒序列，不会产生免疫反应，也不会整合入宿主染色体内，具有较高的生物安全性。

方法 其主要步骤包括人工合成反义寡核苷酸，选择合适的放射性核素并进行标记，引入机体后进行核素显像。

图像分析 在生理摄取以外的部位出现放射性聚集，提示该部位有该基因异常表达。

应用 目前还处于动物实验研究阶段。由于反义寡核苷酸分子量小、穿透性强、特异性高以及无免疫原性，因而具有显像时间短、靶 / 非靶器官比值高、可以

在基因水平对组织器官进行显像和疗效评价的优点。从理论上讲，只要靶基因或 mRNA 存在过度表达，便可人工合成相应的寡核苷酸并制备核素标记的分子探针，利用核素探测仪器对病毒感染、炎症、肿瘤等多种疾病进行早期、无创及特异性诊断，具有广阔的应用前景。

(田 梅)

fǎnyì tànzhēn

反义探针 (antisense probe)

以反义技术为基础，根据碱基互补的原则，选择肿瘤中过度表达的癌基因为反义靶目标，用放射性核素标记的反义寡核苷酸 (antisense oligonucleotide，ASON) 与目的基因互补结合的探针。

基本要求 易于合成、体内稳定性好、充分进入靶位、靶位滞留、靶序列结合、减少非特异性结合。

特征 反义核苷酸序列的选择通常都是针对 mRNA 中的单键区域来决定，如启动子、5' 端或 3' 端非翻译区域等。反义核苷酸的长度必须合适，过长易扭曲或形成二级结构，过短则将影响其与靶 mRNA 的结合。反义探针中的反义寡核苷酸只作用于特异的 mRNA 分子，不会整合到靶细胞基因组中，而且反义探针自身没有抗体，分子量很小，免疫原性低，因此安全性比较高。

标记方法 反义核苷酸与放射性核素的标记包括直接标记法和间接标记法。直接标记法是将反义核苷酸结构中的某基团以 ^{99m}Tc 的配位基团取代。但是由于直接法的标记条件激烈，且标记率低，因此反义核苷酸的放射性核素标记多选用间接标记法。间接标记法是通过一个生物学性优良的双功能螯合剂将放射性核素

标记反义核苷酸。间接法制备的探针在体内稳定性较好，不易发生转移螯合作用。

应用 ^{99m}Tc-ASON 是一种反义探针，其反义核苷酸可以与人端粒酶催化亚单位 mRNA 特异性结合，可以用于检测各种实体肿瘤，如乳腺癌、膀胱癌、肝细胞癌、前列腺癌、胃癌、黑色素瘤、甲状腺癌、结直肠癌等。

(田 梅)

zhìnéng tànzhēn

智能探针 (smart probe)

一类可适应组织微环境变化，并通过影像学信号改变进行成像的分子影像探针。又称可激活型探针、感应型探针。

特征 特异性高、能获得良好的图像。

分类 智能探针在正常情况下不产生影像信号，仅在被特定的分子事件激活时才会产生或明显放大成像信号，显著提高信噪比。根据激活方式的不同可将智能探针分为内环境响应型智能探针和外环境响应型智能探针两类。

内环境响应型智能探针 ① pH 响应型智能探针：主要是针对弱酸性的肿瘤微环境，载有抗肿瘤药物的探针利用肿瘤与周围正常组织之间 pH 的差异，将抗肿瘤药物定时定点释放在肿瘤区域，达到靶向治疗的目的。②酶响应型智能探针：肿瘤组织中的蛋白酶表达增高，通过其酶解作用剪切或分解智能化探针后产生强荧光性对比而进行成像，这种成像方法灵敏度高，可发现亚毫米级的肿瘤，有利于肿瘤的早期发现。③还原响应型智能探针：肿瘤组织由于代谢异常，其还原性物质谷胱甘肽的浓度是正常组织中的 4 倍，可使载有抗肿瘤药物的探针迅速降解，释放抗肿瘤药物。④

活性氧响应型智能探针：活性氧是体内一类氧的单电子还原产物，包括氧的一电子还原产物超氧阴离子、二电子还原产物 H_2O_2 和三电子还原产物羟基自由基，以及一氧化氮等。在炎性反应、糖尿病和肿瘤线粒体内，活性氧含量远远超过正常组织；高浓度的活性氧使抗肿瘤药物释放，而实现靶向治疗。

外环境响应型智能探针　包括磁场响应型智能探针、超声响应型智能探针、光响应型智能探针。这些探针将通过光、超声和磁场等物理条件的改变而激活，这些探针均有利于提高抗肿瘤治疗的精确性，减少抗肿瘤药物对正常组织的毒副作用。

智能化探针能定向显示特定的病变组织，而且通过生物信号的体内放大作用，大幅度降低使用剂量，提升临床应用的安全性。目前，智能探针已开发用于 MRI 成像及光学成像，核医学成像还没有可利用的智能探针。但是，随着多模态分子影像、纳米工程、肿瘤生理学和生物医学工程等学科的不断发展，核医学智能探针定会问世，并成功应用到临床医学中，更好地造福于广大患者。

（王雪梅　王文睿）

xīnshēng xuèguǎn xiǎnxiàng

新生血管显像（neovascularization imaging）

以病变组织新生血管内皮细胞膜表面及 / 或细胞内异常高表达，而正常组织细胞不表达或呈低表达的分子为靶点，通过标记对靶点特异性结合的配体，应用各种显像技术，显示病变组织不同生物学特性的技术。新生血管显像技术的关键是能够找到靶向性好的体内显像配体。

原理　肿瘤的生长和转移依赖于新生血管为肿瘤提供营养，并为肿瘤转移提供通道，在肿瘤形成早期，肿瘤细胞释放的细胞因子可激发肿瘤周围组织向肿瘤区域生成新生血管，并在血管内皮细胞表达某些特定的蛋白受体，而通过设计针对这些受体的分子探针进行显像，可以反映新生血管形成过程，用于肿瘤早期诊断和评估。最常用的新生血管显像是靶向整合素 $\alpha_v\beta_3$ 的 RGD 显像。

方法　根据显像靶点及配体，新生血管显像主要包括以下方法。①靶向整合素 $\alpha_v\beta_3$ 的 RGD 显像：许多恶性肿瘤细胞表面及新生血管内皮细胞膜存在整合素 $\alpha_v\beta_3$ 的高表达，基于这一特征使整合素 $\alpha_v\beta_3$ 成为新生血管显像的理想靶点。精氨酸 – 甘氨酸 – 天冬氨酸（Arg-Gly-Asp，RGD）多肽分子探针能够靶向结合整合素 $\alpha_v\beta_3$ 受体，利用核素 [18]F，[68]Ga，[99m]Tc，[177]Lu，[64]Cu 等标记 RGD，通过 SPECT 或 PET 显像获取显像剂的分布状态。②靶向 VEGFR2 的 RRL 显像：放射性核素 [131]I、[99m]Tc 标记的精氨酸 – 精氨酸 – 亮氨酸（Arg-Arg-Leu，RRL）可以靶向结合肿瘤血管内皮细胞上的血管内皮生长因子受体 2 或者肿瘤实质细胞。在静脉注射后用 SPECT 或 SPECT/CT 进行全身平面扫描，可以评估肿瘤新生血管。放射性核素 [131]I 射线能量较高（364keV）、物理半衰期较长（8.03 天），而 [99m]Tc 获取简单、物理半衰期短（6 小时）、能量（140 keV）适合 SPECT 显像，比 [131]I 更有临床应用价值。③靶向 CD13 的 NGR 显像：氨肽酶 N（APN/CD13，aminopeptidase N）在肿瘤血管内皮细胞的表达显著增加，是血管生成标志物。CD13 是天冬酰胺 – 甘氨酸 – 精氨酸（Asn-Gly-Arg，NGR）肽的受体，与肿瘤血管有很强的亲和力。

经光学染料（Cy5.5 等）及多种核素 [68]Ga、[99m]Tc 等标记后，能清晰显示肿瘤。

图像分析　新生血管显像中，[18]F、[68]Ga、[99m]Tc、[177]Lu、[64]Cu 等放射性标记的 RGD 等显像剂在肿瘤部位及有新生血管生成的病变组织中显著浓聚。此外，在肾脏和膀胱中可见较高的正常放射性分布，在肠、甲状腺和脑室中也可见核素的少量摄取，而在头、颈、胸部和四肢正常组织中基本不显影，且在肺脏的本底非常低，因此，可成功检测肺部肿瘤生长和转移变化。[99m]Tc-RRL 血液清除速度快，可见胃、小肠、肝脏、肾脏和膀胱区域正常的放射性摄取，其余组织摄取低，而肿瘤组织多可见放射性高摄取或较高摄取。

临床应用　①肿瘤：RGD 分子探针在脑胶质瘤、乳腺癌、肺癌、黑色素瘤、甲状腺癌、卵巢癌等全身多种肿瘤中具有一定的价值。[68]Ga-PRGD$_2$ 可显示脑胶质瘤血管的新生情况，提示该肿瘤的恶性程度与分级。[99m]Tc 和 [68]Ga 标记的 RGD 探针对肺癌的 SPECT/CT 和 PET/CT 诊断灵敏度分别可达 88% 和 83.8%，特异性分别可达 67% 和 91.3%；并且在肺癌的淋巴结分期方面也具有显著优势；此外，[68]Ga 标记的 RGD 探针较 ^{18}F-FDG 探针具有更高的肺癌、肺结核鉴别诊断能力，可将肺癌与肺结核的鉴别特异性由 53.85% 提升至 87.5%。②心脑血管疾病：新生血管的生成有助于改善心肌和脑梗死部位的血供，让组织和机体更快恢复。[68]Ga-PRGD$_2$ 可用于心肌梗死和脑梗死患者的新生血管评估，可提示 CT、磁共振和常规 ^{18}F-FDG PET/CT 等方法不能检出的血管新生、心肌重构等变化，对监测病情、指导临床治疗具有重要意义。③类风湿关节炎：在该疾病发展过程中，血管形成早于其病理改变的出现，因此早期诊断类风湿关节炎血管形成对于疾病的控制具有重要意义。^{68}Ga-PRGD$_2$对评估类风湿关节炎的能力及与临床的符合性明显优于常规 ^{18}F-FDG，疗效评估更准确，不受肌肉摄取等的影响，且与骨关节炎比较有明显差异。

注意事项 新生血管显像显示病变组织新生血管内皮细胞膜表面及细胞内整合素受体的表达水平，不是肿瘤的特异性标志物。

（王雪梅 王文睿）

xìbāo diāowáng xiǎnxiàng

细胞凋亡显像（apoptosis imaging）

利用核素标记化合物与细胞凋亡过程中产生的特异性靶分子结合，使放射性核素浓聚在细胞凋亡部位而达到显示细胞凋亡目的的技术。

原理 凋亡发生过程中的多个因子均可以作为凋亡显像的靶分子，如磷脂酰肌醇 3-半胱氨酸天冬氨酸等，目前的研究主要集中在细胞膜表面的磷脂酰丝氨酸。正常情况下磷脂酰丝氨酸只存在于细胞膜的内侧，细胞凋亡时，由膜内移向膜外暴露于细胞表面，成为凋亡的特征性标志。能与磷脂酰丝氨酸特异性、高亲和性结合的配体有多种，目前研究最多、使用最广泛的是放射性核素标记的膜联蛋白 V。

方法 利用正电子核素 ^{18}F、^{11}C、^{64}Cu、^{68}Ga 等及单光子核素 ^{99m}Tc、^{123}I、^{124}I、^{125}I 标记膜联蛋白 V，静脉注射后通过 PET 或 SPECT 显像，直观地显示膜联蛋白 V 的分布特征，便于诊断和评估疾病。其中，^{99m}Tc 获取方便、能量及半衰期适中、标记过程相对简单、显像仪器价格相对低廉，^{99m}Tc 标记膜联蛋白 V 是目前为止最常用的凋亡显像方法。^{18}F 标记的膜联蛋白 V 在正常肝、脾、肾的摄取低于 ^{99m}Tc- 膜联蛋白 V，因此在显像方面比 ^{99m}Tc- 膜联蛋白 V 更具有优越性。此外，还有一些显像剂，如 ^{99m}Tc-FM-2、^{18}F-ICMT-11、^{18}F-FBnTP、^{18}F-ML-10 等均可用于凋亡显像。

图像分析 细胞凋亡显像中，显像剂的摄取程度与产生细胞凋亡的数量呈正相关。^{99m}Tc- 膜联蛋白 V 显像中，肾脏对显像剂的摄取最高，其次为肺脏、肝脏和脾脏等组织或器官，而肠道未见明显放射性分布，因此，^{99m}Tc- 膜联蛋白 V 在腹部疾病的显像中有优势，而不适用于泌尿系统。肿瘤组织化疗后，^{99m}Tc- 膜联蛋白 V 摄取明显增加，且肿瘤与非肿瘤组织（血液、肺、肌肉）的放射性摄取比（T/NT）随化疗后时间延长而增大，于化疗后 72 小时达最大。

临床应用 ①肿瘤：细胞凋亡现象最有潜力的应用领域之一是肿瘤应用研究，包括早期预警、监测疗效、评价预后、指导治疗方案以及研发抗肿瘤新药。放化疗可以促进肿瘤细胞的凋亡，通过对凋亡细胞产生的化学信号进行标记显像，可评估放化疗的效果及疾病预后；合理利用凋亡相关因素，通过不同的手段在不同的阶段进行干预，可有效地控制肿瘤的转归，从而达到良好的疗效。②中枢神经系统：成人缺血缺氧性脑损伤常见于卒中、多发性脑梗死性痴呆等。发生缺血缺氧性脑损伤后，^{99m}Tc- 膜联蛋白 V 可通过血脑屏障在脑部聚集，故可发现早期的细胞凋亡过程，协助决定治疗方案，判断药物治疗是否逆转或终止细胞凋亡。新生儿缺血缺氧性脑损伤发生后会导致细胞凋亡，细胞凋亡显像可以灵敏地发现病变，早期判断缺血缺氧性脑损伤患儿是否可能进展为脑瘫。③心血管系统：凋亡显像可用于评估急性心肌梗死后心肌受损危险性的大小和心肌细胞功能恢复的情况；此外，在动脉粥样硬化性血管疾病、心肌缺血再灌注损伤、慢性心功能衰竭、心肌病及心脏移植排斥反应中，均有一定的价值。④器官移植：宿主抗移植物反应是影响手术效果的重要原因。除了心脏移植外，应用放射性核素标记的膜联蛋白 V 可了解肝移植、肺移植等术后细胞凋亡情况，判断是否有急性排异反应，帮助决定治疗方案。⑤其他：再生障碍性贫血、地中海贫血、镰状细胞贫血、病毒感染、中毒、环磷酰胺化疗等都会明显引起骨髓细胞凋亡。放射性核素标记的膜联蛋白 V 能够判断是否有细胞凋亡以及细胞凋亡的程度，对于判断病变性质和程度有重要意义。

注意事项 凋亡显像是反映细胞凋亡状态，不是疾病诊断的特异性方法，许多疾病均可有细胞的凋亡，包括肿瘤、缺血、炎症等。

（王雪梅 王文睿）

fáyǎng xiǎnxiàng

乏氧显像（hypoxia imaging）

利用核素标记的硝基咪唑类化合物如 MISO 及其衍生物，或非硝基咪唑类化合物如酮肟类化合物为显像剂，能够选择性滞留于乏氧组织中，通过显像获得反映组织中乏氧状态信息的技术。

原理 放射性核素乏氧组织显像剂是一类阳性显像剂，它能选择性地滞留在乏氧组织或细胞中，并通过核医学显像探测组织器官的显像剂浓聚反映缺氧程度。

乏氧显像能直接提供任何组织有低氧但仍存活的证据，这些信息在心、脑、血管疾病和实体瘤等的诊断及临床治疗的决策中起到重要作用。

方法 利用核素 ^{18}F、^{123}I、^{99m}Tc 等标记硝基咪唑类或非硝基咪唑类化合物，并进行 SPECT/CT 或 PET/CT 显像，直观地显示乏氧组织，对疾病进行诊断和评估。目前，临床常用的显像剂有氟 ^{18}F- 氟米索硝唑（^{18}F-MISO）和 ^{99m}Tc-4,9- 二氮 -2,3,10,10- 四甲基十二烷 -2,11- 二酮肟（^{99m}Tc-HL91）。^{18}F-MISO 是一种放射性氟标记的硝基咪唑化合物，该显像剂在注射后 90 分钟通过 PET 或 PET/CT 获得全身显像及断层显像，其在组织的浓聚能较准确地反映乏氧程度，但是，^{18}F-MISO 具有神经毒性，且软组织吸收多。^{99m}Tc-HL91 是一种非硝基咪唑类乏氧显像剂，注射后 180 分钟进行 SPECT/CT 显像，显像效果优于硝基咪唑类化合物，乏氧与正常组织计数比值高，且不具细胞毒性。此外，糖基 - 硝基咪唑类化合物 ^{123}I-IAZA，^{99m}Tc-BMS181321，^{64}Cu-ATSM 等也可用于乏氧显像。

图像分析 乏氧显像剂可在乏氧病灶部位形成放射性增高区，坏死组织不摄取。^{18}F-FMISO 是较理想的显像剂，在肝、肾、膀胱及肠道可见正常的较高摄取影，而在心脏的摄取明显较低。因此 ^{18}F-FMISO 对准确探测存活心肌以及肺部肿瘤的鉴别具有重要意义，但对腹部肿瘤的观察具有一定的局限性。^{99m}Tc-HL91 选择性浓聚于乏氧细胞，且乏氧 / 正常组织计数比高；给药后 4 小时可提供高质量图像，其乏氧细胞的放射活性是有氧细胞的 9 倍，肿瘤区放射活性聚积增加 1.67 倍，而正常组织如心、肺、脾、肾、肝、肌肉并无增加。

临床应用 目前，乏氧显像的应用主要集中于心脑血管疾病和实体瘤方面的诊断、治疗方案的选择及预后的评估。①恶性肿瘤：肿瘤乏氧程度越高，其恶性程度也越高。乏氧显像剂能选择性浓聚于肿瘤乏氧组织，从而为临床提供肿瘤的氧态信息，利用乏氧显像来修订放疗计划，可以使肿瘤的受照射剂量更加合理；根据乏氧显像情况，使用放疗增敏剂，提高肿瘤的氧合程度，可提高疗效；肿瘤乏氧显像还可发现乏氧区域、监测肿瘤乏氧的变化，以便在疗程中后期及时修改治疗方案，或在发现病灶残留或复发时及时、恰当地再次治疗。②心血管疾病：乏氧显像可以发现处于缺血、缺氧高危状态的病变心肌，用于诊断心肌缺血、判断心肌梗死部位是否有存活的心肌，用以无创评价血管活性肽因子治疗缺血性心脏病的效果。③脑血管疾病：乏氧显像可以显示脑梗死后乏氧脑组织，其阳性者梗死面积一般较大，阳性区位于梗死灶周围，表现为缺血半暗带（即乏氧状态），明确不可逆损伤区和缺血半暗带有助于采取积极的治疗手段（如溶栓）。

注意事项 ^{99m}Tc-HL91 在肝、肠、胃中摄取显著升高，因而不适于腹部肿瘤的显像。^{18}F-FMISO 对于腹部病灶的观察具有局限性。

（王雪梅 王文睿）

dān kèlóng kàngtǐ

单克隆抗体（monoclonal antibody, McAb） 将分泌抗体的 B 淋巴细胞和多发性骨髓瘤细胞进行融合，形成的杂交瘤细胞具有无限增生和分泌抗体的双重功能，对杂交瘤细胞进行培养可获得的抗体。其结构相同、成分单一、特异性强。

发展过程 在"个体基因型网络学说"的启发下，瑞士免疫学家乔治·科勒与英国生物化学家恺撒·米尔斯坦进行合作研究，于 1974 年底成功建立了能够分泌单克隆抗体的 B 淋巴细胞杂交瘤，1975 年 8 月他们在《自然》杂志发表了题为"分泌预期特异性抗体融合细胞的持续培养"的论文，标志着单克隆抗体技术的诞生，此后大量靶向不同抗原位点的单抗被制备，极大地促进了疾病的诊断、治疗、预防和研究，两人因此于 1984 年被授予诺贝尔生理学与医学奖。

与多克隆抗体的区别 采用经典免疫学方法，用特定抗原免疫动物，取其血液并分离血清获得的抗体为多克隆抗体，即第一代抗体。单克隆抗体属于第二代抗体，其主要区别在于，大多数抗原具有多个抗原决定簇，而每一个决定簇均可通过刺激一个 B 细胞产生一种对应抗体，所以多克隆抗体实质上是靶向同一抗原不同表位的抗体混合物，因此其特异性较低，易产生交叉反应，从而影响了生物医学诊断的精确性和可靠性。而单克隆抗体是在免疫原刺激生物体后选用其众多 B 细胞群体中的一个细胞群与骨髓瘤细胞进行融合形成杂交瘤细胞，通过克隆扩增和分泌而获得的抗体，由于其来源 B 细胞单一，因此具有很高的纯度和特异性。

制备过程 单克隆抗体的产生主要基于杂交瘤技术，因此其制备过程主要包括两种细胞的培养（B 细胞和瘤细胞）、细胞融合、融合细胞筛选、抗体制备与纯化。①B 细胞的获得与培养：脾是 B 细胞的聚集场所，因此采用高纯度目的抗原刺激健康小鼠，获得免疫后的脾细胞进行培养。②瘤细胞的获得和培养：多发性骨髓瘤细胞为 B 细胞恶性肿瘤细胞，易与脾细胞融合，因此常作为待融合瘤细胞。此外还可选用 HAT 敏感的 P3-X63-Ag8，Sp2/0-Ag14 等 B 细胞瘤株。③细胞融合：将瘤细胞与脾细胞按照一定比例（1:2~1:10）混合后加入聚乙二醇融合剂使其融合，随后培养液稀释消除聚乙二醇作用并于培养板中继续培养。④融合细胞的筛选：由于细胞之间可发生随机融合，因此需要使用特定培养基（HAT 培养基）进行筛选，只有具有亲代双方遗传性能的融合细胞才能在特定培养基中存活繁殖。将初筛后的阳性融合细胞经有限稀释后分入不同培养孔中培养，再使用 ELISA 法筛选出高抗体分泌孔扩大培养并冻存。⑤抗体的获得和纯化；一种为增量培养法，体外培养杂交瘤细胞并从培养液中分离单克隆抗体。另一种小鼠腹腔接种法较为常用，将杂交瘤细胞接种到小鼠腹腔，收集腹水后采用盐析等方法进行单克隆抗体纯化。

应用　单克隆抗体在生物医学中被使用广泛。①临床诊断：McAb 和核素结合产生的放射免疫分析技术已常规用于人体肿瘤标志物、微量元素的含量测定，通过 McAb 检测血清中肿瘤相关抗原如癌胚抗原（CEA）、甲胎蛋白（AFP）等含量可以实现肿瘤筛查；通过检测血清中人绒毛膜促性腺激素（HCG）含量可以判断妊娠。②临床治疗：McAb 的临床免疫治疗主要集中在肿瘤和自身免疫性疾病。McAb 治疗肿瘤即可单独使用又可作为靶向载体与毒素，药物或放射性核素联合使用

（如利妥昔单抗、尼妥珠单抗等）。单独使用时主要通过抗体依赖性细胞毒作用杀伤肿瘤细胞，而联合使用时主要发挥其特异性导航作用，携带毒素、药物或放射性核素到达肿瘤部位通过携带物杀伤肿瘤细胞。此外 McAb 还可作为免疫抑制剂抑制自身免疫反应，治疗类风湿关节炎、溃疡性结肠炎等自身免疫疾病（如英夫利昔、阿达木单抗），亦可用于器官移植过程中的免疫排斥（如巴利昔单抗）。③生物医学研究：McAb 的高特异性使其在生物医学基础研究中被广泛使用，对目标分子的表达检测、定位、分子间相互关系分析等。免疫印迹、免疫组化、免疫荧光、免疫共沉淀技术等均是基于 McAb 的高特异性开发的研究技术。

（汪　静）

jīyīn gōngchéng kàngtǐ

基因工程抗体（genetic engineering antibody，GEAb）　通过 DNA 重组技术和蛋白质工程技术对抗体基因进行切割、拼接或修饰，将重组好的抗体基因克隆到表达载体，使其在适当宿主中表达并折叠成有功能的抗体。

发展过程　基于细胞工程技术通过融合细胞产生的单克隆抗体属于第二代抗体。单克隆抗体的出现使生物医学研究和临床疾病的诊疗得到了极大地促进，但同时也存在一些缺陷，其中最主要的是单克隆抗体多为大分子鼠源性抗体，会诱发人体免疫排斥，因此限制了其临床应用。而人源单克隆杂交瘤稳定性差、产量少且制备困难。1984 年有学者首次报道了人鼠嵌合抗体，随后有学者于 1989 年构建抗体基因库，使抗体的生产从细胞层面正式进入分子层面，基因工程抗体研究和

使用开始得到发展。

制备过程　获得能表达抗体肽链的基因片段，将已获得的抗体基因构建到适当的表达载体，通过表达载体将抗体基因载入表达系统中得到分泌抗体。①首先从杂交瘤细胞、外周血淋巴细胞或免疫脾细胞中提纯 mRNA，反转录为 cDNA 后经 PCR 扩增抗体的重链和轻链可变区基因。②分别构建轻链和重链的表达载体（如质粒）后同时转染受体细胞，注意两种载体需带有不同的抗性基因以便于筛选（如 G418 抗性的 neo 基因和霉酚酸抗性的 gpt 基因）。经过双重筛选获得成功转染了轻链和重链的表达系统。③表达系统可选用哺乳类真核表达系统，其表达的抗体分子接近天然抗体，但其成本高、步骤烦琐。因此一般选用自身不表达抗体的细胞系，将抗药基因和抗体基因相连，通过增加培养基中药物浓度刺激抗药基因和抗体基因共表达从而获得抗体基因。

抗体类型　基因工程抗体主要包括人源化抗体、小分子抗体和部分特殊类型抗体。①人源化抗体：可分为嵌合抗体和 CDR 移植抗体，嵌合抗体是用人抗体的 Fc 段取代鼠的 Fc 段，可以明显减弱人的免疫排斥，视为第一代人源化抗体。在此基础上为了进一步缩小人鼠抗体间差异，对可变区中除互补决定区（CDR 区域）以外的架构区（FR 区）进一步人源序列替换产生了 CDR 移植抗体。这种抗体即保留了 CDR 区与抗原的特异性结合能力，又最大限度地减少了免疫排斥。②小分子抗体：由于抗体与抗原的结合部位局限在其 Fv 段，因此去掉 Fc 段并不影响其结合能力，同时还可降低 Fc 段带来的免疫源性，加

之较小的分子量便于其穿透血管壁到达靶组织，因而受到越来越多关注。小分子抗体分为单价小分子抗体和双价小分子抗体。单价小分子抗体依据构建方法不同分为 Fab 抗体、Fv 抗体、单链抗体可变区片段（ScFv）。Fab 抗体由完整轻链与重链 Fd 段通过二硫键连接形成。Fv 抗体是由轻链可变区和重链可变区通过二硫键连接而成。ScFv 是通过寡核苷酸接头将轻重链的可变区连接起来形成单一的多肽链。双价小分子抗体是在体内或体外将两个相同的 Fab、Fv 或 ScFv 组建在一起形成的抗体。此外，将特异性不同的两个小分子抗体组建在一起可形成双特异性效价抗体。双价抗体较单价可明显提高与抗原的亲和力和稳定性。

应用　作为第三代抗体，基因工程抗体主要解决了单克隆抗体进入人体引发的免疫排斥问题，因此除了具备单抗隆抗体所具有的应用外，主要优势在于临床疾病的治疗。现已获批上市的抗体药物多为基因工程抗体。而且越来越多的针对不同靶点的基因工程抗体也陆续进入临床实验，其对于恶性肿瘤、自身免疫疾病、器官移植排斥反应等的治疗具有巨大推动作用。

（汪　静）

zhěnliáo yìtǐ huà

诊疗一体化（integration of diagnosis and treatment）　将某种疾病的诊断或监测与治疗有机结合的生物医学技术。已发明了一个专门名词"Theranostics"代表诊疗一体化技术。诊疗一体化发展很快，尤其是建立在核素基础上的诊疗一体化已部分用于临床，如 ^{177}Lu-PSMA（前列腺特异性膜抗原）应用于去势抵抗的前列腺癌复发转移的治疗和显像监测，既可达到有效的内照射治疗，也可进行 SPECT 显像监测；^{177}Lu-DOTA-TATE 在神经内分泌肿瘤的诊疗一体化也已用于临床。诊疗一体化为发展按需给药和个性化治疗提供了新思路，是未来医疗个性化发展的一个趋势。

原理　分子识别作为分子核医学的理论基础，配体与受体、酶与底物、核酸分子与蛋白质之间进行生物识别后产生作用，利用诊断性放射性进行标记后就能进行显像，采用治疗性核素标记后就能进行内照射靶向治疗，即核医学诊疗一体化的原理。

分类　包括以下方面。

放射免疫诊疗一体化　基于抗体与抗原特异性结合的理论，利用放射性核素标记的抗体与体内相应抗原结合，通过抗原组织显像和治疗的一项技术。1978 年首次临床成功应用 ^{131}I 标记的抗癌胚抗原（CEA）多克隆抗体进行定位诊断各种分泌 CEA 的肿瘤，为了提高抗体特异性、降低变态反应及副作用，学者进行了多种标记抗体应用于以肿瘤为主的疾病诊疗。但是由于肿瘤抗原异质性及显像灵敏度不稳定，临床应用相对受限，目前已批准用于临床者如采用 ^{90}Y 标记抗 CD20 抗体用于治疗非霍奇金淋巴瘤，利用 ^{212}Bi 标记 M195 后治疗急性粒细胞白血病。

放射受体诊疗一体化　基于特定配体与相应受体特异性结合的理论，采用放射性核素标记配体后进行受体显像和治疗的技术，对活体研究受体数量和功能具有独特且重要的价值。1984 年首次应用 ^{11}C 标记甲基螺环哌啶酮进行人脑神经系统多巴胺 D2 受体 PET 显像成功以来，已有许多受体显像剂研制成功。由于受体类探针的制备较为简单价廉、成像时间短、没有免疫反应，因此新型受体类探针的研发是核医学的研究热点。已经较为成功应用于临床的受体类探针包括以下几种。① ^{131}I 标记 MIBG（靶向嗜铬细胞瘤、神经母细胞瘤等富肾上腺素能受体表达的原发病变及其转移灶），可同时进行显像和治疗。②生长抑素类似物如 ^{111}In-Sandostatin、^{111}In-Octreoscan 和 ^{177}Lu/^{90}Y-DOTANOC 等，特异性诊断和治疗神经内分泌瘤（如胃泌素瘤、类癌等）、中枢神经系统淋巴瘤、乳癌、肺癌的显像剂，还可进行奥曲肽类似物治疗后评估疗效。③前列腺特异性膜抗原（PSMA）用于前列腺癌原发灶及其转移灶多采用 ^{68}Ga/^{177}Lu 标记 PSMA-617 等进行显像诊断分期和治疗。

诊疗一体化实现肿瘤的精准诊断和高效治疗一直是现代医学关注和追求的重要目标。近年来，各种成像方法与化疗、热疗、光动力学治疗等肿瘤治疗手段有效结合从而构筑靶向性多功能探针，可提高对恶性肿瘤的识别能力，同时有效提高综合治疗的效果，因而受到人们的广泛关注并成为相关研究热点。基于量子点、纳米金/银、碳纳米管/石墨烯、磁性纳米颗粒、脂类/聚合物类纳米颗粒以及介孔纳米材料等纳米颗粒平台为其在癌症诊疗一体化领域的应用带来了新的希望，纳米诊疗体系正在不断走向完善，而且未来会有更多的纳米体系用于癌症的诊断与治疗。将安全可靠和高效低毒纳米体系应用于临床诊断和治疗，还需要进一步探索纳米体系对人体细胞、组织、器官的影响以及量化和标准化生产等问题。

(汪 静)

yǐngxiàng zǔxué

影像组学（radiomics） 借助计算机辅助，从医学影像（CT、MRI、PET等）中高通量地提取并分析大量高级的定量影像学特征，根据临床问题提取关键特征并建立定量算法，从而为临床提供传统人工阅片无法获取的额外信息的技术。在核医学领域主要用于PET/CT影像分析，同时提取CT形态学和PET代谢功能信息进行纹理特征分析，并整合临床、实验室等信息，探讨其与疾病的诊断、疗效、预后之间的关系。影像组学技术可显著提高临床医师对疾病诊断、治疗决策和预后预测的准确性，极具临床应用潜力。概念最早于2012年由荷兰菲利普·兰宾（Philippe Lambin）提出。

方法 影像组学技术的实现主要包含如下5个步骤。①获取临床数据：按研究目的制订好病例入组标准，之后按统一标准获取结构或功能影像，除此之外，必要的临床、基因、病理方面的数据可以提高分析的准确性。②标定病灶区域：在临床医生的指导下对感兴趣病灶区域进行手工或自动勾画和修正。③提取和量化特征：通过计算机对感兴趣区域的数百甚至数千种特征（如强度、形状、纹理、小波等高维特征）进行量化计算。④统计建模：根据病例的实际分类（如良恶性、治疗反应性等），通过统计分析确定对分类结果具有决定性影响的特征，以此建立定量计算模型。⑤根据临床需求分类和预测：针对临床需求，采用建立的统计学模型，对实际病例进行分类和预测验证。

应用 ①定性诊断：通过PET/CT影像的纹理特征应用于肿瘤的良恶性鉴别，预测肿瘤的基因表达、分子或病理分型。如使用CT影像组学特征预测非小细胞肺癌中是否存在表皮生长因子受体（EGFR）突变，受试者工作特征曲线的曲线下面积可高达为0.89，表明该方法对鉴别EGFR突变具有很高的准确性。②治疗方式选择及疗效预测：根据PET/CT影像组学分析预测肿瘤化疗疗效，目前已在多种恶性肿瘤得到应用，具有较高的预测准确性（AUC > 0.70）。③复发、转移、生存期等预后判断：如基于脑胶质瘤的T1WI和T2液体衰减反转恢复（Flair）序列图像，预测患者的生存期等。

影像组学仍面临影像数据标准化获取、高通量特征稳定性、分析建模方法、多中心数据可重复性等诸多方面的挑战，尤其是核医学功能影像的标准化及定量问题比较复杂，仍需进行更深入的研究和探索。

(汪 静)

línchuáng hé yīxué

临床核医学 （clinical nuclear medicine） 利用核医学的各种原理、技术和方法来研究疾病的发生、发展，研究机体的病理生理、生物化学和功能结构的变化并实施核素内照射治疗，为疾病的诊断与评估提供无创性手段，为某些疾病提供有效的治疗。

临床核医学是核医学的重要部分，根据其应用目的不同，临床核医学又分为诊断核医学和治疗核医学两大部分，其中诊断核医学包括器官或组织影像学检查、器官功能测定和体外微量物质分析等，随着PET/CT、SPECT/CT和PET/MR多模态影像的发展，核医学影像诊断的应用越来越广泛，图像质量大大提高，是分子影像学的重要内容；治疗核医学分为内照射治疗和外照射治疗两类，在外照射治疗中，主要应用低剂量的β射线（如^{90}Y、^{32}P）对某些皮肤病变（如毛细血管瘤等）进行敷贴治疗，或应用^{125}I粒子组织间植入治疗某些恶性肿瘤等；内照射治疗是治疗核医学的主要内容，随着新的治疗药物和治疗方法的发展，目前已成为临床上许多疾病治疗的重要方法，如临床上常用^{131}I治疗甲状腺功能亢进症和分化型甲状腺癌，^{89}Sr治疗转移性骨肿瘤，^{32}P治疗真性红细胞增多症，^{177}Lu-PSMA治疗去势抵抗的前列腺癌，^{177}Lu-DOTATATE治疗神经内分泌肿瘤等都是目前常用且具有前景的治疗方法。

临床核医学发展十分迅速，随着其不断发展和成熟，临床核医学又逐步形成了各系统核医学，如心血管系统核医学、内分泌系统核医学以及中枢神经系统核医学、肿瘤疾病核医学、消化系统核医学、呼吸系统核医学、造血与淋巴系统核医学、泌尿系统核医学和儿科核医学等。

(张永学)

fàngshèxìng hésù gōngnéng cèdìng

放射性核素功能测定 （radionuclide function determination） 根据放射性核素示踪动力学原理，应用放射性核素探测仪器从体外动态观察某种示踪剂在器官或组织中吸收、分布、分泌或排泄等动态变化过程及其规律，并通过适当的数学模型对获取的数据进行分析和处理，获得某一脏器或组织特定功能状态或物质转化的定量结果，为医学研究及临床诊断提供某些功能信息的放射性核素示踪技术。

放射性示踪剂引入机体后，根据其理化及生物学性质参与机体一定的代谢过程，并动态地分布于有关脏器和组织中，通过 γ 照相机、PET、放射性核素功能测定仪等 γ 射线探测仪器探测射线的行踪及其随时间的量变规律，观察示踪剂在有关器官中的特征性消长过程，这一过程常表现为一定的曲线形式。根据示踪剂与器官的相互作用的特点，选择适当的数学模型，例如不同的隔室模型（一室模型、多室模型）和速率动力学类型（如零级动力学、一级动力学），并判断功能异常的性质、程度。在临床上，常用甲状腺吸 ^{131}I 率测定反映甲状腺功能及其对碘的代谢能力，应用 ^{99m}Tc-DTPA 肾动态功能测定反映分肾功能、肾小球滤过率及尿路通常情况等，应用 ^{99m}Tc 标记的血池显像剂心功能测定反映心室收缩期及舒张期功能、室壁运动情况等，应用 ^{99m}Tc 标记的实验餐进行胃排空功能测定可以反映胃动力学参数等。放射性核素功能测定是临床核医学常用的诊断技术。

（张永学）

fàngshèxìng hésù xiǎnxiàng jìshù

放射性核素显像技术（radionuclide imaging technique）

根据放射性核素示踪的原理，以放射性核素或标记化合物为显像剂，根据显像剂在体内代谢分布的特点和规律，通过核素显像仪器，例如 γ 照相机、SPECT、PET 等进行全身或局部成像，从体外记录显像剂在器官和组织中的空间分布状态，从而获得器官或组织的功能、形态、大小、位置及其变化规律的技术。

放射性核素显像与超声显像、CT、MRI 等以解剖形态结构改变为基础的影像技术相比，其本质区别是：放射性核素显像是建立在器官、组织和细胞对显像剂特异性摄取或结合的基础之上的，显示的主要是器官或组织的功能、血流、代谢甚至是某些分子的表达，对于分子变化信息的探测灵敏度较高，但是对于解剖结构显示的分辨率较低；而 CT、MR 和超声显像的优势是解剖分辨率比较高，能够显示微米级结构的细微改变，但是对于分子功能与代谢显示的灵敏度相当低。由于两类不同的显像仪器具有各自的优势和不足，因此新型的核医学显像仪器 SPECT 和 PET 大多整合了 CT 和 MR 设备，实现优势互补，集核医学的分子、功能影像与高分辨率形态影像（CT 或 MR）于一体，两种影像同时、同步采集和图像融合，形成了以多模态显像为主导的显像仪器，如 PET/CT、SPECT/CT 和 PET/MR 等，真正实现了解剖结构影像与功能、代谢、生化影像的实时融合，成为医学影像的发展方向。

放射性核素显像技术通常包括显像剂的引入、图像信息采集和影像分析与处理过程，是临床核医学诊断的重要组成部分。不同器官显像所使用的显像剂不同，同一器官的不同功能或不同的显像目的需要的显像剂也不相同。放射性显像剂被器官或组织摄取的机制很多，不同的显像剂在特定的器官、组织或病变部位中选择性聚集的机制各异，概括起来主要有合成代谢、细胞吞噬、循环通路、选择性浓聚、选择性排泄、通透弥散、离子交换和化学吸附、特异性结合等。

在临床上，根据显像的方式和采用的显像剂不同，放射性核素显像又可分为以下几种类型：①根据影像获取的状态分为静态显像和动态显像。②根据影像获取的范围分为局部显像和全身显像。③根据影像获取的投影方式分为平面显像和断层显像。④根据影像获取的时间分为早期显像和延迟显像。⑤根据病变组织对显像剂摄取与否分为阳性显像和阴性显像。⑥根据显像剂摄取时机体的状态分为静息显像和负荷显像。⑦根据显像剂发出射线的种类分为单光子显像和正电子显像等。核医学显像图像的分析主要是观察器官和组织的位置、形态、大小和显像剂分布特点等。

（张永学）

dān guāngzǐ xiǎnxiàng

单光子显像（single photon imaging）

使用探测单光子的显像仪器（如 γ 照相机、SPECT）对显像剂中放射性核素发射的单光子（主要是指 γ 光子）进行平面或断层显像，记录显像剂在器官或组织中的空间分布，并进行定性或定量的技术。是临床上最常用的核医学显像方法，如 ^{99m}Tc-MDP 全身骨显像、^{99m}TcO$_4$- 甲状腺显像、^{99m}Tc-DTPA 肾动态显像、^{99m}Tc-MIBI 心肌灌注显像等。

（徐 浩）

zhèng diànzǐ xiǎnxiàng

正电子显像（positron imaging）

使用探测正电子的显像仪器（如 PET、符合线路 SPECT 以及集 CT、MR 于一体的 PET/CT、PET/MR）对显像剂中放射性核素发射的正电子进行显像的技术。目前正电子显像主要使用的仪器为 PET/CT 和 PET/MR，这类正电子显像仪器是由数万个呈环形排列的探测器单元组成。需要指出的是，用于正电子显像的仪器并非探测正电子，而是探测正电子产生湮没辐射时发出的一对能量相等（511 keV）、方向相反的光子。正电子显像主要用于代谢、受体和神经递质显像，如 ^{18}F-FDG 肿瘤显像、^{11}C-MET 肿瘤蛋氨酸代谢显像、^{18}F-FES 雌激素受体显像、^{18}F-DOPA 脑多巴胺受体显像等。正电子显像是核医学领域发展迅速、应用广泛的分子影像技术。

(徐 浩)

fúhé xiǎnxiàng

符合显像 (coincidence imaging)

利用带有符合线路的双探头单光子显像仪器进行正电子显像的技术。是正电子显像的一种类型。将正电子核素标记的药物为示踪剂引入机体后定位于靶器官或组织，这些正电子核素在衰变过程中发射正电子，与周围组织中的电子相互作用，发生湮没辐射时发出的一对能量相等（511 keV）、方向相反的光子。利用对向放置的探测器同时（符合时间窗内）探测到湮没辐射光子对，确定探测范围内湮没事件发生方位的检测方法，称为符合探测（coincidence detection）。而 PET 探测是采用一系列成对的互成180°排列（环形）并与符合相连的探测器来探测湮没辐射光子对，经计算机重建出机体正电子核素三维体层分布图像。符合电路单光子发射计算机断层显像是用双探头或三探头 SPECT 加装符合电路，从而实现对正电子湮没辐射光子对进行符合探测成像。

(徐 浩)

píngmiàn xiǎnxiàng

平面显像 (planar imaging)

将放射性显像仪器（如 γ 照相机和早期使用的直线扫描机）置于体表的某一固定位置以二维方式采集器官或组织的放射性分布影像的技术。所得影像称平面影像，

平面显像可以是局部也可以是全身显像；可为静态也可以为动态平面显像，如甲状腺显像、全身骨显像、肾脏动态显像等。平面显像所获得的影像是器官或组织在某一方位的投影，它是由器官或组织在该方位上各处的放射性叠加所构成，叠加的结果可能掩盖器官深部较小的放射性分布异常，为弥补这种不足，常采用前位、后位、侧位和斜位等多体位显像的方法，达到充分暴露器官内放射性分布异常的目的。尽管如此，对较小的，尤其是较深的病变仍不易发现，必要时需要增加局部断层显像以便发现深部小病灶（图）。

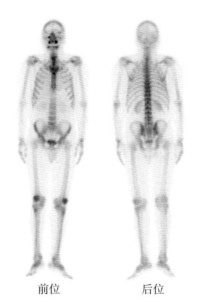

前位　　后位

图　全身骨平面显像

(张永学　覃春霞)

duàncéng xiǎnxiàng

断层显像 (tomographic imaging)

利用可围绕人体旋转的放射性显像装置，如 SPECT，或通过环形排列的探测器，如 PET 多角度采集显像剂分布的信息，再由计算机重建出机体不同轴向，如横轴面、冠状面、矢状面（图1）影像的技术。在心脏断层显像时，通常

采用短轴、水平长轴、垂直长轴（图2）的三维断层影像的表述。

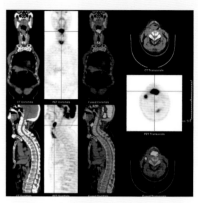

图1　喉癌患者 ^{18}F-FDG PET/CT 断层显像

注：a.冠状面；b.矢状面；c.横断面断层的 CT、PET 和 PET/CT 融合影像

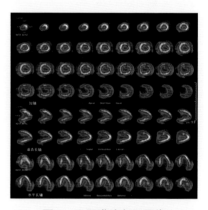

图2　心肌灌注断层显像

断层显像在一定程度上避免了不同体层放射性的重叠干扰，可以单独观察某一体层内的放射性分布，能比较正确地显示器官内放射性分布的真实情况，有助于对病变进行精确的定位和发现深部结构的放射性分布轻微异常，检出较小的病变，还可进一步精确定量分析局部的放射性分布，因而成为常规的核医学显像方法，是研究器官局部血流量和代谢率等必不可少的方法。如心肌灌注/代谢显像、^{18}F-FDG PET/CT 脑显像、肿瘤显像等。

(张永学　覃春霞)

阴性显像 (negative imaging)

yīnxìng xiǎnxiàng

显像剂主要被有功能的正常组织摄取，而病变组织基本上不摄取或摄取低，在影像上表现为病变部位呈放射性分布稀疏或缺损，正常组织放射性分布较均匀的技术。又称冷区显像（cold spot imaging）。这类显像的敏感性较阳性显像低，如常规甲状腺显像、心肌灌注显像、肝胶体显像等均属此类型（图）。

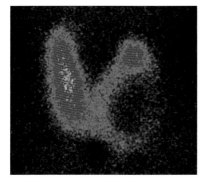

图 阴性显像

注：甲状腺左叶冷结节

（张永学 覃春霞）

阳性显像 (positive imaging)

yángxìng xiǎnxiàng

显像剂主要被病变组织摄取，而正常组织一般不摄取或摄取很少，在影像上病灶组织的放射性比正常组织高而呈"热区"改变的技术。又称热区显像（hot spot imaging）。如急性心肌梗死灶显

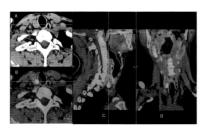

图 阳性显像

注：A. CT影像；B. SPECT-CT融合影像；C.矢状位影像；D.冠状位影像

像、亲肿瘤阳性显像、放射免疫显像、肿瘤受体显像等，其中肿瘤阳性显像最常见（图）。阳性显像通常又分为特异性阳性显像和非特异性阳性两种类型（见特异性显像和非特异性显像），阳性显像的敏感性要高于阴性显像。

（张永学 覃春霞）

特异性显像 (specific imaging)

tèyìxìng xiǎnxiàng

利用某些病变组织具有选择性摄取特异性显像剂的特性，来反映其病变的特定功能与分子状态的技术。特异性显像是阳性显像的一种类型，特异性显像剂选择性聚集在特定的靶组织中的机制主要是分子结构的特异性结合，即分子识别。其主要包括抗原与抗体的结合、配体与受体的结合、多肽类药物与相应靶细胞的结合、反义探针与癌基因的分子识别、酶与底物的识别等。例如，利用放射性核素标记的配体作为显像剂，引入机体后与相应的受体特异性结合，可以提供受体的分布部位、密度和功能等信息，称为放射受体显像（radioreceptor imaging）；利用放射性核素标记的抗体或抗体片段与体内的相应的抗原特异性结合，可使富含该抗原的病变组织显像，称为放射免疫显像（radioimmunoimaging，RII）；利用放射性核素标记的反义寡核苷酸可与相应的 mRNA 或 DNA 链的基因片段互补结合，可进行反义显像和基因显像等。特异性显像也是当今分子影像中比较成熟的技术，许多方法已经用于临床诊断。

（徐 浩）

非特异性显像 (non-specific imaging)

fēi tèyìxìng xiǎnxiàng

显像剂被病变组织摄取，在影像上病灶组织的放射性分布比正常组织高而呈"热区"改变，但其在器官、组织聚集的机制并非依赖诸如分子结构的特异性结合的技术。非特异性显像是阳性显像的另一种类型，相对于特异性显像来说，其特异性不强。例如，肿瘤代谢显像中的 ^{18}F-FDG、^{18}F-FLT 等进行的 PET/CT 显像是临床常用的非特异性阳性显像，这些显像剂不仅被恶性肿瘤病灶摄取，某些炎性病灶也可以摄取增高；而应用 SPECT 的肿瘤非特异性阳性显像有 ^{67}Ga 肿瘤显像、^{201}Tl 和 ^{99m}Tc-MIBI 肿瘤显像等。非特异性显像的优点是应用广泛，对于不同类型的病变具有很好广谱性或兼容性；其缺点是特异性不强，需要结合病灶的形态特征、临床信息进行综合判断来对病变进行定性。

（徐 浩）

静态显像 (static imaging)

jìngtài xiǎnxiàng

当引入体内的显像剂在器官内或病变处的分布处于相对稳定平衡状态时，采集某一观察面在一定时间内的放射性分布图像的技术。这种显像允许采集足够的放射性计数用以成像，故所得影像清晰，适合于详细观察器官和病变的位置、形态、大小和放射性

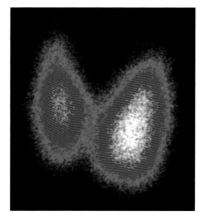

图 甲状腺静态显像

分布。静态显像可以是平面显像，也可以做断层显像，如甲状腺平面显像（图）、唾液腺显像以及脑、肺、心、肝、脾、肾的静态显像，胃肠道出血、梅克尔憩室、淋巴结、移植器官、肾上腺、睾丸、前列腺等器官的显像，因为其方法简便，适用范围较广泛。

（张永学　覃春霞）

dòngtài xiǎnxiàng

动态显像（dynamic imaging）

在显像剂引入体内后，根据不同器官和检查目的迅速以预先设定的显像速度（如1秒/帧、1分钟/帧等）连续动态采集器官的多帧影像，或以一定时间间隔，以相同方式和条件记录显像剂在器官内随时间动态变化的过程，用以评价器官某些功能的技术。以系列化或电影方式显示显像剂随血流流经和灌注器官，或被器官不断摄取和排泄，或在器官内反复充盈和排出等过程，造成器官内的放射性计数在数量上或在位置上随时间而变化。利用计算机感兴趣区技术可以提取每帧影像中同一感兴趣区内的放射性计数，生成时间-放射性曲线，进而计算出动态过程的各种定量功能参数，如肾小球滤过率、心脏射血分数、胃或小肠排空功能等。通过各种参数定量分析器官和组织的运动或功能情况，是核医学显像的一个突出特点。临床上，常常广泛用于器官功能判断，如甲状

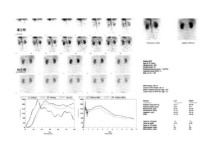

图　肾脏动态显像

腺、脑、心、肝、肾显像，胃排空功能显像、骨三相显像、肝胆动态显像等，尤其是肾动态显像是核医学最常用显像之一（图）。

（张永学　覃春霞）

júbù xiǎnxiàng

局部显像（regional imaging）仅限于身体某一部位或某一器官显像的技术。与全身显像相对而言，在SPECT显像中，这种方法一般使用较大的采集矩阵（如256×256或512×512），得到的信息量大，图像清晰，分辨率较高，在临床上最为常用；在PET显像中，仅采集范围较小，采集条件同全身显像（图）。

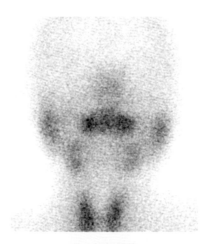

图　局部显像

注：唾液腺显像

（张永学　覃春霞）

quánshēn xiǎnxiàng

全身显像（whole body imaging）利用放射性探测仪器沿体表做匀速移动，从头至足依序采集全身各部位的放射性分布图，将其合成为一幅完整影像的技术。注射一次显像剂即可完成全身各部位显像是放射性核素显像的突出优势之一，可进行"全身筛查"，在全身范围内寻找病灶，并且有利于机体不同部位或对称部位放射性分布的比较分析，常用于全

身骨显像、全身骨髓显像、全身淋巴显像、PET/CT全身显像探寻肿瘤或炎性病灶等（图）。

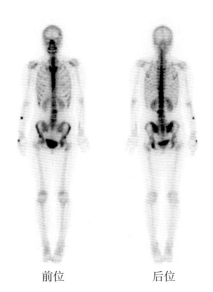

前位　　　　后位

图　全身显像

注：转移性骨肿瘤骨显像

（张永学　覃春霞）

qīn zhǒngliú xiǎnxiàng

亲肿瘤显像（tumor affinity imaging）一类较为广谱的肿瘤阳性显像技术。或许特异性不突出，但应用范围较广，如^{99m}锝甲氧基异丁基异腈（^{99m}Tc-MIBI）显像即属于亲肿瘤显像。^{99m}Tc-MIBI本是常用的心肌血流灌注显像剂，而肿瘤细胞因增生需要，普遍存在细胞膜高电势，故在多数肿瘤均有较高的^{99m}Tc-MIBI浓聚，而在良性病变和正常组织中一般较少摄取。因此，^{99m}Tc-MIBI可以用于亲肿瘤显像，对肺癌、乳腺癌、甲状腺癌和甲状旁腺腺瘤等均具有一定的诊断价值。^{201}Tl显像、^{67}Ga枸橼酸盐显像和^{99m}Tc（Ⅴ）-DMSA显像属于亲肿瘤显像方法。

（朱朝晖）

duō mótài chéngxiàng

多模态成像（multimodality imaging）利用多种不同原理的成像方法和设备，如PET、SPECT、

CT、MRI、超声和光成像等，同时或先后获得相同个体不同特征图像的技术。这些不同模态的图像可能相互补充，实现 1+1 > 2 的效果。多模态成像设备是将具有互补作用的成像设备组合到一台设备中，如 PET/CT、PET/MR 和 SPECT/CT 等。而多模态分子探针是将多种成像能力组合到一种分子或纳米颗粒中，可用不同方法进行成像，如 ^{68}Ga-IRDye800-RM26 是靶向胃泌素释放肽受体的显像剂，既可通过 ^{68}Ga 标记进行 PET 显像，又可通过 IRDye800 实现术中光成像。

（朱朝晖）

rónghé yǐngxiàng

融合影像（fused image）

将对相同个体采集的不同模态、不同特征的图像，或从同一样本获得的不同染色的图像，按照一定的方法进行精确配准和融合，并在相同的空间内，通过不同的颜色实现图像融合显示的技术。融合影像有利于明确不同特征的相互关系，从而有助于医学诊断。特别是将核医学 PET 或 SPECT 的功能、代谢、分子影像信息与 CT 或 MRI 的经典解剖、精细结构影像互补结合，组成的 PET/CT、PET/MR、SPECT/CT 等多模态融合影像已得到临床广泛认可。融合影像也用于细胞、组织等的科学研究，通过将不同染色的图像进行融合，可确定分子之间的相互关系。

（朱朝晖）

zhěnduàn hé yīxué

诊断核医学（diagnostic nuclear medicine）

应用放射性核素示踪技术的原理和方法进行器官或组织成像、功能测定、体外分析等，从而对疾病进行诊断、评估和研究目的的一类技术。也是临床核医学的重要组成部分。按照方法学原理不同，分为核医学体内诊断和体外诊断，其中体内诊断包括器官或组织的 γ 照相机、单光子发射计算机断层／计算机断层成像仪、正电子发射断层／计算机断层成像仪、正电子发射断层／磁共振成像仪显像诊断，器官功能与血流量测定，骨矿物质含量测定等；体外诊断主要是通过体外分析技术（如放射免疫分析、免疫放射分析、受体放射分析、化学发光免疫分析以及时间分辨荧光免疫分析等）测定血液及其他生物样品中微量物质的含量等，以达到诊断某些疾病的目的。

（张永学）

zhōngshū shénjīng xìtǒng hé yīxué xiǎnxiàng

中枢神经系统核医学显像（nuclear medical imaging of central nervous system）

利用放射性核素示踪技术对神经疾病、精神疾病进行诊治以及开展脑科学基础研究的技术。中枢神经系统由脑和脊髓组成，是人体神经系统的最主体部分。中枢神经系统内大量神经细胞聚集在一起，有机地构成网络或回路，接受和处理来自全身各处传入的信息，经过整合加工后控制和协调运动机体的运动和行为，并将信息储存在中枢神经系统内成为学习、记忆、思维和行为活动的神经基础。人类的大脑是由约 140 亿个脑细胞构成的海绵状神经组织，大脑重约 1400g。脑是中枢神经系统的主要部分，分为前脑、中脑和后脑三大部分，其分别具有不同的功能。脊髓是中枢神经系统的低级部位，位于椎管内，其前端于枕骨大孔与脑相接，外连周围神经，31 对脊神经分布于两侧，后端达盆骨中部。

近年来，随着各种新型脑功能显像剂的研制成功和以 PET/CT、PET/MR 为代表的多模态显像设备的应用，在了解神经系统形态学改变的同时，更获得了脑组织血流、代谢、受体分布、病理标志物分布（如 β 淀粉样蛋白、磷酸化 tau 蛋白）等方面的信息，从分子水平来揭示神经疾病、精神疾病的病因和发病机制、病理改变以及预后，并开展对大脑功能的深入研究，神经系统核医学因此得到了迅速的发展，已经成为神经科学发展中不可缺少的重要部分。神经系统核医学常用的显像方法有脑血流灌注显像、脑代谢显像、神经受体显像、多巴胺转运蛋白显像、脑脊液间隙显像等，临床上广泛应用于脑血管疾病、癫痫、痴呆、运动障碍性疾病、脑肿瘤等疾病的诊断以及脑功能研究。

（安锐）

nǎo xuèliú guànzhù xiǎnxiàng

脑血流灌注显像（cerebral blood flow perfusion imaging）

利用某些显像剂能穿透完整的血脑屏障进入脑细胞并滞留其内，用显像仪器显示大脑各部位局部脑血流灌注情况的脑断层影像技术。显像剂进入脑细胞的量与局部脑血流量成正相关，可以采用半定量和定量方法计算局部脑血流量（regional cerebral blood flow，rCBF）和全脑血流量，进而用于相关疾病的诊断和鉴别诊断。

适应证　短暂性脑缺血发作和持续型可逆性缺血性神经功能缺损的诊断、脑梗死的诊断、痴呆的诊断与鉴别诊断、致病灶的定位诊断、脑肿瘤手术及放疗后复发与坏死的鉴别诊断、脑功能研究、其他神经或精神疾病的辅助诊断等。

禁忌证 无明确禁忌证。

检查前准备 注射 ^{99m}Tc 标记显像剂前需封闭甲状腺、脉络丛和鼻黏膜，以减少 $^{99m}TcO_4^-$ 的吸收和分泌；使用其他显像剂时，患者无需特殊准备。

方法 用于脑血流灌注显像的仪器主要有 SPECT 和 PET 两类，前者常用的显像剂包括 $^{99m}Tc-$ 双半胱乙酯（$^{99m}Tc-ECD$）、$^{99m}Tc-$六甲基丙烯胺肟（$^{99m}Tc-HMPAO$）和 $^{123}I-$ 苯丙胺（$^{123}I-IMP$）等，后者常用的显像剂是 $^{15}O-H_2O$ 和 $^{13}NH_3 \cdot H_2O$。

图像分析 正常脑断层影像中，大小脑皮质、基底节神经核团、丘脑、脑干显影清晰，白质及脑室部位为淡影，左右两侧基本对称。图像分析方法主要有以下几种。①目测法：至少连续两个断面以上有一处或多处显像剂摄取减低区或异常浓聚区，脑室及白质区域扩大或尾状核间距增宽，两侧丘脑、基底节及小脑较明显不对称等均被视为异常。②半定量分析法：在断层影像某区域和对侧的镜像部位提取计数，计算 ROI 比值。③统计参数图（statistical parametric mapping，SPM）分析法。

负荷试验 SPECT 或 PET 脑血流灌注显像时通过增加脑功能负荷量，可以了解脑血流的反应性变化，以提高缺血性病变特别是潜在的缺血性病变的阳性检出率。常用的负荷试验主要有药物介入试验、人为干预介入试验、生理刺激介入试验、认知作业介入试验、物理性干预试验五大类，其中以药物介入试验（如乙酰唑胺试验）最为常用。

临床应用 脑血流灌注显像主要用于以下目的：①短暂性脑缺血发作（TIA）和可逆性缺血性脑病的诊断：短暂性脑缺血发作和可逆性缺血性脑病患者神经系统检查及 CT 和 MRI 检查结果多为阴性，而 rCBF 断层显像可发现近 50% 患者脑内存在慢性低灌注状态，病变部位表现为不同程度的显像剂分布减低或缺损区，阳性检出率高于 CT 或 MRI；负荷试验有助于提高慢性低灌注状态病灶的检出率。②脑梗死的诊断：脑梗死发病早期（如 2 小时内）rCBF 断层显像即可检出，其灵敏度高于 CT 和 MRI；梗死后 2～12 小时宜首选 MRI；12 小时以后，MRI、CT 和 rCBF 断层显像的阳性率相近，但是后者显示的病变范围要大于 CT 和 MRI 的改变，且有助于评估梗死后侧支循环建立情况；如果考虑病变在小脑及脑干区，或者腔隙性脑梗死，则首选 MRI。③痴呆的诊断与鉴别诊断：阿尔茨海默病患者脑血流灌注显像表现为以双侧顶叶和颞叶为主的大脑皮质显像剂分布对称性明显减低，多不累及基底节和小脑；多发脑梗死性痴呆则表现为大脑皮质多发性散在的显像剂分布减低区，且往往累及基底节和小脑。④致痫灶的定位诊断：对于难治性或顽固性癫痫需手术或伽马刀去除癫痫病灶时，术前的致痫灶定位决定着治疗的成败。rCBF 断层显像对于致痫灶的检出率明显高于 CT 和 MRI，并且借助诱发试验可进一步提高致痫灶的检出率。主要表现为癫痫发作期病灶区的显像剂分布增浓，而发作间期呈减低区。⑤脑肿瘤手术及放疗后复发与坏死的鉴别诊断：rCBF 断层显像对脑肿瘤的诊断不能提供有决定性意义的信息，但对鉴别脑瘤术后或放疗后的复发具有较高的价值。影像学表现为肿瘤残留病灶或复发灶的显像剂分布异常浓聚，而坏死区呈稀疏或缺损区。结合亲肿瘤显像（如 ^{201}Tl SPECT 显像），可以明显提高诊断与鉴别诊断的准确性。⑥脑功能研究：应用 rCBF 断层显像结合各种生理负荷试验有助于研究脑局部功能活动与各种生理刺激的应答关系。如通过视觉、听觉、语言等刺激，在 rCBF 断层显像中可分别观察到枕叶视觉中枢、颞叶听觉中枢以及额叶语言中枢或精神活动区显像剂分布增浓。⑦其他：很多神经疾病或精神疾病通过脑血流灌注显像可观察到 rCBF 的改变，如偏头痛发作时 rCBF 发生增高或减低的变化；精神分裂症患者 rCBF 的变化特点是从脑前部向后部呈阶梯性改变，以额叶损害最严重，rCBF 明显减低，基底节和颞叶亦常受损，左侧受损程度常较右侧重；抑郁症患者额叶和顶叶前部的 rCBF 减低；遗传性舞蹈病患者大脑皮质和基底节出现多处 rCBF 减低区；脑动静脉畸形处 rCBF 明显减低。

注意事项 数据采集时患者头部位置变动会严重影响图像质量，为防止头部移动，可采用胶带强制固定，必要时（如神经或精神症状明显、小儿、不能配合者）显像前可给予镇静剂。使用 ^{99m}Tc 显像剂时，应事先口服过氯酸钾封闭脉络丛和鼻黏膜。负荷试验，尤其是药物介入试验时，必须熟知其原理、方法、注意事项，以及可能出现的不良反应，准备好必要的拮抗药品和抢救措施。

（安 锐）

nǎo dàixiè xiǎnxiàng

脑代谢显像（cerebral metabolic imaging） 以放射性核素标记的脑代谢底物为显像剂，使用核医学显像设备显示大脑各部位脑代谢情况的脑断层影像技术。视显像剂的不同，可分为脑葡萄糖代谢显像、脑氧代谢显像和脑氨基酸代谢显像等。

适应证 ①致痫灶的定位诊断及术后疗效判断。②脑胶质瘤诊断。③痴呆的早期诊断与鉴别诊断、病程评价。④锥体外系疾病如帕金森病、亨廷顿病等诊断与病情评价。⑤脑生理研究与认知功能的研究。⑥其他疾病的脑功能评价。

禁忌证 无明确禁忌证。

检查前准备 脑葡萄糖代谢显像时，受检者应禁食 4~6 小时以上，静脉注射 ^{18}F-FDG 后应保持安静；脑功能研究时，在注射前尚需视听封闭 5 分钟以上。脑氧代谢显像时，受检者需平静呼吸，不宜做深呼吸。脑氨基酸代谢显像，受检者无需特殊准备。

方法 用于脑代谢显像的仪器主要是 PET（包括 PET/CT 或 PET/MR）。脑葡萄糖代谢显像时，静脉注射 ^{18}F-FDG 后 40~60 分钟后进行脑断层显像；如果需要进行脑局部葡萄糖代谢率绝对定量测定时，还需按照一定程序进行动态采集信息。脑氧代谢显像时，受检者吸入 ^{15}O$_2$ 后即刻进行 PET 动态显像，可得到脑氧代谢率（cerebral metabolic rate of oxygen，CMRO$_2$），结合 CBF 测定，可计算氧摄取分数（oxygen extraction fraction，OEF）。脑氨基酸代谢显像主要显像剂有 ^{11}C- 甲基 -L- 蛋氨酸（^{11}C-MET）、^{11}C- 酪氨酸（^{11}C-TYR）和 ^{18}F- 氟代乙基酪氨酸（^{18}F-FET）等，其中 ^{11}C-MET较为常用。

图像分析 脑葡萄糖代谢显像和氧代谢显像表现为：大脑皮质、基底节、丘脑、脑干、小脑影像清晰，左右两侧基本对称。

氨基酸代谢显像中，正常脑组织的摄取量通常很低。生理状态下，葡萄糖为大脑皮质的唯一供能物质，故正常脑组织内 ^{18}F-FDG 的蓄积量很高，影像远较血流灌注显像清晰。

临床应用 尽管脑的代谢与血流有密切的关系，正常人的脑代谢影像与脑血流灌注影像特征也极为相近，但由于脑葡萄糖代谢的图像质量较脑血流灌注显像更为清晰，并且可以通过绝对定量分析测定大脑皮质各部位和神经核团局部葡萄糖代谢率（local cerebral metabolic rate of glucose，LCMRGlu）或全脑葡萄糖代谢率（cerebral metabolic rate of glucose，CMRGlu），脑氧代谢和氨基酸代谢显像也有其独特的价值，尤其是随着 PET 的日渐普及，脑代谢显像的应用也因此更为广泛。目前，脑代谢显像主要用于以下目的。①致痫灶的定位诊断及疗效判断：致痫灶的葡萄糖代谢变化与 rCBF 一致，即发作间期表现为低代谢状态，而发作期则表现为高代谢状态。发作间期致痫灶定位诊断的灵敏度为 70%~90%，发作期诊断灵敏度达 90% 以上，与皮质脑电图的一致性约为 95%，与病理结果的符合率为 90%。脑葡萄糖代谢显像对癫痫灶的定位诊断，较之于 CT 和 MRI 有着明显优势，可为致痫灶手术或伽马刀治疗提供了相当可靠的定位信息，还可用于致痫病灶切除后的疗效随访。典型的发作期 ^{18}F-FDG 显像表现为致痫灶呈高代谢状态，但是由于 ^{18}F-FDG 的摄取与代谢需要一定的时间（其从被摄取到达到平衡所需的时间大概在 30~40 分钟），而癫痫发作时间常较短（一般只有几十秒至数分钟），因此代谢显像不像

血流灌注显像那样能快速反映瞬时变化，显像结果多反映的是发作间期 - 发作期 - 发作后期的综合代谢过程。②脑胶质瘤诊断：^{18}F-FDG PET 显像可用于脑肿瘤良恶性鉴别、恶性度分级、疗效和预后判断以及复发或残存病灶的诊断。肿瘤的葡萄糖代谢活跃程度与肿瘤的恶性度有关，良性和低度恶性脑肿瘤的病变部位葡萄糖摄取或 LCMRGlu 与正常白质处相似，而大多数高度恶性的脑肿瘤葡萄糖摄取或 LCMRGlu 则明显增高。脑葡萄糖代谢显像对于各种抗肿瘤治疗后的疗效评价及预后判断也有较大的应用价值。脑瘤手术或放疗后坏死区显像剂分布缺损，可与肿瘤复发部位呈异常葡萄糖浓聚灶相鉴别，在治疗后复发或残留病变与坏死灶的鉴别方面，脑葡萄糖代谢显像较 CT 和 MRI 更有优势。虽然 ^{18}F-FDG 在肿瘤代谢显像中一直占据主导地位，但由于它欠完美的特异性及灵敏度和较高的脑部本底摄取，使其在脑部肿瘤诊断的价值有限。目前已经开展了多种其他正电子显像剂，如乙酸、蛋氨酸、胆碱、胸腺嘧啶等显像剂以弥补 FDG 显像的不足，反映不同代谢功能的分子探针的联合诊断，明显提高了对肿瘤诊断的准确性。例如，^{11}C 标记的蛋氨酸（^{11}C-MET）能更好地评估脑胶质瘤治疗后肿瘤病灶残留、复发，肿瘤放疗靶区勾画。③痴呆的早期诊断与鉴别诊断、病程评价：痴呆最常见病因是阿尔茨海默病，其病变特点是以顶叶和后颞叶为主的双侧大脑皮质葡萄糖代谢对称性减低，而感觉运动皮质、基底神经节和小脑通常不受累，脑葡萄糖代谢显像对该病的诊断灵敏度和特异性均明显高于 rCBF 断层显像，灵

敏度可达 90% 以上。早期阿尔茨海默病和晚期阿尔茨海默病患者在 ^{18}F-FDG 显像中有一定差异。早期患者葡萄糖代谢降低以顶叶和扣带回后部明显，以单侧病变多见；晚期患者明显受损部位在颞叶和额叶中部，多表现为双侧脑区对称性受累，病变常累及大脑各叶甚至基底神经节区、丘脑和小脑，这些特征有助于对病程进行评估。阿尔茨海默病患者出现代谢减低主要与葡萄糖磷酸化、葡萄糖转运和氧利用均减少有关，而不是局部存在结构性损害病灶所致，常规影像形态学影像检查往往仅有脑萎缩表现，借此可与脑梗死所致痴呆相鉴别。④锥体外系疾病如帕金森病、亨廷顿病等诊断与病情评价：帕金森病和亨廷顿病是最常见的锥体外系疾病。由于帕金森病起病隐匿而缓慢，早期诊断比较困难，CT 和 MRI 检查多无明显异常。脑葡萄糖代谢显像可发现，早期未经治疗的帕金森病基底节区呈现高代谢，偏侧震颤麻痹与对侧基底节的高代谢有关；病情进展时，可表现为全脑葡萄糖代谢率的逐渐降低，呈弥散性分布。伴有痴呆症状的帕金森病患者，其脑葡萄糖代谢可出现与阿尔茨海默病类似的影像学改变，表现为顶叶、枕叶及尾状核等部位葡萄糖代谢率明显下降，提示这两种疾病之间可能存在某些联系。亨廷顿病早期 CT 显示出尾状核的解剖形态是完整的，而脑葡萄糖代谢显像即可显示出尾状核头部代谢明显低下。代谢的改变开始在尾状核，然后随病情的发展波及豆状核，双侧基底核区和多处大脑皮质均出现显像剂分布减低区。⑤脑生理研究与认知功能的研究：脑代谢显像可用于人脑生理功能

和认知功能研究，包括智力的神经学基础研究，如语言、数学、记忆、注意力、计划、比较、思维、判断等涉及认知功能的活动，同时还能够研究大脑功能区的分布、数量、范围及特定刺激下上述各种活动与能量代谢之间的内在关系。研究表明，人脑活动与特定区域的 LCMRGlu 水平有直接关系，患者临床上的各种不同表现往往与脑内低代谢区所在的部位有关，如语言功能障碍或失语者左侧额叶、颞叶、顶叶以及外侧裂区代谢明显减低；记忆缺失者双侧颞叶代谢减低，且以右侧为著。⑥其他疾病的脑功能评价：脑梗死、精神分裂症、抑郁症等疾病，在脑葡萄糖代谢显像中的影像学表现基本上与 rCBF SPECT 显像相类似。由于 PET 的空间分辨率明显好于 SPECT，而且可以得到 LCMRGlu 和 CMRGlu 参数，因此脑代谢显像不仅图像质量明显优于 rCBF SPECT 显像，还可获得真正意义上的定量分析参数，有利于动态观察疾病发展过程和对疗效进行评价。

注意事项 数据采集时嘱患者头部位置保持不动，必要时可在显像前给予适当镇静药物。进行脑葡萄糖代谢显像时，应监测血糖浓度，必要时采取措施调控血糖水平。对癫痫发作频繁者，应当进行 EEG 监测，了解有无亚临床发作。

(安 锐)

shénjīng shòutǐ xiǎnxiàng

神经受体显像 (neuroreceptor imaging)

利用放射性核素标记的配体与神经细胞表面相应的受体发生特异性结合反应，从而显示受体分布、数量 (密度)、亲和力 (功能) 以及对药物的反应等变化的脑断层影像技术。该方

法主要反映突触后神经元功能。

目前研究和应用比较多的神经受体主要有多巴胺受体、乙酰胆碱受体、5-羟色胺受体、苯二氮䓬受体和阿片受体等。

适应证 ①锥体外系疾病的诊断与鉴别诊断。②痴呆的诊断与研究。③精神性疾病的研究与用药指导。④药物成瘾与依赖性的研究。

禁忌证 震颤症状明显，不能配合检查者。

检查前准备 受检者空腹，保持安静，给药前后进行视听封闭，检查室灯光暗淡。对个别不能配合者须在检查前给予适当镇静剂。

方法 根据配体所标放射性核素的不同，用于神经受体显像的仪器可以是 SPECT (包括 SPECT/CT) 或者 PET (包括 PET/CT 或 PET/MR)。例如，^{123}I-IQNB 和 ^{11}C-QNB 分别用于乙酰胆碱受体的 SPECT 显像和 PET 显像。由一侧肘静脉快速注入显像剂后即刻连续动态显像，然后进行特定时相的静态断层显像。如果需要对神经受体进行定量分析，则须在另一侧肘静脉分别在注药后不同时间点采集动脉化静脉血，血样经处理、测量、数据归一化，通过计算获取动脉输入功能参数。

图像分析 大脑皮质及神经基底节区某种神经受体丰富的部位，其相应放射性配体显像剂分布均匀、对称，影像轮廓结构清晰。一般情况下，小脑的显像剂分布较低。利用计算机感兴趣区技术和采用一定的生理数学模型可得到定量分析的功能参数，即放射性配体与受体特异结合的最大结合容量和结合解离常数，定量反映受体数量 (密度) 和功能 (亲和力)。半定量分析常在富有

受体分布区域与参考区分别设置感兴趣区，计算靶 / 本底摄取比值（T/B），例如多巴胺受体显像半定量分析常用纹状体与小脑或纹状体与枕叶比值。

临床应用 ①锥体外系疾病的诊断与鉴别诊断：帕金森病是一种多巴胺能神经递质 – 受体疾病，CT 和 MRI 在早期发现帕金森病病变有一定限制，而 PET 则可能在解剖结构发生改变之前从生理、生化、代谢及功能变化发现病变，从而达到早期诊断和及时治疗的目的。多巴胺 D_2 受体显像可见帕金森病患者最初壳核的放射性摄取显著增加，尾状核正常；3 ~ 5 年之后，与基线相比，壳核和尾状核的摄取均显著下降，因此利用该技术可早期诊断帕金森病（包括亚临床型），并可监测临床上用 L- 多巴治疗帕金森病患者的疗效。多巴胺 D_2 受体显像可鉴别原发性帕金森病（纹状体浓聚 IBZM）与帕金森综合征（摄取减少），前者经多巴胺治疗效果明显，后者无效，因此对于制订合理的个体化治疗方案具有重要临床意义。此外，$^{18}F-$ 多巴（$^{18}F-DOPA$）是多巴胺能神经递质 L- 多巴的类似物，根据纹状体对 $^{18}F-DOPA$ 摄取和清除的速率，有助于对累及多巴胺系统脑功能活动疾病的诊断。②痴呆的诊断与研究：胆碱能神经元丧失或破坏导致乙酰胆碱合成障碍是阿尔茨海默病主要病理改变之一，乙酰胆碱受体 PET 显像可应用于阿尔茨海默病的早期诊断，评价脑功能损害程度，动态监测疾病进展，并研究各种治疗方法的作用机制与疗效。③精神性疾病的研究与用药指导：苯二氮䓬类受体是脑内主要的抑制性受体，亨廷顿病、阿尔茨海默病、躁狂症和原发性

癫痫等神经精神疾病均与它的活性减低有关。5-HT 受体与躁狂 / 抑郁型精神病有关，单纯或轻度抑郁症患者顶叶皮质显像剂摄取增高，额叶下部右侧较左侧增高，而重度抑郁症或躁狂 / 抑郁型精神病患者脑 5-HT 受体密度和亲和力降低，同时还观察到 Citalopram 抗抑郁症治疗后脑内 5-HT 摄取增加。④致痫灶的定位诊断：临床上 BZ 受体研究对致痫灶的定位和监测疗效有实用意义。癫痫发作间期 BZ 受体显像可见病灶部位受体密度减低，在显示病变上较脑血流断层显像为优，联合 MRI 等影像学检查可进一步提高病灶检出率。此外，PET 阿片受体显像示颞叶癫痫灶阿片受体密度增加，呈明显异常显像剂摄取浓聚灶。⑤药物成瘾与依赖性的研究：阿片受体显像可用于吗啡类药物成瘾与依赖性以及药物戒断治疗的临床研究。例如，$^{11}C-CFN$ 阿片受体显像可直接观察美沙酮治疗阿片成瘾患者时美沙酮占据阿片受体位点的程度，从而提供一种监测美沙酮药效和合理用药的有效手段。

注意事项 由于脑内受体含量很少，能通过血脑屏障进入脑内与受体结合的显像剂非常有限，因此显像剂的质量显得十分重要，一般要求放化纯度 > 90%，比活度在 37 ~ 74TBq/nmol。根据所使用显像剂的不同，检查前须停服相关神经类治疗药物 3 ~ 5 天，以避免影响图像质量和检查结果的判断。

（安 锐）

duōbāàn zhuǎnyùn dànbái xiǎnxiàng

多巴胺转运蛋白显像（dopamine transporter imaging）

使用放射性核素标记多巴胺转运体（dopamine transporter，DAT）的配体，显示多巴胺转运体的分布和功能的脑断层影像技术。该方法主要反映突触前神经元功能。

适应证 ①帕金森病的早期诊断、病情判断、鉴别诊断和疗效评价。②其他精神疾病的 DAT 功能变化。

禁忌证 无明确禁忌证。

检查前准备 受检者空腹，保持安静，给药前后进行视听封闭。对个别不能配合者须在检查前给予适当镇静剂。

方法 用于多巴胺转运蛋白显像的仪器也分为 SPECT 和 PET 两类，前者常用的显像剂是 $^{99m}Tc-TRODAT-1$、$^{123}I-\beta-CIT$ 等，后者常用的显像剂是 $^{18}F-FP-\beta-CIT$、$^{11}C-\beta-CIT$ 等。

图像分析 DAT 显像在横断层上仅可见双侧纹状体部位显影，显像剂分布均匀、对称，外形饱满，类似 "熊猫眼" 形态，脑内其余部位未见或仅见少量接近本底水平的非特异性显像剂摄取。

临床应用 ①帕金森病的早期诊断、病情判断、鉴别诊断和疗效评价：帕金森病患者纹状体 DAT 显像剂摄取水平与病情严重程度成负相关。疾病早期，两侧基底节区的显像剂摄取呈明显不对称改变，以患肢对侧后壳核的摄取减少最为显著。随着疾病的进展，显像剂摄取减少逐渐延伸到前壳核，最终到尾状核，累及整个纹状体。DAT 的变化要比多巴胺受体的变化更为敏感、直接，如果 DAT 摄取正常，基本上可排除帕金森病。此外，DAT 显像有助于帕金森病治疗（如干细胞移植治疗）的疗效评估。②其他精神疾病：双相情感障碍（躁狂和抑郁交替发作）、强迫症、精神分裂症等患者，DAT 显像上表现为局限性放射性浓集或增高。

注意事项 见神经受体显像。

(安 锐)

nǎo jǐyè jiànxì xiǎnxiàng

脑脊液间隙显像（cerebrospinal fluid space imaging）

显示脑脊液间隙状况，反映脑脊液循环动力学变化的平面显像技术。根据显像剂的注射部位，可分为脑池显像和脑室显像。

适应证 ①交通性脑积水的诊断。②脑脊液漏的定位。③脑脊液分流术后评价。④梗阻性脑积水梗阻部位的定位。

禁忌证 无明确禁忌证。颅内压增高应视为相对禁忌证。

检查前准备 无需特殊准备。

方法 通过相应穿刺技术，将不被吸收的显像剂注入蛛网膜下腔或侧脑室，在体外用γ照相机或SPECT显像动态观察脑脊液的循环路径和吸收过程，或显示脑室影像和引流导管是否通畅。怀疑脑脊液漏者需在注药前在鼻道、耳道及可疑部位放置棉拭子，瘘管一旦显示即可终止显像，取出拭子测量其放射性。

图像分析 正常脑池显像，在注药后1小时显像剂达颈段蛛网膜下腔，小脑延髓池显影，此后颅底各基底池、四叠体池、胼胝体池和小脑凸面陆续显影，24小时可见显像剂主要集中在大脑凸面，脑室始终不显影。脑室显像则为一侧侧脑室注入显像剂几分钟后，除对侧侧脑室不显影外，全脑室系统均显影，并迅速到达基底池，此后的显像特征与脑池显像相同。

临床应用 ①交通性脑积水的诊断：交通性脑积水脑池显像的典型表现是显像剂可随脑脊液反流进入侧脑室，使侧脑室持续显影，同时脑脊液循环障碍或清除缓慢，24～48小时大脑凸面及上矢状窦区显像剂分布极少。而非交通性脑积水则脑室内无显像剂浓聚，此检查在交通性脑积水的诊断与鉴别诊断具有较高的临床价值。②脑脊液漏的定位：脑脊液漏口及漏管部位出现异常显像剂聚集影像或鼻道或耳道棉拭子可检测到放射性，有助于病变部位的定位诊断。③脑脊液分流术后评价：脑室显像能定性判断分流术后通道阻塞产生的部位以及定量评价术后效果，该法安全可靠、操作简便、合乎生理条件要求、具有其他医学影像学检查不可比拟的优越性，是评价脑脊液分流术最有临床实用价值的检查方法。④梗阻性脑积水梗阻部位的定位：脑室显像可见脑室系统一定部位脑脊液循环受阻，脑室扩大。中脑导水管阻塞表现为对侧侧脑室立即显影，而第三脑室以下脑脊液间隙持续不显影；室间孔完全阻塞显像剂在该侧侧脑室持久滞留，第三脑室以下脑脊液间隙和对侧侧脑室完全不显影；第四脑室出口阻塞影像特点为全脑室明显扩大，基底池和小脑延髓池持续不显影。

注意事项 实施腰椎穿刺术时，要严格遵守无菌操作规范。腰椎穿刺术后要求患者全身放松，去枕平卧4～6小时。对一些颅内压较高的患者，如专科医师认为确有必要做此项检查，应注意CSF流出量不宜超过2ml，尽可能做到CSF流出量与显像剂注入量为等体积。侧脑室穿刺应由专科医师操作。

(安 锐)

xīnxuèguǎn xìtǒng hé yīxué xiǎnxiàng

心血管系统核医学显像（nuclear medical imaging of cardiovascular system）

应用γ照相机、SPECT和PET/CT（MR）对心脏及大血管进行功能显像，用于诊断和评估心血管疾病的技术。心血管系统是由心脏、动脉、毛细血管和静脉血管等组成的密闭循环管道系统。又称循环系统。心血管系统的作用是通过血液的流动将氧、各种营养物质、激素等提供给器官和组织，同时又将各组织器官代谢的废物运送到排泄器官排出体外，从而保持了机体内环境平衡、新陈代谢的正常进行，维持机体正常的生命活动。心脏能在神经系统的控制下发生、有节律性的收缩和舒张，使得血液始终沿着一定方向循环流动。心脏泵出的血液携带各种营养物质经动脉进入毛细血管，然后由静脉经肺再回流到心脏。

心血管系统核医学是核医学发展较快且比较成熟的分支领域，其对心血管疾病诊断与评估具有不可替代的作用。目前主要分为两大类显像，一是应用单光子核素标记的显像剂进行心血管SPECT显像，二是应用正电子核素标记的显像剂进行心肌PET/CT或PET/MR显像。临床上SPECT心血管显像主要包括心肌灌注显像及其负荷试验早期诊断冠心病心肌缺血、心肌梗死，评估心肌存活、治疗疗效和预后等，用于心肌病、心肌炎诊断与疾病诊断；应用心血池显像测定心室功能、室壁运动等；应用大血管显像评估血管通道及其栓塞等。近年来心肌PET/CT和PET/MR显像应用越来越多，心肌葡萄糖代谢PET/CT显像是评估心肌细胞存活的"金标准"，对于冠心病心肌缺血治疗方案的制订具有重要作用；应用 ^{13}N 或 ^{15}O 行PET/CT静息心肌灌注显像与负荷心肌灌注显像以及心肌血流绝对定量测定是评估心肌缺血、心脏贮备功能以及诊断冠状动脉微血管病变最可靠的方法。PET/CT 也用于心脏神经受体显像以及淀粉蛋白沉积、心肌结节病的诊断等。

（张永学）

jìngxī xīnjī guànzhù xiǎnxiàng
静息心肌灌注显像（myocardial perfusion imaging）

利用正常有功能的心肌细胞具有选择性地摄取某些核素显像剂的作用，通过 SPECT 和 PET 进行断层显像，以获得心肌各室壁血流灌注影像的技术。

原理 心肌具有摄取某些碱性或非碱性离子显像剂的能力，心肌对它们的摄取量主要取决于局部心肌血流量。当冠状动脉狭窄或阻塞，导致心肌缺血或坏死时，心肌对它们的摄取减少或不摄取，心肌显像剂分布不均匀与冠状动脉狭窄相关，因此通过 SPECT 和 PET 心肌断层显像，根据显像剂的分布即可反映心肌的血流灌注情况。心肌灌注显像通常与运动试验相结合，当患者不能进行运动试验时，可以用药物负荷试验来代替，如给予双嘧达莫（潘生丁）、腺苷或多巴酚丁胺（见负荷心肌显像）。急性冠状动脉综合征、心肌梗死的患者可以进行静息心肌显像，判断静息缺血的或灌注减低但仍然存活的心肌，必要时，再进行运动试验或药物负荷试验心肌显像。

^{201}Tl 是临床应用最早的心肌灌注显像剂。静脉注射后，^{201}Tl 的分布与局部心肌血流量成正比。缺血心肌由于局部血流减少，在运动高峰时，^{201}Tl 摄取降低，在运动试验后的即刻显像，表现为节段性的显像剂分布稀疏或缺损，但是，因为缺血心肌 ^{201}Tl 清除减低，所以，3 ~ 4 小时后再显像时，缺血心肌的局部放射性活度可能

与正常心肌接近，表现为"再分布"；梗死的心肌或瘢痕组织无明显的 ^{201}Tl 摄取，表现为固定的显像剂分布稀疏或缺损。^{99m}Tc 标记的显像剂，如 ^{99m}Tc-MIBI、^{99m}Tc-tetrofosmin 已被广泛用于心肌灌注显像。由于 ^{99m}Tc 的半衰期仅为 6 小时，因此，可以通过增加注射剂量来提高心肌断层显像的质量，获得高质量的门控心肌断层显像。与 ^{201}Tl 相比，^{99m}Tc 标记的 MIBI、Tetrofosmin 的主要特点是，它们没有明显的再分布，因此，对于诊断心肌缺血，需要分别在负荷试验时和静息状态下分布注射 ^{99m}Tc-MIBI 或 ^{99m}Tc-Tetrofosmin 进行两次显像，以区别负荷试验引起的灌注缺损与固定的灌注缺损。

门控心肌 SPECT 显像可以同时估价心肌灌注、局部室壁运动和心室功能。门控心肌 ^{99m}Tc-MIBI，Tetrofosmin 和 ^{201}Tl SPECT 显像测定的 EF 都是可靠的，它还可以比较准确地测定心室容积。门控心肌 SPECT 显像可以帮助识别乳房衰减和膈肌衰减所造成的伪影。

适应证 静息心肌灌注显像的主要应用如下：①心肌梗死范围和程度的判断以及预后的评估。②急性胸痛患者的诊断及评估。③急性心肌梗死后的危险分层。④与心肌代谢显像结合，检测存活心肌。⑤室壁瘤的判断。⑥心肌病的辅助诊断。

禁忌证 静息心肌灌注显像无明确禁忌证。

检查前准备 行静息心肌灌注显像当日晨，可进食清淡饮食（除牛奶和鸡蛋）。

方法 通常，自 45° 右前斜位至 45° 左后斜位，采集 180° 弧度，采集 30 ~ 60 个投影，也可以

采集 360° 弧度，在 ^{99m}Tc-MIBI 或 ^{99m}Tc-tetrofosmin 心肌灌注显像，宜自 45° 左后斜位至 45° 右前斜位。每个投影采集时间为 20 ~ 40 秒，矩阵为 128 × 128 或 64 × 64，根据 SPECT 相机视野大小，选用适当的放大因子。

图像分析 心肌灌注显像正常影像分平面影像与断层影像，目前最为常用的是 SPECT 断层影像，断层图像展示每帧独立的断层投影图像包含着所采集角度的二维心肌灌注信息。通过计算机对这些二维图像进行三维重建，得到三维的左心室心肌图像，依据三个轴向对三维重建图像进行断层切面，最终获得左心室短轴、水平长轴和垂直长轴三个层面的心肌灌注断层图像（图）。从以上三个断层的系列图像可以获得并清晰地观察各个部位的三维心肌图像，从而最大限度地减少不同部位的心肌重叠。

临床应用 心肌灌注显像是国际上公认的诊断冠心病的最可靠的无创性的检测方法，它明显地优于心电图运动试验。根据心肌平面或断层图像的心肌灌注缺损的部位，还可以判断冠状动脉狭窄的部位。双嘧达莫（潘生丁）负荷试验心肌 SPECT 显像诊断冠心病的灵敏度为 89%，特异性为 78%；腺苷负荷试验心肌 SPECT 显像的灵敏度为 88%，特异性为 85%。多巴酚丁胺负荷试验心肌 SPECT 显像对于诊断冠心病，也有较高的灵敏度和特异性。由此可见，药物负荷试验心肌灌注显像与运动试验心肌灌注显像诊断冠心病的准确性没有明显的差别。SPECT/CT 实现了心肌灌注显像和 CT 冠状动脉造影同机图像融合，进行两种影像图相融合，以确定"功能相关冠状动脉病变"，为

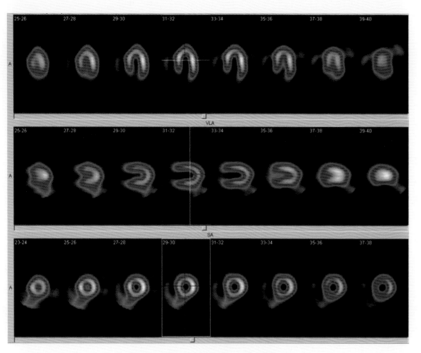

图　心肌灌注影像的断层图像

注：上排为垂直长轴，中排为水平长轴，下排为短轴

冠状动脉血管重建术提供解剖和功能信息。

在急诊情况下，进行静态心肌灌注显像对于急性胸痛患者的临床处理具有很重要的价值。静态心肌灌注显像异常的患者，需要进一步的诊断和治疗；静态心肌灌注显像正常可以除外急性心肌梗死和不稳定性心绞痛，这些患者可以安全地回家，在必要时，再进行负荷试验心肌灌注显像来确定有无心肌缺血或明显的冠状动脉狭窄。心肌灌注显像在急性心肌梗死患者的应用还可评估心肌活力和心肌梗死患者的预后。

原发性扩张型心肌病为弥散性的心肌退行性变，间质内可有灶性纤维化，因此，心肌显像可见显像剂分布不均匀，同时有心腔扩大、心室壁变薄等表现；心肌灌注显像正常或异常，灌注缺损通常为"不可逆性的"、不呈冠状动脉血管状分布。肥厚型心肌病患者的心肌显像表现，心肌

普遍性肥厚，心室腔变小。非对称性肥厚型心肌病可见某一室壁心肌增厚，显像剂分布异常浓聚，而其他室壁则表现相对显像剂分布稀疏。结合心肌灌注、代谢显像有利于缺血性和非缺血性心肌病的鉴别。

注意事项　为了提高诊断的准确性，心肌灌注显像通常需要与负荷试验相结合。此外，心肌灌注显像显示的是心肌的血流灌注，不是冠状动脉本身的血流灌注，了解冠状动脉狭窄程度还需要结合形态学影像。

(何作祥)

fùhè xīnjī xiǎnxiàng

负荷心肌显像（stress myocardial imaging）　将心脏负荷试验与心肌灌注显像相结合的无创心脏显像技术。主要用于冠心病诊断、危险分层、治疗决策及疗效评价。负荷心肌显像分为运动负荷心肌灌注显像和药物负荷心肌灌注显像。常规推荐运动负荷心

肌灌注显像，对于不能进行运动负荷试验或不能达到目标运动负荷量的受检者，建议药物负荷心肌灌注显像。

原理　冠状动脉自身具有一定的调节能力，即使冠状动脉存在明显狭窄时，静息状态下心肌血流灌注仍可能无明显异常。但在负荷状态下，如运动或使用正性肌力药物（多巴酚丁胺）等致心肌耗氧量增加或者使用腺苷、双嘧达莫（潘生丁）等扩张冠状动脉，此时正常冠状动脉的血流量明显增加（一般增加3~5倍），而病变冠状动脉由于不能有效扩张，血流量不能有效增加或增加量低于正常冠状动脉，即冠状动脉储备功能减低。通过心脏负荷试验与心肌灌注显像相结合可灵敏而准确地探测心肌缺血及其部位、程度和范围。

方法　包括以下方法。

运动负荷心肌灌注显像　运动负荷试验可选择平板或踏车，采用Bruce方案。当达到终止运动负荷试验指征时即刻静脉注射心肌灌注显像剂，注射后继续运动1分钟，60~90分钟后行心肌灌注显像。终止运动负荷试验的指征：当运动达到目标心率（次极量：达到受检者年龄最大心率的85%或190—年龄；极量：220—年龄）或出现心绞痛、气短；或心电图ST段水平或斜行下移≥2mm；心电图ST段抬高≥1mm；血压明显升高（收缩压>230mmHg或舒张压大于115mmHg）或血压明显下降（收缩压较基线时血压下降超过10mmHg）；出现严重心律失常（如频发室性早搏、短阵室速等）；患者极度疲劳无法继续运动等。

药物负荷心肌灌注显像　药

物负荷试验可选择血管扩张剂如腺苷、双嘧达莫等，也可选择正性肌力药物多巴酚丁胺等。检查前受检者需停用氨茶碱类药物及β受体阻滞剂。①腺苷负荷试验：静脉输注腺苷。于静脉输注腺苷3分钟后，静脉注射心肌灌注显像剂，继续静脉输注腺苷3分钟，60～90分钟后行心肌灌注显像。②双嘧达莫负荷试验：双嘧达莫用生理盐水或5%葡萄糖稀释，注射完毕后3分钟静脉注射心肌灌注显像剂，60～90分钟后行心肌灌注显像。腺苷和双嘧达莫负荷试验终止的指征：哮喘发作；严重胸痛伴 ST 段压低≥2mm；严重低血压（收缩压＜80mmHg）；症状性、持续性二度或三度心脏传导阻滞；外周灌注不良（皮肤冷、苍白、发绀）等。③多巴酚丁胺负荷试验：静脉滴注。在注射多巴酚丁胺达到最大浓度后1分钟，静脉注射心肌灌注显像剂，然后继续滴注多巴酚丁胺2分钟，60～90分钟后行心肌灌注显像。终止多巴酚丁胺负荷试验的指征：达到次极量心率（达到受检者年龄最大心率的85%或190－年龄）；严重胸痛或副作用不能耐受；外周灌注不良（皮肤冷、苍白、发绀）；心电图 ST 段压低≥2mm；严重的室性或室上性心律失常；血压明显升高（收缩压大于 200mmHg，舒张压大于110mmHg）；严重低血压（收缩压＜80mmHg）等。

心肌灌注显像　可应用 SPECT 或 PET 进行，两种设备所用心肌灌注显像剂不同，目前 SPECT 心肌灌注显像经济、简便，是最常用的方法。

图像分析　判断心肌灌注显像异常的原则是：同一心肌节段在两个不同轴向的断层图像上连续两帧或两帧以上出现异常。异常类型如下。①可逆性灌注缺损：负荷心肌灌注显像心肌节段显像剂分布缺损/稀疏，静息或延迟心肌灌注显像相应心肌节段显像剂填充或"再分布"，见于心肌缺血。②固定性灌注缺损：负荷和静息心肌灌注显像相应心肌节段均表现为显像剂分布缺损/稀疏，多见于心肌梗死、心肌瘢痕和冬眠心肌。③混合性灌注缺损：负荷心肌灌注显像心肌节段显像剂分布缺损/稀疏，静息心肌灌注显像相应心肌节段显像剂部分填充，表现为可逆性灌注缺损和固定性灌注缺损同时存在，见于心肌梗死伴缺血。

临床应用　负荷心肌灌注显像主要用于冠心病的诊断、危险分层、治疗决策及预后评估。①冠心病诊断：运动负荷心电图是冠心病功能性诊断的常用方法，是中低验前概率（pre-test probability，PTP）（15%≤PTP≤65%）的疑诊冠心病患者的首选。但是，当患者存在基础心电图异常、心电图改变难以评估时，应首选运动负荷心肌灌注显像。冠心病中高验前概率（65%＜PTP≤85%）的患者是负荷心肌灌注显像最适宜的群体。大量研究表明，运动负荷心肌灌注显像诊断冠心病的灵敏度为82%～88%，特异性为70%～88%；药物负荷心肌灌注显像诊断冠心病的灵敏度为88%～91%，特异性为75%～90%。②冠心病危险分层及预后评估：负荷心肌灌注显像是稳定性冠心病的危险分层和预后评估的重要无创伤性影像技术，且循证医学证据最为充分，主要作用为对于达到预期运动负荷的患者，如果运动负荷心肌灌注显像正常，其未来心源性死亡和心肌梗死的发生率非常低（每年＜1%），预后良好；负荷心肌灌注显像正常和轻度异常的患者（缺血面积小于左室的5%）预后大多良好，其后因临床症状恶化和不稳定性心绞痛入院的发生率低（分别为1.3%和1%）；负荷心肌灌注显像重度异常的患者（缺血面积大于左室的10%）预后差，其年心脏事件发生率≥5%。③冠心病治疗决策：心肌灌注显像对稳定性冠心病患者的治疗决策具有重要作用，其可准确判断冠状动脉狭窄是否引起心肌缺血及缺血的部位、程度和范围。通常缺血面积大于左室10%的患者能从血运重建术中受益，是血运重建的适应证。

注意事项　在负荷试验过程中应在有心脏事件处理经验的医师严密观察下实施，随时观察患者病情变化，并进行实时动态心脏监测，防止出现心脏事件。

（王跃涛　王建锋）

xīnjī xuèliú juéduì dìngliàng cèdìng

心肌血流绝对定量测定（measurement of absolute myocardial blood flow）　以心肌灌注成像为基础，利用心肌显像剂在心肌的分布与心肌血流量（myocardial blood flow，MBF）成正比关系的特点，结合血流动力学定量分析模型测定和计算心肌绝对血流量的技术。通常绝对血流量以毫升/（克·分）[ml/（g·min）] 表示。结合负荷试验还可测定冠状动脉血流储备（coronary flow reserve，CFR）。冠状动脉血流储备是指最大扩张状态时 MBF 与静息 MBF 的比值，是反映冠状动脉血流动力学异常变化的重要指标，可在冠状动脉解剖结构没有发生异常之前早期探测血管功能的异常改变。随着冠状动脉狭窄程度的增加，

CFR 逐渐减低，而静息 MBF 仍可保持正常，当狭窄大于 85% 时，静息 MBF 才开始减低。另外，随着心肌耗氧量的增加心肌血流量会相应增加，因此，正常的冠状动脉有很好的血流储备功能。由于 PET 心肌灌注显像剂半衰期短，允许在短时间内重复进行 PET 心肌灌注显像，因此，可以获得静息态、冷加压试验和药物负荷试验等不同状态下的 MBF，进而评价冠状动脉血管内皮依赖性和非依赖性的 CFR 功能。

原理 心肌摄取血流灌注显像剂的量与局部 MBF 成正比，因此，通过显像仪器测定心肌摄取放射性显像剂的量，利用血流灌注显像剂在血液中的药代动力学的房室模型以及动脉输入函数计算获得 MBF。

方法 包括以下方面。

PET 心肌灌注显像绝对定量测定 MBF 的方法 具体过程为，从肘静脉 "弹丸" 式注射心肌灌注显像剂，目前最常用的显像剂为 ^{13}N- 氨水，同时采用 PET 动态采集图像，记录显像剂通过心脏血液循环系统进入心肌的整个过程；在左心室腔中心勾画一定大小的感兴趣区，获得放射性计数随时间变化的动态曲线下面积即可作为动脉输入函数（代表静脉注射的心肌灌注显像剂到达动脉的总量），并勾画不同冠状动脉（左前降支、左回旋支及右冠状动脉）所供应的心肌区域摄取显像剂的量，根据不同显像剂的血流动力学数学模型，计算心肌摄取显像剂的量占动脉血中显像剂总量的比例，即可获得三支血管供应区心肌的 MBF 和左心室总的 MBF。

PET 心肌灌注显像测定负荷 MBF ①冷加压试验：主要评价冠状动脉内皮细胞依赖的交感神经支配的血管舒张功能。将受试者的手放入冰水 2 分钟，刺激交感神经，促使心率加快和心肌收缩力增强，血压升高，心脏做功（心率与收缩压的乘积）增加约 50%，心肌氧代谢增强，释放代谢性舒张血管活性物质（腺苷等），冠状动脉阻力血管（微动脉）被扩张，从而使 MBF 增加。此外，血流流速导致剪切力增加并作用于血管内皮，使得血管内皮释放以 NO 为主的舒张血管的活性物质，心外膜冠状动脉扩张，进一步降低血管阻力，从而增加 MBF。正常情况下，心脏增加的做功量与内皮细胞依赖的冠状动脉舒张功能增强的程度相平行。但是，当血管内皮细胞功能受损后，局部分泌的 NO 减少或其生物活性降低，出现以 α 受体支配的血管平滑肌的缩血管效应为主，从而导致 MBF 不能相应增加、无变化，甚至降低。②药物负荷试验：主要采用扩张血管的药物介入后测定心肌血流量，从而评估血管平滑肌依赖的而非内皮细胞依赖冠状动脉血流储备功能。舒张血管平滑肌细胞的药物如双嘧达莫丁、腺苷、三磷酸腺苷和腺苷受体拮抗剂等均可以通过降低冠状动脉微血管阻力，从而使 MBF 增加。在运动负荷状态下，CFR 可达 2 ~ 3，而采用药物负荷腺苷，CFR 可达 4 ~ 5。

图像分析 PET 最常用而简便的定量分析方法是极坐标靶心图法。该方法建立在圆周剖面分析法的基础上，根据美国心脏协会的 17 节段分法。用极坐标靶心图显示负荷和静息 MBF 及血流储备的示踪剂动力学结果。对每个极坐标图，包括三个主要血管区域（LAD，RCA 和 LCX），获得血管区域定量统计数据（平均值和标准差）的参数图。显示负荷和静息定量心肌血流灌的极坐标图，拟合和实际输入函数的图形及心肌组织摄取显像剂的时间 – 活度变化曲线（TOC），以及三支血管和总的心肌静息 MBF、负荷 MBF 和 CFR。

临床应用 PET 心肌灌注显像是目前国际上公认的无创性绝对定量测定心肌 MBF 和 CFR 的 "金标准"。其测定值的重复性好，可以早期诊断冠心病，准确诊断均衡性的多支血管冠状动脉病变，评价微血管病变，早期检测冠状动脉内皮细胞功能异常及 CFR 的异常；估测预后、帮助个体化治疗方案的制订、评估各种干预和治疗措施的疗效等方面均具有重要价值。①早期诊断冠心病：冠心病早期以及轻 – 中度冠状动脉狭窄的冠心病患者，负荷心肌灌注 SPECT 显像常为阴性，静息 MBF 也可正常，而 PET 心肌灌注显像测定 CFR，诊断冠心病的灵敏度和特异度均可达 90% 以上。②准确诊断均衡性的多支血管的冠状动脉病变：SPECT 心肌灌注显像主要反映心肌血流的相对的放射性分布情况，冠状动脉狭窄程度类似的均衡性多支病变患者常为阴性，而 PET 心肌灌注显像通过对心肌血流量的绝对定量测定，可以明确 "罪犯血管"，对冠心病患者进行危险分层和筛选出高危患者。③评价微血管病变：冠脉血管造影是诊断冠状动脉狭窄的金标准，但是不能发现微血管病变。在一些无心外膜冠状动脉狭窄的心血管疾病中，微血管病变起着非常重要的作用。正常情况下，直径 < 400μm 的微血管是形成冠状动脉血管阻力的主要原因。PET 心肌灌注显像通过测定冠状动脉微循环的 MBF 和

CFR，可以间接评价冠状动脉微循环状态。④早期探测冠状动脉内皮细胞功能受损：正常冠状动脉血管内皮细胞通过分泌血管活性物质，维持血管壁结构的完整性和通透性，从而维持正常的血管张力和 MBF，抑制血小板聚集和血栓形成，因此，血管内皮细胞功能受损是冠状动脉粥样硬化发生的关键所在。早期探测内皮细胞功能受损，采取必要的干预措施，可以明显降低心血管事件的发生。⑤估测预后：CFR 对缺血性心脏病患者的长期预后有重要的预测价值。CFR < 2.0 的患者主要不良心血管事件和心源性死亡的发生率明显高于 CFR ≥ 2.0 的患者。⑥帮助临床制订治疗方案：PET 心肌灌注显像主要用于鉴别冠状动脉舒缩功能正常者、冠状动脉舒缩功能受损和亚临床冠心病的患者，对于无明显冠状动脉狭窄而 CFR 减低（CFR ≤ 2.5）的患者，应该积极改变其生活方式并给予预防性药物治疗，而有冠状动脉中度狭窄（狭窄程度为 50% ~ 70%）且 CFR 减低（CFR ≤ 2.5）的患者则需行血运重建术治疗。⑦评价疗效：改进生活方式、降血糖和降血脂治疗、过氧化酶增生活化受体激动剂治疗胰岛素抵抗等均可以改善患者的冠状动脉微循环功能，PET 心肌灌注显像可用于监测各种干预措施对改善冠状动脉内皮细胞功能的疗效。

注意事项 为了保证测量的准确性，选择合适的显像剂以及计算模型非常重要，测定心肌血流绝对定量最准确的显像剂为 ^{15}O，但是该核素的半衰期非常短，难以推广，目前比较常用的核素为 $^{13}N-$ 氨水。

（张晓丽 董薇）

xīnjī dàixiè xiǎnxiàng

心肌代谢显像（myocardial metabolism imaging）

将放射性核素标记的代谢底物引入体内后，应用显像仪器对心肌的显像剂分布进行断层显像，从而反映心肌某些代谢状态的影像技术。临床常用的有葡萄糖代谢显像、脂肪酸代谢显像等。

原理 正常心肌可以利用多种底物产生能量，如脂肪酸、酮体、葡萄糖和乳酸，正常生理情况下，心肌所需要的能量 70% ~ 80% 来自脂肪酸的有氧代谢。但是心肌能量代谢受饮食状态的影响，空腹时，血浆中胰岛素水平较低，心肌主要利用脂肪酸作为能量来源，而在进食后，血浆中胰岛素水平升高，脂肪酸代谢受到抑制，葡萄糖成为心肌的主要能量来源。病理情况下，当心肌发生缺血时，心肌氧供不足，脂肪酸的有氧氧化受到抑制，而葡萄糖无氧酵解作用增强，因而缺血心肌对葡萄糖的摄取增加，以葡萄糖作为主要的能量来源。[氟 –18]- 脱氧葡萄糖（$^{18}F-FDG$）为葡萄糖的类似物，可以通过葡萄糖转运蛋白（glucose transporter，GLUT）主要是 GLUT4 的作用，被有活性的心肌细胞摄取，进入心肌细胞后被 6- 磷酸果糖激酶磷酸化成 $^{18}F-FDG-6-$ 磷酸，但是并不参与进一步糖原合成、糖酵解和去磷酸化等代谢过程。而且，心肌细胞膜对 $^{18}F-FDG-6-$ 磷酸的通透性差，因此，$^{18}F-FDG-6-$ 磷酸可以滞留在心肌细胞内，可以用来显像，反映局部心肌摄取和利用葡萄糖的能力。如果心肌血流量进一步减少，导致心肌细胞坏死，则不能摄取葡萄糖和 $^{18}F-FDG$，从而根据心肌细胞对 $^{18}F-FDG$ 的摄取鉴别存活心肌与梗死心肌。

方法 心肌对 $^{18}F-FDG$ 的摄取受多种因素影响，尤其是血糖浓度的影响最大。因此，在显像前调整血糖浓度是决定显像是否成功以及能否获得高质量图像的关键所在，可以采用多种方法，最常用的方法为糖负荷 + 胰岛素的方法。患者空腹状态下，根据血糖浓度，给予一定的糖负荷，40 分钟后皮下或者注射一定量的胰岛素，将血糖浓度控制在 5.55 ~ 7.77mmol/L 时，静脉注射 185 ~ 370MBq（5 ~ 10mCi）$^{18}F-FDG$，具体剂量应根据显像仪器性能，60 分钟后，采集门控心肌代谢断层图像 10 分钟。采用迭代法（OSEM）重建图像，获得短轴、水平长轴和垂直长轴断层图像。门控心肌代谢图像，采用 QGS 等软件处理，获得左心室整体功能参数（LVEF）、心室重构参数（EDV，ESV）、局部室壁运动和增厚率、心肌收缩同步性的信息，具有重要的诊断和估测预后价值。心肌葡萄糖代谢显像包括以下几个方法。①空腹：空腹显像时，缺血心肌或者炎性心肌摄取 FDG，而正常心肌和梗死心肌均不摄取 FDG。②葡萄糖负荷：空腹至少 6 小时后，测定血糖浓度，根据血糖浓度以及是否合并糖尿病等，口服一定量的葡萄糖为 25 ~ 50g，45 ~ 60 分钟后再次测定血糖浓度，提高血浆葡萄糖浓度和胰岛素水平，增加心肌对胰岛素的敏感性，从而使存活心肌充分摄取 FDG。对糖尿病患者，要应尽可能给予指南推荐的口服葡萄糖量的高限，以刺激内源性胰岛素的分泌。如果需要注射胰岛素的量较大，需要与临床主管医师协商。在注射胰岛素后，一定要密切监测血糖浓度，一旦发现患者出现低血糖，应及时补充葡萄糖和采取其他相应的急救措施。③阿昔莫司－烟酸类似物：糖尿病患者对胰岛素抵抗的特点，部分患者对外源性胰岛素不敏感，因此，即使皮下或静脉注射胰岛素，心肌代谢图像质量较差。在注射 ^{18}F-FDG 前 2 小时，口服阿昔莫司，该药物可明显抑制血液中游离脂肪酸的浓度，从而提高糖尿病患者对外源性胰岛素的敏感性，增加心肌对 FDG 的摄取，可以改善心肌代谢显像的图像质量。

图像分析 评估心肌存活，必须采用 SPECT 或者 PET 心肌灌注显像结合 PET 心肌代谢显像进行判断。如果静息心肌灌注显像仅表现为轻度的血流灌注减低，即使临床诊断患者为心肌梗死，提示心肌梗死部位以存活心肌为主，不必要行 PET 心肌代谢显像（检查费用高），建议患者行运动或者药物负荷心肌灌注显像，评价患者有无心肌缺血，从而明确诊断。如果静息心肌灌注显像有明显的放射性减低区或者缺损区，则需要行 PET 心肌代谢显像，根据患者有无存活心肌、存活心肌的量、左心室整体功能和心室重构等多项指标来指导临床治疗方案的制订。根据显像结果，常见图像类型可分为 4 种情况。①心肌灌注显像及心肌代谢显像放射性分布均匀，未见异常的放射性分布减低区，提示正常心肌。②心肌灌注显像放射性分布稀疏或缺损区，^{18}F-FDG 心肌代谢显像放射性分布正常或较灌注像明显增加，定义为灌注－代谢不匹配（metabolism mismatch，MM），提示为存活的冬眠心肌。推测这些心肌在血运重建术后可以改善局部功能。③心肌灌注显像为放射

性分布明显稀疏或缺损，心肌代谢显像仍表现为放射性分布稀疏或缺损，定义为灌注－代谢匹配（match，M），提示梗死心肌，心肌无活性。推测这些心肌在血运重建术后功能改善的可能性不大。④心肌灌注显像为放射性分布明显稀疏或缺损，而心肌代谢显像的放射性分布较心肌灌注显像有所改善，但是仍然表现为异常的放射性减低，定义为灌注－代谢部分不匹配（partial mismatch，PM）。推测这些心肌在血运重建术后功能改善的可能性不确定。

临床应用 ①预测左心室整体功能改善：冠心病患者在血运重建术前评估存活心肌，对预测术后局部功能和左心室整体功能改善均有重要的预测价值。通常以 LVEF 较术前增加≥ 5% 为心功能改善的标准。术后左心功能的改善情况与心肌存活的节段数和程度有关，心肌存活的节段数越多，程度越高，术后功能改善越明显。②协助临床制订治疗方案以及估测长期预后：对心衰患者的治疗方案包括药物治疗、血运重建术和心脏移植。根据心肌存活范围可以将患者分为小范围（< 10%）、中等范围（10%～19%）和大范围（≥ 20%）。对于心肌存活范围≥ 10% 的患者，如果药物治疗，预后差，早期心血管事件的发生率高，推测患者受益于血运重建术的可能性大，建议患者早期接受血运重建术治疗。反之，如果心肌存活范围小，心功能差，患者受益于血运重建术的可能性不大，建议患者接受强化的药物治疗。③在心脏再同步化治疗（CRT）中的应用：PET 心肌代谢显像对于估测接受 CRT 治疗患者的预后具有重要价值。有存活心肌合并左心室收缩不同步

的患者 CRT 疗效最好，CRT 治疗有效组心肌存活合并左心室收缩不同步的心肌范围明显大于无效组。④对室壁瘤患者估测预后价值：心肌存活的评估对于左心室室壁瘤患者具有重要的指导治疗方案制订和估测长期预后的价值。研究发现，室壁瘤部位的心肌存活性是预测心源性死亡的阴性独立危险因子，而血运重建术是预测心源性死亡的阳性独立危险因子。室壁瘤部位有存活心肌的患者，接受药物治疗患者年死亡率明显低于手术治疗的患者，建议患者早期接受血运重建术；而如果室壁瘤部位无心肌存活的患者，则手术治疗和药物治疗的生存率无明显统计学差异，建议患者接受强化药物治疗。⑤心肌病的鉴别诊断：PET 心肌代谢显像结合心肌灌注显像对于扩张型心肌病、肥厚型心肌病和缺血性心肌病的鉴别诊断有重要价值。扩张型心肌病患者常合并右心室显影，右心室腔明显增大，左心室心腔明显扩大，形态异常，常呈"球形"，左心室室壁普遍变薄，放射性分布不均匀，放射性稀疏或缺损范围与冠状动脉供血区不一致。可表现为下壁基底段和后外侧壁异常；室壁运动和室壁增厚率多呈弥漫性减低；缺血性心肌病常常表现左心室形态异常，慢性左前降支冠脉闭塞性病变，常表现为前壁"膨隆"，而如果合并室壁瘤，呈"倒八字"，显像剂分布异常多呈心肌节段性分布，异常的范围与冠状动脉供血区一致，梗死部位心肌表现为变薄，而无梗死部位的心肌可以表现为代偿性增厚；室壁运动异常和室壁增厚率异常，多呈心肌节段分布，以 LAD 供血区的心肌节段为著。不过，在临床实践中，患者

就诊晚，在心衰末期，扩张型心肌病和缺血性心肌病的鉴别诊断非常困难，需要结合临床病史、血液生化指标、其他影像学检查结果，综合考虑心肌灌注、心肌代谢、心肌细胞活性以及局部室壁运动和室壁增厚率、机械收缩同步性、左心室整体功能和心室重构所有的影像学参数及其细微差别，尽可能做出准确判断。肥厚型心肌病的心肌灌注和心肌代谢显像常常表现为左心室心肌局部不对称的显像剂摄取异常增高，以心尖和间隔部为著；室壁运动可以局限性的增强。

注意事项　为了保证心肌代谢获得成功，在注射显像剂前调整合适的血糖水平非常重要，否则正常心肌可能不能很好显影。

（张晓丽　董　薇）

xīn xuèchí xiǎnxiàng

心血池显像（cardiac blood pool imaging）　利用放射性核素显像剂和 γ 照相机或 SPECT 测量心血管循环动态变化和心脏功能的无创伤性显像的技术。包括平衡法门控心血池显像和首次通过法心血池显像。

原理　采用的方法不同，其采集和成像原理也不完全一样。①平衡法门控心血池显像：通过静脉注射在一定时间内能稳定存在于血液循环的放射性核素显像剂，应用心电图 R 波作为门控信号触发 γ 照相机或 SPECT，自动、连续、等时采集心脏每个心动周期从收缩到舒张全过程的影像信息，将采集的数百个心动周期的放射性计数叠加可获得心血池影像，也称之为平衡法核素心室造影。②首次通过法心血池显像：经肘静脉"弹丸"式注射放射性核素显像剂，利用高探测效率的 γ 照相机或 SPECT 在体外连续、动态采集显像剂首次通过心血管循环的整个过程信息，从而获得心脏功能的信息显像技术。

方法　①平衡法门控心血池显像：静脉注射 ^{99m}Tc- 人血白蛋白（HSA）或者 ^{99m}Tc- 标记红细胞（^{99m}Tc-RBC），^{99m}Tc-RBC 最为常用，标记方法包括体内法、改良体内法、体外法。受检者取仰卧位，多体位分别采集图像，测定心功能通常取左前斜30° ～ 45°（LAO30° ～ 45°）。以受检者自身的心电图 R 波作为门控采集的触发信号，并将一个 R-R 间期（即一个心动周期）分成若干等份（一般分成 16 ～ 64 帧，通常选用 24 帧）进行自动、连续采集，连续采集 300 ～ 500 个心动周期，并将每个心动周期相同时相的放射性计数进行叠加，最终得到从心室收缩末期到舒张末期的动态影像，可直观显示心腔形态及左、右心室室壁运动，并获得左、右心室功能的定量参数。通过勾画左室或右室的 ROI 以获得心室的时间 – 放射性曲线，根据该曲线可获得多项心室功能参数，包括心室射血分数（ejection fraction，EF）、高峰充盈率（peak filling rate，PFR）等；同时利用相位分析技术可获得振幅图、时相图、时相直方图、时相电影及相关定量参数。随着计算机技术的快速发展，可利用 SPECT 进行平衡法门控心血池断层显像。②首次通过法心血池显像：患者仰卧位，通常行前位（ANT）采集，也可根据检查目的不同而选择其他采集体位，如测定心功能通常取 LAO30° ～ 45°。经肘静脉"弹丸"式注射显像剂（^{99m}TcO$_4^-$、^{99m}Tc-DTPA 或 ^{99m}Tc-MIBI 等），即刻进行连续采集。采集方式包括帧式采集、表式采集和门控采集。

利用高探测效率的 γ 照相机或 SPECT 在体外连续、动态记录显像剂首次通过心血管循环的整个过程，通过计算机测得显像剂经过各部分的通过时间，如左、右心通过时间，肺通过时间等，并可获得相关的功能参数，如左、右心室射血分数、左向右分流量等参数。

图像分析　①平衡法门控心血池显像：正常情况下，心室显影清晰，室壁各节段均匀一致收缩和舒张，心室收缩末期轮廓明显小于舒张末期。可用轴缩短率（radius shortenning，RS）定量分析室壁运动情况，分为正常（RS ≥ 25%）、室壁运动轻度减低（RS 为 11% ～ 25%）、室壁运动中度减低（RS 为 0 ～ 10%）、无运动（RS 为 0）、反向运动（RS 为负数）。室壁运动异常可表现为弥漫性室壁运动减低、节段性室壁运动减低。根据 EF、PFR 判断心室收缩和舒张功能；根据相位分析技术所得时相图、时相直方图、时相电影及定量参数可判断心脏机械收缩的顺序及同步性。②首次通过法心血池显像：正常情况下，经肘静脉"弹丸"注射显像剂后，锁骨下静脉→上腔静脉→右心房→右心室→肺→左心房→左心室→升主动脉、主动脉弓、降主动脉相继显像。整个过程持续 15 ～ 25 秒。当存在右向左分流时，左心和主动脉会"提前显影"，且肺部显示欠清晰；左向右分流时，右心和肺"再次显影"，肺持续显影，称之为"脏污肺"；肺动脉狭窄时，左心"延迟显影"；一侧肺动脉发育不全或闭锁时，该侧肺区"不显影"。当心力衰竭、房室扩大时显像剂通过心脏时间延长。

临床应用　平衡法门控心血

池显像可准确评价左、右心室的收缩和舒张功能，是目前公认的测量左心室射血分数（LVEF）准确的无创伤性影像方法。其优势在于：①不依赖心室几何形状的数学假设，几乎适用于所有患者，尤其适用于伴随严重室壁运动异常或几何变形的患者。②操作者依赖性低，重复性好。平衡法门控心血池显像有助于心肌病的鉴别诊断，包括扩张型心肌病、肥厚型心肌病和缺血性心肌病等，通常扩张型心肌病表现为弥漫性室壁运动减低，缺血性心肌病表现为节段性室壁运动减低。同时，平衡法门控心血池显像可用于室壁瘤的诊断，表现为局部室壁反向运动，对心尖部及前壁室壁瘤的诊断符合率高达95%。鉴于平衡法门控心血池显像测定心功能准确性高且重复性好，其已成为评估和监测肿瘤化疗所致心脏损害的重要手段，化疗后LVEF较化疗前下降＞10%是判断化疗所致心脏损害的重要指标。

首次通过法心血池显像可用于先天性心脏病心内分流的定性诊断和定量分析，如左向右分流或右向左分流。由于心脏超声技术的快速发展，首次通过法心血池显像在先天性心脏病的应用日益减少。首次通过法心血池显像有助于慢性阻塞性肺疾病及先天性心脏病患者的右心功能估测。其还可评价各类心血管疾病的左、右心室功能。

注意事项 应用首次通过法心血池显像时，其图像质量与弹丸注射的质量有密切关系，通常要求显像剂体积不宜太大，显像剂活度应足够，注射的速度宜快，确保显像剂呈"弹丸式"进入心脏大血管；而门控心血池显像时，由于需采集多个心动周期的信息

叠加成像，需要采集足够的信息量才能保证图像质量。

（王跃涛　王建锋）

dà xuèguǎn xiǎnxiàng

大血管显像（vascular imaging）

利用放射性核素和 γ 照相机或SPECT评价大血管及其分支的无创伤性显像技术。主要包括放射性核素大动脉显像和放射性核素静脉显像。

原理 ①放射性核素大动脉显像：经外周静脉"弹丸"式注射放射性核素显像剂，显像剂经右心快速流经肺循环，并经左心快速充盈大动脉及其分支，对显像剂首次流经大动脉及其主要分支进行动态观察和影像采集。近年来，由于超声和多排螺旋CT以及磁共振技术评价大动脉及其分支的应用日益广泛，目前放射性核素大动脉显像临床已较少应用。②放射性核素静脉显像：自静脉远端注入放射性核素显像剂，显像剂随静脉血液向心回流，依次充盈小、中、大静脉血管，动态采集流经静脉血管的影像。分为放射性核素浅静脉显像和放射性核素深静脉显像。由于引起肺动脉栓塞的血栓80%以上来自下肢深静脉血栓，因此，临床工作中放射性核素下肢深静脉显像常与肺灌注显像同时进行，用于肺栓塞的病因诊断。

方法 放射性核素下肢深静脉显像的常用显像剂为 ^{99m}Tc 标记的大颗粒聚合人血白蛋白（MAA），注射前需将 ^{99m}Tc-MAA 混悬液摇匀。于双踝上方约3cm处扎止血带，阻断下肢浅静脉，于双足背静脉同时匀速持续推注 ^{99m}Tc-MAA，应用SPECT自足向头部连续动态采集显像剂动态分布信息，速度为 20~30cm/min。显像完成后，可将止血带去除后 2~3 分钟

再行双下肢延迟显像。

图像分析 ①正常影像：深静脉走行于大隐静脉外侧，略有弯曲，左右深静脉位置、形态对称。正常可见胫后静脉、胫前静脉、腓静脉、腘静脉、股静脉、髂静脉、下腔静脉依次显影。正常静脉走行连贯、单一，局部无显像剂充盈缺损和侧支循环。②异常影像：当有下肢深静脉血栓时，可见相应静脉出现显像剂充盈缺损或侧支循环形成，延迟显像见远端静脉内有显像剂滞留。

临床应用 放射性核素下肢深静脉显像主要用于诊断下肢深静脉回流障碍、筛查有无深静脉血栓，其诊断准确性与X线血管造影比较，符合率达90%以上。放射性核素下肢深静脉显像也可用于下肢水肿的鉴别诊断，如淋巴回流障碍所致下肢水肿和静脉回流障碍所致下肢水肿。

注意事项 图像质量与弹丸注射的质量有密切关系，通常要求显像剂体积不宜太大，显像剂活度应足够，注射的速度宜快，确保显像剂呈"弹丸式"进入大血管。

（王跃涛　王建锋）

hūxī xìtǒng hé yīxué xiǎnxiàng

呼吸系统核医学显像（nuclear medical imaging of respiratory system）

应用核医学显像仪器对呼吸系统的显像剂分布状态进行功能显像的技术。呼吸系统由气道（气管、支气管、细支气管）和肺（呼吸性细支气管、肺泡）组成。肺分为两叶，分别位于封闭的左、右侧胸腔，中间为纵隔分开，肺与纵隔相接处为肺门，有大血管、支气管、淋巴组织和神经走行。呼吸系统主要负责人体内血液与氧气交换、排出废气，是人体与外界环境直接交汇的器

官之一。

核医学在呼吸系统应用肺通气显像、肺灌注显像主要针对肺血流灌注和肺内通气功能，其他作用如肺疾病、胸腔和纵隔等疾病的核医学检查不包括在呼吸系统。

（王 铁）

fèi guànzhù xiǎnxiàng

肺灌注显像（pulmonary perfusion imaging）

利用放射性颗粒作为显像剂，通过其首次随血流经过肺毛细血管时暂时性嵌顿，用放射性成像设备（γ照相机、SPECT等）获得肺血流灌注平面影像或断层影像的技术。

原理 通过外周静脉注入适当粒径的放射性颗粒，随血流进入肺循环，因其粒径大于肺毛细血管，而一过性地嵌顿在肺血管床内，其在肺内的分布与肺动脉血流灌注成正比，因而肺灌注显像代表着肺动脉血流分布。当肺血管出现狭窄或栓塞时，该血管辖区的肺血流减少或血流中断，放射性颗粒不能随血流进入该区域，则在肺影像的相应区域出现放射性分布稀疏或缺损。通过对图像肺血流灌注分布状态的分析，结合临床症状、体征和其他检查结果，可以协助诊断肺栓塞等多种肺部疾病。

方法 目前临床多使用 ^{99m}Tc 标记的大颗粒聚合人血白蛋白（macroaggregated albumin，MAA）为显像剂，一般取坐位或仰卧位静脉注射，5分钟后行多体位平面显像或断层显像。①平面显像常规采集前位、后位、左侧位、右侧位、左后斜位和右后斜位6个体位图像，必要时加做左前斜位和右前斜位。②断层显像时患者取仰卧位，双臂抱头，使探头尽量贴近胸部。采集过程中嘱患者平稳呼吸，以减少呼吸运动对肺显像的干扰，原始数据经断层图像处理，得到肺水平切面、冠状切面及矢状切面断层图像。

图像分析 ①正常平面影像：可见轮廓完整的双肺，右肺较左肺影为大，除肺尖、周边和肋膈角处略显稀疏外，双肺其余部分放射分布均匀。前位像两肺中间见纵隔及心影所致空白区，左肺下方心影影响明显；后位像两肺面积大小近似，中间空白区为脊柱及脊柱旁组织所构成；侧位像双肺影呈"蛤蟆"形，左肺前下缘受心脏影响略向内凹陷。由于受重力影响，仰卧位静脉注射时双肺后部放射性分布较浓，坐位注射时双下肺放射性高于中、上部。②正常断层影像：肺脏断层图像是以脊柱为长轴，分为水平断层、冠状断层和矢状断层三个断面。水平断层方向由上到下，各层面依次显示两肺尖、肺影，肺门以下心影增大，到基底部受横膈膜的影响，只显露肺底外缘轮廓；冠状断层方向由前向后，各断面依次显示两肺、纵隔、心影及脊柱结构；矢状断层方向从右到左，各层面依次显示右肺、肺门、纵隔、心影左肺。③异常影像：无论平面或断层影像，均表现为肺内放射性分布不均匀，或呈多发散在的放射性减低或缺损区。

临床应用 ①肺动脉血栓栓塞症的诊断与疗效判断：相应方位呈现肺叶、肺段或亚段显像性缺损。②肺叶切除术适应证选择和肺功能预测：分析病变影响肺血流的程度与范围，用于慢性阻塞性肺部疾病患者肺减容术部位和范围的确定、先天性心脏病合并肺动脉高压、先天性肺血管病变患者肺血管床受损程度定量分析、药物与手术疗效的判断等。③肺动脉高压或右心负荷辅助诊断：通过肺血流与重力影响关系，协助判断先天性心脏病右向左分流量、左向右分流合并肺动脉高压的定量分析。④其他原因（如全身性疾病、胶原病、大动脉炎等）累及肺血管的监测。

注意事项 ①肺血流灌注显像原理是一过性肺毛细血管床嵌顿，不宜用于肺功能严重受损者。②同上原因，注入显像剂时应控制注入的颗粒总数量。③因注射时体位重力影响，肺血流分布方式有所不同。④结合肺通气显像及下肢深静脉核素显像可以明显提高肺栓塞诊断的准确性和特异性。

（王 铁）

fèi tōngqì xiǎnxiàng

肺通气显像（pulmonary ventilation imaging）

通过呼吸道将放射性气体或气溶胶吸入双肺后，用放射性成像设备（γ照相机、SPECT等）获得肺通气功能状态的多体位平面影像或断层影像的技术。

原理 通过面罩或其他辅助装置，使放射性气体（如 ^{133}Xe、^{99m}Tc 蒸气）或气溶胶（如超声雾化 ^{99m}Tc- 硫胶体、^{99m}Tc-DTPA 等）经呼吸道吸入双肺，其在肺内的分布与肺内各部位的通气量成正比。通过显像装置显示双肺各部位的放射性分布及其动态变化，反映肺的局部通气功能、气道通畅及肺泡气体交换功能状况；还可应用计算机处理获得局部通气功能参数；应用气溶胶显像时，还可以进一步对支气管黏膜廓清功能、肺上皮细胞通透性等进行评估。

方法 ①肺通气显像剂需要与适当浓度氧气混合，通过呼吸面罩或其他专用辅助设备，直接吸入肺内，一般需呼吸数次以确保显像剂充分进入肺。②其他操作方法近似于肺血流灌注显像，简介为平面显像采集前、后、左侧、右位、左后斜和右后斜位6个体位图像，必要时加做左前斜位和右前斜位。断层显像探头尽量贴近胸部，采集过程中尽量减少呼吸运动干扰，经断层图像处理，获得水平切面、冠状切面及矢状切面断层图像。

图像分析 ①正常影像：平面及断层像所见基本上与肺灌注像相似；以气溶胶为显像剂时，因吸入颗粒不均匀及／或受气流影响较大，大气道内沉积较多，使喉头、大气道显影；部分吸入口咽的显像剂可通过食管进入胃，显示为胃区少量放射性浓聚；另外放射性气溶胶沉积于有通气功能的气道和肺泡内，清除较慢。正常人肺通气影像和肺灌注影像基本一致，无不匹配征象。②异常影像：狭窄不畅气道内因流体动力学改变形成涡流，狭窄处的气溶胶雾粒部分沉积，呈现放射性浓聚"热点"，而狭窄部远端的气溶胶雾粒分布正常。气道完全性阻塞，阻塞远端呈放射性缺损区。气道和肺泡内如有炎性物或液体充盈，或肺泡萎陷，显像剂难以进入，呈现放射性减低区。

临床应用 ①与肺灌注显像配合鉴别诊断肺栓塞或慢性阻塞性肺部疾病。②肺实质性疾病的诊断，治疗效果的观察及预后评价。③通过测定通气／灌注（V/Q）比值判定局部肺功能。④阻塞性肺疾部疾病的诊断及病变部位的确定。

注意事项 ①放射性气体和气溶胶在气道内的空气动力学不完全一致，应注意显像表现的差别。②使用气溶胶时，应注意质量控制，尽量保证吸入颗粒大小接近一致。③注意呼出气体中的放射性气体废物的控制和处理。

（王铁）

xiāohuà xìtǒng hé yīxué xiǎnxiàng

消化系统核医学显像（nuclear medical imaging of digestive system）

应用核医学显像仪器对消化道及肝胆、胰脾等器官的显像剂分布状态进行功能显像的技术。消化系统是由消化道和消化腺两大部分组成。消化道是一条起自口腔，向下延续到咽喉、食管、胃、十二指肠、小肠（空肠、回肠）、大肠（盲肠、结肠、直肠）、肛门的肌性管腔构成。

消化腺分为小消化腺和大消化腺两类。小消化腺分布在消化管各部的管壁内，而大消化腺由三对唾液腺（腮腺、下颌下腺、舌下腺）、肝脏和胰腺组成，各消化腺借助于导管将分泌物排入消化管内。唾液腺的功能是分泌唾液，唾液淀粉酶能将淀粉初步分解成麦芽糖；胃腺分泌的胃液可将蛋白质分解成多肽；肝脏分泌胆汁并储存于胆囊内，其作用是将大分子的脂肪初步分解成小分子的脂肪，即乳化作用；胰腺分泌胰液对糖类、脂肪和蛋白质进行消化；肠腺分泌的肠液是糖类、脂肪及蛋白质的消化液，可将麦芽糖分解成葡萄糖，将多肽分解成氨基酸，将小分子的脂肪分解成甘油和脂肪酸。

消化系统的核医学显像方法较多，临床上常用的SPECT显像技术有唾液腺显像、消化道出血显像、异位胃黏膜显像、食管通过显像、胃排空显像、小肠通过时间测定显像、肝胆动态显像、肝脾静态显像、肝血池显像等。在消化系统疾病，应用正电子核素标记的显像剂进行PET/CT显像应用也较多，如应用 ^{18}F-FDG、^{11}C-蛋氨酸、^{11}C-乙酸盐、^{11}C-胆碱等PET/CT显像，用于食管癌、肝胆肿瘤、胃肠道肿瘤、胰腺肿瘤等的诊断和评估。

（张永学）

tuòyèxiàn xiǎnxiàng

唾液腺显像（salivary gland imaging）

静脉注射高锝酸盐能被小叶细胞摄取并通过唾液腺导管分泌至口腔，应用放射性成像设备（γ照相机、SPECT等）获得影像的技术。利用核医学显像仪器对唾液腺进行显像，可了解唾液腺位置、大小、形态和功能图像。

原理 唾液腺小叶内导管上皮细胞具有从血液中摄取和分泌 $^{99m}TcO_4^-$ 离子的功能，将放射性核素显像剂 $^{99m}TcO_4^-$ 静脉注射后随血流到达唾液腺，可被小叶细胞从周围毛细血管中摄取并积聚于腺体内，并在酸性食物等刺激下分泌出来，随后逐渐分泌到口腔。

方法 患者显像前无需特殊准备，平卧于检查床后保持体位固定，静脉注射 $185 \sim 555MBq$（$5 \sim 15mCi$）$^{99m}TcO_4^-$ 后，即可行动态显像观察唾液腺血流灌注及对显像剂的摄取过程，可选取不同时间点进行前后位及左右侧位的静态显像，显像视野包括唾液腺及甲状腺，然后在注射显像剂后40分钟（唾液腺摄取达到高峰）时给予患者口服维生素C或枸橼酸钠盐促使唾液分泌入口腔。根据动态图像，可在唾液腺区域勾画感兴趣区，得到相应时间－放射性曲线，并用于半定量分析。

图像分析 正常唾液腺显像中，在注射显像剂后双侧腮腺及下颌下腺显影清晰，位置、大小正常，两侧对称，舌下腺显影较淡。酸刺激后显像剂很快从唾液腺中分泌并进入口腔。正常时唾液腺和甲状腺摄取 $^{99m}TcO_4^-$ 的速率相同，甲状腺影像可作为唾液腺影像的参照。

临床应用 唾液腺显像主要用于评价唾液腺的摄取和分泌功能，从而用于唾液腺相关疾病的辅助诊断。①双侧唾液腺疾病：双侧唾液腺摄取功能亢进多见于唾液腺感染或放射治疗后的炎症反应；双侧唾液腺摄取功能低下多见于干燥综合征，部分严重的患者双侧唾液腺可不显影。②唾液腺肿瘤：良性唾液腺肿瘤由于肿瘤细胞仍存有与唾液腺腺体细胞相似的功能，其表现为显像剂摄取增高；恶性唾液腺肿瘤由于肿瘤细胞已经失去相关功能，其表现为显像剂摄取减低。③唾液腺导管阻塞：表现为梗阻部位上方显像剂滞留，在酸刺激下更为明显。

注意事项 根据需要还可进行唾液腺动态显像和半定量分析。

（石洪成　胡鹏程）

xiāohuàdào chūxuè xiǎnxiàng

消化道出血显像（gastrointestinal bleeding imaging）

静脉注射血池显像剂（如 [锝 –99m] 标记红细胞）后定期进行的腹部显像，显示消化道出血灶的技术。在出血部位，显像剂从血管破裂处进入至胃肠内呈异常显像剂聚集。

原理 将 ^{99m}Tc 标记红细胞或 ^{99m}Tc– 胶体经静脉注射入人体后迅速进入血液循环中，此时当存在消化道活动性出血时，静脉注射后的显像剂会逸出肠壁，从而通过动态显像即可显示出血病灶显像剂浓聚。

方法 常用的放射性核素消化道出血显像剂有 ^{99m}Tc 标记红细胞和 ^{99m}Tc– 胶体两类。① ^{99m}Tc 标记红细胞：用 ^{99m}Tc 标记红细胞在体内和体外均可进行。该显像剂经过静脉注入人体后，能在循环系统里滞留较长时间，可用于多次延迟显像。适用于急性消化道出血与间歇性出血，尤其适合间歇性出血的检出，其不足在于腹部本底较高，对于较小出血灶的识别容易受到干扰。② ^{99m}Tc– 胶体（ ^{99m}Tc– 硫胶体或 ^{99m}Tc– 植酸钠）是常用的肝脾显像剂，也可用于消化道出血显像。此类显像剂由于腹部本底低，有利于清晰显示活动性出血病灶，但不适用于显示间歇性出血。

图像分析 ① ^{99m}Tc 标记红细胞正常影像：随显像剂注射入人体后，可依次见到腹主动脉、左右髂动脉、下腔静脉等腹部大血管显影，血池器官如肝脏、脾脏及肾脏显影，膀胱逐渐显影。胃肠道由于血管床含血量较少，因此显影浅淡。② ^{99m}Tc– 胶体正常影像：仅肝脏及脾脏显影清晰，腹部大血管及肾脏不显影，腹部放射性本底很低。③胃肠道任何部位有一定量的活动性出血时，可见到相应部位显像剂的异常浓聚。按出血量的不同可表现为点状、片状及条索状等各种形态的显像剂浓聚影。由于胃肠道的蠕动作用，出血造成的显像剂异常浓聚影会随之向肠道远端迅速移动，随时间延长其形态发生明显改变。在判定是否存在消化道活动性出血及明确出血点位置时应仔细分析所有相关动态影像，比对动态影像之间的异常显像剂浓聚灶及其位置、形态变化并最终做出准确诊断。

临床应用 消化道出血显像主要用于消化道出血的诊断，诊断消化道出血的敏感度与出血量直接相关，核医学消化道出血显像可在出血速度 0.05 ~ 0.1ml/min 的情况下呈现阳性结果，出血量达到 2 ~ 3ml 即可显影。影响消化道出血诊断阳性率的主要因素除出血量太小之外还包括在检查过程中无活动性出血，少量出血影随胃肠道蠕动增强使显像剂影混杂于胃肠道内容物之中，局部不能显示足够的放射性计数而导致漏诊。在临床中上消化道出血，通常可以通过胃镜检查确诊并精确定位，结直肠出血可通过肠镜检查找到出血灶。对于小肠部位的消化道出血，处于一般腔镜的盲区，放射性钡餐检查作用十分有限，核素消化道出血显像能较好地做出定性和定位诊断，凸显了其在该领域应用的优势。

注意事项 该方法只能在检查期间有出血时才能显示出血显像阳性，故显像前尽量不要使用止血药，此外肠蠕动过快者易致假阴性结果，必要时可在检查前给予肠蠕动抑制剂。

（石洪成　胡鹏程）

yìwèi wèi niánmó xiǎnxiàng

异位胃黏膜显像（ectopic gastric mucosa imaging）

利用 γ 照相机和 SPECT 对具有摄取 $^{99m}TcO_4^-$ 功能的异位胃黏膜进行显像的技术。用于诊断巴雷特食管、部分梅克尔憩室、小肠重复畸形等与异位胃黏膜有关的疾病。

原理 根据异位胃黏膜与正常胃黏膜的摄取和分泌功能相近的原理，以高锝酸盐（ $^{99m}TcO_4^-$ ）为显像剂，通过 γ 照相机和 SPECT 显像即可显示异位胃黏膜异常放射性浓聚。

方法 显像前患者需要禁食 4 小时以上，检查前禁止使用过氯酸钾、水合氯醛及阿托品等药物，检查前应用五肽胃泌素、胰高血糖素及西咪替丁等有利于提高显像阳性率。显像剂采用 $^{99m}TcO_4^-$ ，剂量：

成人 370~555MBq（10~15mCi），儿童每千克 7.4~11.1MBq（200~300μCi）。患者取仰卧位，静脉注射显像剂后每 15 分钟采集腹部影像 1 次，总时长 2 小时。

图像分析 正常影像在显像剂注射后可见胃大量显像剂浓聚，肾脏及膀胱逐渐显影，腹部其他脏器无明显显像剂异常浓聚。有时胃液中的显像剂可进入肠道致使十二指肠及小肠部分显影。当患者存在较明显的梅克尔憩室时可见局部显像剂异常浓聚区，位于右下腹者较多见且和胃同时显影。动态采集图像可见该显像剂异常浓聚灶位置较为固定且随时间延长显像剂摄取程度不断增加。

临床应用 核素异位胃黏膜显像是目前临床诊断梅克尔憩室最为简便、有效的方法。值得注意的是该方法也存在部分假阴性结果，除部分梅克尔憩室缺如异位胃黏膜而呈假阴性结果外，造成假阴性结果的原因还包括局部分泌物较多或出血造成的显像剂洗脱作用、憩室含异位胃黏膜太少、异位胃黏膜因缺血和坏死等因素造成的功能减退等。假阳性结果主要见于局部肠道炎症或肠道梗阻性病变造成显像剂的局部聚集。

注意事项 检测前禁食，停用干扰、阻断胃黏膜摄取及促蠕动、分泌药物；在定位有困难时，需要加做侧位相或 SPECT 显像。

（石洪成 胡鹏程）

shíguǎn tōngguò xiǎnxiàng

食管通过显像（esophageal transit imaging） 应用核素显像仪器对吞咽的显像剂通过食管的整个过程进行定性和定量分析，从而了解食管通过功能的技术。

原理 将含有放射性显像剂的食物或饮料混合物吞咽后，利用显像仪器动态采集显像剂通过食管的全过程信息，并计算其通过的速率和量，评估食管的功能状态。

方法 患者显像前禁食 8 小时以上，选用的显像剂通常为 ^{99m}Tc-硫胶体或 ^{99m}Tc-DTPA，剂量为 11.1MBq（300μCi），与水溶液或半固体食物混合后嘱患者吞服。吞服前，于患者环状软骨处放置放射性标记。患者练习吞咽动作后以类似"弹丸"式吞咽混合后的显像剂并每 30 秒做吞咽动作 1 次，共 4 次。患者吞咽的同时开启动态影像采集。图像生成后勾画食管感兴趣区生成时间-放射性曲线。

图像分析 由于是动态采集影像，其动态电影可清楚显示混有显像剂的食团通过食管的全过程。通过勾画感兴趣区进行半定量分析的方法可以分别对全程食管及上、中和下段分段食管进行分别处理，得到相应感兴趣区的时间-放射性曲线。

临床应用 核素食管通过显像对于贲门失迟缓症具有较高的诊断价值。可用于对患者食管功能进行长期随访及评价药物或手术的疗效。对于贲门失弛缓症、硬皮病、弥漫性食管痉挛及胃食管反流患者，显像剂通过食管的时间会明显延长。食管梗阻时，梗阻处以上食管内可见明显显像剂聚集。食管瘘者显像剂可从食管中溢出。

注意事项 应根据研究目的的不同选择合适的实验餐，如液体、固体和混合实验餐。

（石洪成 胡鹏程）

wèi páikōng xiǎnxiàng

胃排空显像（gastric emptying imaging） 通过 γ 照相机或 SPECT 动态观察口服实验餐进入胃和从胃排空过程的技术。

原理 将不被胃黏膜吸附和吸收、不被胃液或胃运动破坏或解离的含放射性物质的试验餐引入胃内，连续动态显像观察胃区显像剂分布和动态变化，将采集信息经计算机处理，计算胃内显像剂排空时间及某特定时间的放射性残留率或排空率，以评价胃运动功能。

方法 根据测定内容的不同，可采用固体或液体两种餐食混合显像剂后进行显像。测定液态食物胃排空，常使用 ^{99m}Tc-硫胶体。需要同时测定固态和液态混合食物胃排空时，用双核素方法测定，通常使用 ^{111}In-DTPA 标记液体食物，用 ^{99m}Tc 标记固体食物。由于临床中一般都需要了解固体食物的胃排空情况，而液态食物排空多数正常，因此进行胃排空试验一般首选固态食物的胃排空显像，单独液态食物胃排空测定一般只适用于无法进食固体食物者。显像前患者需空腹 12 小时，取仰卧位前后位采集腹部影像，嘱患者进食核素显像剂标记的食物，连续采集影像 2 小时。然后通过勾画感兴趣区，计算得出胃排空时间、胃排空百分比和排空率。

图像分析 ①液体食物胃排空：从液体食物进入胃内即开始胃排空，正常情况下无明显延滞，时间-放射性曲线呈单指数形式下降，正常胃排空半排时间在 10~20 分钟。②液体和固体混合餐的胃排空：胃排空曲线也呈指数形式下降，但较单纯液体餐为慢。③固体餐胃排空：首先出现的是延滞相，然后固体餐以直线型排空。糖尿病等疾病可致使延滞相时间延长。

临床应用 胃排空加速常见于迷走神经切断术后以及幽门形

成术后、十二指肠溃疡、萎缩性胃炎、恰加斯（Chagas）病及甲状腺功能亢进症等疾病。胃排空迟缓可由急性胃肠炎和代谢紊乱引起胃排空减慢，也可因更多慢性疾病引起胃排空延缓。

注意事项 需要根据研究目的不同选择合适的试验餐，如液体、固体和混合试验餐。

（石洪成 胡鹏程）

xiǎocháng tōngguò shíjiān cèdìng

小肠通过时间测定（intestinal transit time）

应用 γ 照相机或 SPECT 动态观察显像剂从胃排出到大肠出现显像剂所需的时间，从而了解小肠动力学的功能参数的技术。

原理 将含有放射性显像剂的试验餐口服后，应用 γ 照相机或 SPECT 对胃肠区域进行连续动态显像，观察显像剂从胃排出到大肠出现显像剂所需的时间，并进行半定量分析，用于评估小肠动力学功能。

方法 为保证胃内放射性显像剂在酸性和碱性条件下的稳定，显像剂采用不易消化的物质，多使用 ^{99m}Tc-胶体或 ^{99m}Tc-DTPA 加水或混合于半固体食物中。检查者需隔夜禁食 8 小时以上，空腹服用试餐，每隔 10 分钟采集 1 帧，直到 80% 试餐进入结肠，整个过程 4 ~ 6 小时。

图像分析 正常图像可见显像剂吞入后胃立即显影，随后显像剂自十二指肠逐渐运行到达回盲部及结肠。勾画胃和结肠感兴趣区后可计算出小肠通过时间。

临床应用 临床上如肠易激综合征、短肠综合征及甲状腺功能亢进症等疾病可造成小肠通过时间加快。小肠机械性梗阻、克罗恩病、小肠性便秘及糖尿病等可造成小肠通过时间的延长。

注意事项 见胃排空显像。

（石洪成 胡鹏程）

gāndǎn dòngtài xiǎnxiàng

肝胆动态显像（hepatobiliary dynamic imaging）

利用 γ 照相机或 SPECT 对肝胆显像剂被肝细胞（多角细胞）摄取、分泌、经胆道排至肠道的整个过程进行动态显像，从而了解肝胆形态及功能的技术。

原理 某些放射性核素肝胆显像剂能够选择性地被肝细胞（多角细胞）摄取，进而被分泌到毛细胆管，并经胆道系统排泄至肠道的特性，通过显像仪器（SPECT）记录这一动态过程，以观察到显像剂经肝摄取、分泌、排出至胆道和肠道的过程，获取一系列肝、胆动态影像，了解肝胆系统的形态、通畅情况及功能状态。

方法 常用的显像剂包括：^{99m}Tc-二乙基乙酰苯胺亚氨二醋酸（^{99m}Tc-EHIDA）、^{99m}Tc-二异丙基乙酰苯胺亚氨二醋酸（^{99m}Tc-DISIDA）、^{99m}Tc-三甲基溴乙酰苯胺亚氨二醋酸（^{99m}Tc-mebrofenin）和 ^{99m}Tc-吡哆-5-甲基色氨酸（^{99m}Tc-PMT）等。患者注射显像剂前需至少禁食 4 ~ 12 小时，以避免因进食使胆囊收缩而造成胆囊不显影。检查前停用影响奥狄括约肌的药物 6 ~ 12 小时。患者静脉注入显像剂后即刻采集肝胆区血流灌注像，并于 5 分钟、10 分钟、20 分钟、30 分钟、45 分钟、60 分钟分别显像或以每 5 分钟 1 帧连续动态采集至 60 分钟。

图像分析 按照动态显像顺序，自静脉注射显像剂后即刻至 30 ~ 45 秒，心、肺、肾、大血管、肝依次显影。注射后 1 ~ 3 分钟肝脏清晰显影，15 ~ 20 分钟显像剂浓聚达到高峰，此后肝影逐渐变淡。注射后 5 分钟胆管显影，依次显示左右肝管、总肝管和胆囊管、胆囊影像，胆囊一般在 45 分钟内显影，胆系影像随肝影变淡而逐渐清晰。肠道影像时间一般不迟于 45 ~ 60 分钟。

临床应用 ①新生儿胆道疾病的鉴别诊断：新生儿黄疸多见于先天性胆道闭锁和新生儿肝炎。胆道闭锁患儿出生后 60 天内是手术治疗最佳时机，而新生儿肝炎所致黄疸是手术禁忌证。肝胆动态显像通过观察显像剂有无胆道、肠道排泄可有效鉴别这两种疾病。肠道内出现显像剂浓聚可诊断为新生儿肝炎。若肠道始终未见显像剂，需给患儿口服苯巴比妥每天 5mg/kg，连续 7 天，然后再次行肝胆动态显像，如果 24 小时肠道仍无显影，则诊断为先天性胆道闭锁；肠道一旦出现显像剂，则诊断为新生儿肝炎。②急、慢性胆囊炎的诊断：急性胆囊炎常继发于胆囊管梗阻，多数是由结石引起的，少数是由与结石无关的急性炎症引起的。急性胆囊炎表现为肝脏、肝胆管、肠道影像正常，而胆囊持续不显影。慢性胆囊炎 85% ~ 90% 的患者胆囊可显影，其特征为胆囊延迟至 1 ~ 4 小时显影。肠道先于胆囊显影是慢性胆囊炎的一个特异性征象。③胆管先天性囊状扩张症的诊断：在肝胆动态显像时表现为胆总管扩张部分的放射性浓聚，可在肝影、胆囊影消退甚至进餐后仍残存。④胆总管梗阻的诊断：胆总管梗阻可由胆总管结石、肿瘤和胆总管狭窄所引起，一般首选超声检查。但以下两种情况仍常使用肝胆动态显像：发生梗阻前 24 小时胆总管已经发生扩张，此时超声检查为正常，而放射性核素肝胆动态显像表现为异常；对于先前已有肝总管扩张史或外科手术史的患者来说，胆总管一般难以恢复到原来的正常直径，肝胆动态显像可通过是否存在显像剂从胆道排泄至肠道来鉴别梗阻性或非梗阻性扩张。由结石引起的不完全性胆总管梗阻可能表现为胆总管不扩张，肝胆动态显像若发现显像剂经胆道至肠道通过时间延迟（大于60分钟），可诊断或提示不完全性胆总管梗阻。⑤肝胆道术后的评价：术后有无胆道闭塞；胆道、肠道吻合术后吻合口的通畅性；比尔罗特（Billroth）Ⅱ式手术后的胆流畅通情况，有无胆汁–胃、食管反流；有无胆漏；肝移植术后有无排斥反应，有无感染或胆道梗阻。⑥肝细胞癌的定性诊断：正常肝组织摄取显像剂后，可通过分泌、排泄过程，将其排入胆道系统，肝区放射性迅速降低。肝癌病灶缺乏有效的胆道系统，摄入的放射性药物无法及时排出，淤滞于病灶局部。表现为病灶部位显像剂滞留，周围正常肝组织显像剂迅速降低甚至清除。

注意事项 新生儿肝炎肝功能严重受损时胆道及肠道也可不显影，应注意鉴别。

（韩星敏）

gān pí jìngtài xiǎnxiàng

肝脾静态显像（liver-spleen static imaging） 利用放射性胶体显像剂被肝脏内具有吞噬功能的库普弗细胞和脾脏中的单核–巨噬细胞吞噬的原理，通过SPECT使肝脏和脾脏显像的技术。该方法可以观察到肝脾的位置、形态、大小和占位性病变等。

原理 静脉注射放射性胶体显像剂后，能迅速地被肝脏、脾脏具有吞噬功能的库普弗细胞和脾脏中的单核–巨噬细胞吞噬而不被迅速排出，通过显像仪器（SPECT）行平面或断层显像可使肝脏和脾脏显像。

方法 常用显像剂包括^{99m}Tc–硫胶体（^{99m}Tc–SC）和^{99m}Tc–植酸盐。患者无需特殊准备。静脉注射显像剂后15～20分钟开始显像，肝功能不良患者可适当增加显像剂剂量，并延迟至30分钟或更晚时间检查。脾脏显像在注射显像剂后10～15分钟进行显像。根据需要行平面或断层显像或SPECT/CT断层融合显像。

图像分析 ①肝脏影像：正常肝脏放射性分布均匀。肝右叶组织较左叶厚，因此右叶放射性高于左叶。肝脏内部血管、胆管和肝外脏器压迫区域会出现显像剂分布稀疏、缺损或外形轮廓的异常。肝胶体显像的异常影像可表现为肝脏位置、大小、形态及显像剂分布异常。显像剂分布异常通常表现为局限性显像剂分布稀疏或缺损、弥漫性稀疏或缺损、局限性浓聚，以及肝外显像剂摄取增高。原发性肝癌、转移性肝癌、肝腺瘤、肝血管瘤、肝脓肿、肝囊肿等占位性病变，可表现为单个或数个显像剂分布稀疏或缺损区。肝硬化、肝炎、肝吸虫病、代谢性疾病，常表现为肝内显像剂分布不均匀，见多个散在的斑点状或斑片状分布减低区，伴有肝脏大小和形态上的变化，且肝脏以外的显像剂摄取可明显增加。少数情况下，肝显像可表现为局限性显像剂浓聚，多见于上腔静脉综合征、下腔静脉综合征及肝静脉闭塞症及布–卡综合征。②脾脏影像：正常脾前位影像较小，一般观察后位。后位脾影较前位明显清晰，多呈卵圆形或逗点形，显像剂分布均匀，脾门凹陷处略稀疏。异常影像可表现为脾脏形态、大小、位置以及显像剂分布的改变。

临床应用 包括以下方面。

肝脏胶体显像 可用于肝占位性病变的诊断，提供肝占位性病变的大小、位置、手术切除范围的估计以及确定经皮穿刺活检的最适位置等信息。该技术在20世纪70～80年代曾广泛应用于临床，但由于其特异性及灵敏性低，目前已被CT、MRI、超声所替代。

脾胶体显像 在显示脾脏形态方面不如CT、MRI、超声，但在反映脾脏功能方面有不可替代的作用。①观察脾脏位置及功能：绝大多数人为单脾，少数会出现脾缺如或多脾。脾显像对游走脾具有很高的诊断价值，可以与左上腹的其他肿物相鉴别。脾对放射性胶体的摄取比例可以推断脾功能的强弱。当脾肝摄取比值远大于或小于1时，表明脾功能增强或减弱。②解剖性无脾和功能性无脾的鉴别诊断：先天性发育畸形为解剖性无脾，在各种影像学检查，如CT、MRI、B超及核素显像均表现为脾缺失。而功能性无脾指的是在CT、MRI、B超等解剖学影像中脾存在，但脾核素显像表现为脾影消失，多见于脾血流供应障碍或单核–巨噬细胞系统功能严重受损。③副脾的诊断：副脾也是一种先天性发育异常，存在于正常脾外的脾组织，具有正常的脾功能。④脾梗死和脾外伤：脾影像表现为显像剂分布稀疏或缺损影。⑤种植脾的探测及判断存活情况：脾显像能观察和诊断原位和/或异位种植脾的存活情况。

注意事项 随着超声、CT和MRI的广泛应用，目前肝脾静态显像已很少用。

（韩星敏）

肝血池显像 (liver blood pool imaging)

gān xuèchí xiǎnxiàng

应用核医学显像仪器观察血池显像剂在肝脏血池中分布状态，从而鉴别肝内占位病变性质的技术。

原理 将某些能在血液循环中长时间存在的显像剂静脉注射后，通过核医学显像设备（SPECT）显像，可以显示肝脏血容量分布状态，用以观察肝内病变中显像剂高于、等于和低于周围正常肝组织的情况，鉴别肝内占位病变的性质。

方法 肝血池显像最常用的显像剂为^{99m}Tc标记的红细胞。患者无需特殊准备，显像剂静脉注射30分钟后行SPECT或SPECT/CT显像。对高度怀疑肝血管瘤者，若30分钟未见阳性结果，可延迟至1~5小时显像。

图像分析 显像剂注射30分钟或更长时间后，可观察到心、肝、脾等血池影像。正常情况肝区放射性分布均匀，显像剂分布低于心血池影和脾影。异常影像表现为病变部位显像剂分布高于（过度填充）、低于（不填充）或等于（填充）肝组织。过度填充一般是肝血管瘤的特征性表现；不填充提示肝内病变没有或很少有血液供应，一般见于肝囊肿、肝脓肿、肝硬化结节。填充表明病变血容量与肝组织相近，可为肝癌、转移性肝癌、良性实质性肿瘤或血管瘤等。

临床应用 肝血池显像主要用于肝血管瘤的诊断。肝血池显像病灶局部放射性过度填充，是肝血管瘤的典型表现，对2~3cm以上的病变，特异性接近100%。对小病灶，CT、超声、MRI优于核素肝血池显像。

注意事项 见肝脾静态显像。

(韩星敏)

泌尿生殖系统核医学显像 (nuclear medical imaging of urogenital system)

mìniào shēngzhí xìtǒng hé yīxué xiǎnxiàng

应用核医学显像仪器对泌尿生殖系统的显像剂分布状态进行功能显像的技术。

泌尿生殖系统是泌尿系统和生殖系统的统称。泌尿系统由肾脏、输尿管、膀胱和尿道组成，主要生理功能是排泄人体代谢的终末产物和维持水、电解质及酸碱平衡。

泌尿系统的核医学检查方法主要包括肾动态显像、肾静态显像和膀胱输尿管反流显像等，其中肾动态显像，以及在此基础上的肾小球滤过率测定和肾有效血浆流量测定，已成为临床上评价泌尿系统病理生理变化的最常用检查方法之一。生殖系统的核医学检查方法不多，主要是阴囊与睾丸显像。

(马庆杰)

肾动态显像 (dynamic renal imaging)

shèn dòngtài xiǎnxiàng

应用γ照相机或SPECT连续动态观察和记录显像剂被肾脏吸收、分泌和排泄的全过程影像信息，并计算肾脏功能定量参数，用于肾脏相关疾病诊断、评估肾脏功能的技术。

原理 选择经肾小球滤过或肾小管快速分泌型显像剂进行的肾脏连续动态显像，包括肾血流灌注显像和肾功能动态显像两部分。静脉注射经肾小球滤过或肾小管分泌而不被重吸收的显像剂，用SPECT或γ照相机快速连续动态采集包括双肾和膀胱区域的随时间变化的放射性影像，可依序观察到显像剂灌注腹主动脉、肾动脉后迅速集聚在肾实质内，随后由肾实质逐渐流向肾盏、肾盂，

经输尿管到达膀胱的全过程，从而显示双肾位置、大小及功能性肾组织形态，也能对分肾血流、功能及上尿路通畅性进行定性评价和定量测定，尤其在判断分肾功能方面具有敏感性高和准确性好的特点，是泌尿系统最主要的核医学检查方法。

适应证 ①了解双肾位置、大小、形态、功能及上尿路通畅情况。②评价肾动脉狭窄程度及双肾血供情况，协助诊断肾血管性高血压。③了解肾内占位性病变区域的血流灌注情况，用以鉴别良恶性病变。④诊断肾动脉栓塞及观察溶栓疗效。⑤监测移植肾的血流灌注和功能情况或肾移植供体的肾脏功能。⑥肾外伤后，了解其血供及观察是否有尿漏存在。⑦鉴别诊断腹部肿物与肾脏的关系。⑧肾实质病变主要累及部位（肾小球或肾小管）的鉴别。

禁忌证 无明确禁忌证。

检查前准备 患者一般无须特殊准备，可以正常进食和饮水。检查前30分钟常规饮水300ml（儿童患者按8ml/kg计算）。显像前排空膀胱。

方法 肾动态显像的显像剂根据集聚与排泄机制不同，分为肾小球滤过型和肾小管分泌型两类，常用的有：①^{99m}Tc-二乙撑三胺五乙酸（^{99m}Tc-DTPA），是肾动态显像目前最常用的显像剂，属肾小球滤过型显像剂。②^{99m}Tc-巯基乙酰基三甘氨酸（^{99m}Tc-MAG$_3$）、^{99m}Tc-双半胱氨酸（^{99m}Tc-EC）和^{131}I-邻碘马尿酸钠（^{131}I-OIH）均属肾小管分泌型显像剂。采用"弹丸式"静脉注射显像剂，同时启动SPECT（或γ照相机）的采集开关，行双肾动态采集，共21分钟。

图像分析 ①肾血流灌注相：

腹主动脉上段显影后 2~4 秒，两侧肾动脉几乎同时显影，随后出现肾影完好，并逐渐变得清晰。双肾影像大小正常、形态完整、显像剂分布均匀对称，双肾血流灌注曲线：峰时差小于 1~2 秒、峰值差小于 25%。②肾功能动态相：双肾清晰显影，其大小正常，呈蚕豆形，此时为肾实质影像，显像剂分布均匀。此后，肾实质内显像剂逐渐减退，肾盏、肾盂处显像剂逐渐增浓，输尿管可隐约显影或不显影，膀胱影像逐渐明显。③肾脏功能定量分析：应用感兴趣区技术分别勾画出双肾及本底，通过显像仪器所配有的专门处理软件可以获取各种曲线及相关定量参数，包括肾图、肾小球滤过率（GFR）和肾有效血浆流量（ERPF）。肾图指显像剂到达和经过双肾的时间-放射性曲线，可以综合反映肾血流灌注、皮质功能和上尿路通畅情况。正常肾图由显像剂出现段（a 段）、显像剂聚集段（b 段）和排泄段（c 段）组成。

介入试验　包括利尿剂介入试验和卡托普利介入试验，前者主要用于鉴别上尿路机械性梗阻与非梗阻性尿路扩张，后者用于无创性筛选肾血管性高血压。

临床应用　①肾实质功能的评价：肾动态显像是评价肾实质功能非常灵敏、简便、无创的检查方法，GFR 和 ERPF 是目前诊断肾小球功能和肾小管分泌功能最灵敏的定量分析指标，有利于肾脏疾病的诊断和鉴别诊断，并且与实验室检查指标只能反映总肾功能相比，可以评价分肾功能是其独有的优势。②上尿路梗阻的诊断：因梗阻程度、时间、部位不同，影像表现有所不同，利尿剂介入试验是鉴

别上尿路机械性梗阻与非梗阻性尿路扩张的可靠方法。③肾血管性高血压的筛查：卡托普利介入试验诊断肾血管性高血压的灵敏度为 80%~94%，特异性为 93%~100%，假阳性结果极少。④在肾移植中的应用：包括肾移植供者的肾功能评价和移植肾的功能评价，及时诊断急性肾小管坏死、排斥反应、尿漏及上尿路梗阻。⑤腹部外伤：灵敏诊断外伤所致肾外包膜或输尿管破裂形成的尿漏。

注意事项　检查前患者适量饮水，否则影响检查结果；此外，显像剂弹丸式注射的质量也可以影响肾动态图像分析和定量参数。

(马庆杰)

shènxiǎoqiú lǜguòlǜ cèdìng

肾小球滤过率测定（determination of glomerular filtration rate）

肾小球滤过率（glomerular filtration rate，GFR）是单位时间内从肾小球滤过的液体量（ml/min），是评估肾小球滤过血液能力的最好指标。肾功能受损时，GFR 的改变要早于外周血肌酐和尿素氮的变化。

方法　放射性核素标记物清除率方法测定 GFR 分为体外血浆标本法与显像法，其中以后者最为常用。

血浆标本法测定　GFR 主要有多标本法、双标本法（双血浆法）及单标本法。其中双血浆法被推荐作为测定 GFR 的标准。

显像法测定　GFR 是在肾动态显像的基础上完成。静脉注射肾小球滤过型显像剂 ^{99m}Tc-DTPA 后，通过 SPECT 或 γ 照相机测得双侧肾区时间-放射性曲线，利用注射后 2~3 分钟或高峰前 1 分钟的肾摄取率计算出分肾和总肾的 GFR 值。

正常值　总肾 GFR 的正常参考值：男性为 125±5ml/min，女性为 115±15ml/min；分肾 GFR 值为 58±9ml/min。GFR 与年龄有关，随着年龄增长 GFR 有所下降，40 岁以后大约每年平均下降 1%。

临床应用　GFR 是反映肾功能的重要指标之一，也是评价总肾和分肾功能比较敏感的指标。对肾功能受损者，当其总 GFR 下降 40~50ml/min 时，才会出现血浆肌酐、尿素氮水平升高，GFR 的随访能较早发现肾小球的异常变化。因此，GFR 测定可作为判断肾功能受损程度、选择治疗方法、观察疗效及监测肾移植术后肾功能的客观指标。结合肾有效血浆流量（ERPF）测定，还有助于鉴别肾损害的主要部位。

(马庆杰)

shèn yǒuxiào xuèjiāng liúliàng cèdìng

肾有效血浆流量测定（determination of effective renal plasma flow）

肾有效血浆流量（effective renal plasma flow，ERPF）指单位时间内流经肾单位的血浆流量。肾小管分泌型放射性药物（如 ^{99m}Tc-MAG$_3$ 或 ^{99m}Tc-EC）经静脉注射后，一次流经肾脏时几乎完全被清除而不被重吸收，故单位时间内肾脏对该物质的血浆清除率即相当于肾血浆流量。

方法　通常采用肾动态显像法测定 ERPF。一般 γ 照相机、SPECT 或 SPECT/CT 配有已编制好的 ERPF 处理软件，按其说明进行操作处理即可算出 ERPF 值。除使用放射性药物不同外，操作程序与肾动态显像法测定 GFR 基本相同。

正常值　ERPF 的正常参考值：500~600ml/min。ERPF 正常值可因年龄、仪器、显像剂等实验条件的不同而出现较大差异，各单位应根据自己的使用情况建

立正常参考值。

临床应用 ERPF 主要反映肾小管功能，临床上常与反映肾小球功能的 GFR 联合使用，用于肾脏血流动力学和肾功能检测，如各种急慢性肾脏疾病的肾功能测定、各种肾外疾病时肾功能测定、各种肾脏疾病的疗效观察、监测移植肾的功能与排斥反应以及新药对肾功能的影响。肾滤过分数（GFR/ERPF 比值）有助于鉴别病变部位，肾滤过分数降低提示以肾小球功能受损为主，而增高表明以肾小管功能受损为主。

（马庆杰）

shèn jìngtài xiǎnxiàng

肾静态显像（static renal imaging） 通过静脉注射被肾小管上皮细胞摄取而清除缓慢的放射性显像剂后，应用 γ 照相机或 SPECT 进行静态平面或断层显像，获得肾脏大小、形态、位置、放射性分布及占位性病变等信息的技术。

原理 使用肾皮质显像剂，如 ^{99m}Tc- 二巯基丁二酸（^{999m}Tc-DMSA）或 ^{99m}Tc- 葡庚糖（^{99m}Tc-GH）等，静脉注射后 40%～60% 与肾近球小管细胞紧密结合，其余通过尿液缓慢排出。与肾动态显像使用的快速通过型肾脏显像剂有所不同，该类显像剂静脉注射后，经血流到达肾脏，被有功能的肾小管上皮细胞特定摄取且能较长时间滞留于肾小管上皮细胞中，因此可以采用静态图像采集方式获得清晰的肾皮质影像。

适应证 ①了解肾脏位置、大小、形态，诊断先天性肾脏畸形。②肾盂肾炎的辅助诊断以及治疗效果评价。③肾内占位性病变、缺血性病变和破坏性病变（包括瘢痕、外伤）的诊断。④鉴别诊断腹部肿物与肾脏关系。

禁忌证 无明确禁忌证。

检查前准备 注射显像剂后建议患者多饮水，显像前须排空小便。

方法 静脉注射肾脏显像剂（如 ^{99m}Tc-DSMA）后 2 小时进行 SPECT 显像，获得后位、前位、左后斜位、右后斜位等平面影像，或者横断面、矢状面和冠状面断层图像。

图像分析 双肾呈蚕豆状，影像清晰，轮廓完整，肾影的外带显像剂较浓，中心和肾门区稍淡，两肾显像剂分布无明显差异，输尿管可隐约显影或不显影。局部或整体肾功能损害的肾脏疾病会表现为肾脏位置、形态、数目异常，局部显像剂分布稀疏或缺损，显像剂增高，肾影淡或不显影。

临床应用 肾静态显像主要通过获取肾脏的位置、形态、显像剂分布及数目异常诊断相关疾病，如肾下垂、游走肾、异位肾、多囊肾、马蹄肾、重复肾、先天性独肾等，可明确显示先天性异常，还可用于诊断肾脏炎症性病变，其对肾盂肾炎、肾脏瘢痕的诊断阳性率明显高于 B 超、CT、IVP 等影像学检查。急性肾盂肾炎表现为单侧或双侧肾脏的单发或多发放射性缺损区，也可见弥漫性放射性减低。慢性肾盂肾炎显示肾影变小，形成瘢痕的部位放射性摄取减低，分布稀疏不均。

随着超声和 CT 等影像技术的发展，肾静态显像的临床应用已明显减少，目前主要用于肾脏畸形、位置异常的诊断和泌尿系感染的诊断。

注意事项 肾静态显像主要用于肾盂肾炎、肾脏瘢痕的评价，不能反映肾脏功能状态，可以与肾动态显像评估肾脏功能互补。

（马庆杰）

pángguāng shūniàoguǎn fǎnliú xiǎnxiàng

膀胱输尿管反流显像（vesico-ureteric reflux imaging） 将放射性显像剂引入膀胱，待膀胱充盈后，患者用力排尿或膀胱区加压致使尿液反流到输尿管和／或肾区，通过体外显像仪器动态采集的技术。该过程可获得膀胱充盈、排尿过程和排尿后的膀胱输尿管影像。主要用于膀胱输尿管反流的诊断及反流程度评价，为某些泌尿系疾病的诊断和鉴别诊断提供信息。

适应证 ①判断反复尿路感染患者是否有膀胱输尿管反流及反流程度。②了解下尿路梗阻和神经源性膀胱患者是否有尿反流及其反流程度。③评价膀胱输尿管反流的治疗效果。④直接法更适用于难以配合的幼儿及因肾功能不良或肾积水而无法行间接法显像的患者。

禁忌证 尿路急性感染期禁用直接法。

检查前准备 显像前要训练受检者学会憋尿，显像时进行良好配合。

方法 根据给药途径的不同，膀胱输尿管反流显像分为直接法与间接法。直接法是将放射性显像剂（^{99m}Tc- 硫胶体）经导尿管直接注入膀胱，通过显像观察膀胱充盈及其后排尿过程中输尿管或肾内有无放射性出现，是最常用的显像方法。间接法作为 ^{99m}Tc-DTPA 肾动态显像的一部分，显像结束后嘱受检者不排尿。待肾区和输尿管放射性显著减少时，受检者取坐位，探头后置，分别行常规、憋尿并下腹部加压及排尿动态显像。利用感兴趣区域技术从动态系列影像中得到膀胱、双肾和双侧输尿管（全程或某段）

区的时间 – 放射活性曲线。

图像分析 ①直接法：显像过程中仅有膀胱影像，一旦输尿管或肾区内出现放射性影像，即可确定存在膀胱尿液反流，并可计算反流率和膀胱残留尿量。②间接法：当肾和输尿管影像进一步减弱，相应时间 – 放射活性曲线呈进行性下降时，若肾和 / 或输尿管有明显放射性增加或时间 – 放射活性曲线呈上升表现，提示存在尿液反流。

临床应用 膀胱输尿管反流是指患者排尿过程中尿液反流至输尿管和 / 或肾区，是反复泌尿系感染的重要原因，多见于儿童。反复泌尿系感染、下尿路梗阻患者，膀胱输尿管反流显像可判断有无膀胱输尿管反流及其程度，以决定治疗方案。该法还可用于抗感染或抗反流手术治疗的疗效评价。

注意事项 当肾功能严重受损或尿路排除不畅时，不宜选用间接法测定膀胱 – 输尿管反流。

（马庆杰）

yīnnáng yǔ gāowán xiǎnxiàng

阴囊与睾丸显像（scrotal and testicular imaging） 利用核素SPECT 显像评估阴囊及睾丸的血流灌注和显像剂摄取分布用于相关疾病诊断的技术。对于阴囊疼痛的患者，首先要鉴别急性睾丸炎与睾丸扭转。当临床高度怀疑睾丸扭转时，应立即手术。如果不能明确诊断，可进行阴囊核素显像，来检测睾丸的存活以便考虑是否立即手术。

原理 阴囊为一皮肤囊袋，阴囊中隔将阴囊分为左右两部分，分别容纳两侧的睾丸和附睾。睾丸动脉供应睾丸、附睾和鞘膜血运，而阴囊壁血供来自于阴部动脉。当睾丸出现扭转、外伤或附

睾炎症等病变时，阴囊内容物的血供状态将会改变，局部阴囊和睾丸显像表现为放射性分布缺损或增高。

检查前准备 显像前口服高氯酸钾封闭甲状腺，以有效减少甲状腺组织的锝 –99m 摄取量。

方法 患者取仰卧位，将阴茎向上折叠固定于下腹部，与阴囊分开，双腿外展。常用的显像剂为 $^{99m}TcO_4^-$，成人剂量为 7.4MBq/kg，总量为 370 ~ 740MBq，儿童剂量为 9.25MBq/kg，最小剂量为 74MBq。静脉注射后应用 γ 照相机或 SPECT 以双侧睾丸为视野中心进行动态和延迟静态显像。通常行放射性核素血流灌注动态显像和静态显像。①血流灌注动态显像：肘静脉"弹丸"式注射显像剂同时启动采集开关，每帧 1 ~ 2 秒，共 60 秒。可先采集 60 秒动脉灌注相和 3 ~ 5 分钟时的静脉血池影像。②静态显像：动态显像结束后随即行阴囊静态显像。连续采集 5 帧静态平面血池像，每帧 500kb。为了在影像上正确识别左右侧阴囊，可将一铅条用胶布固定在阴囊缝上，再采集每帧 300kb 影像。

图像分析 正常阴囊动脉血流灌注影像可见髂动脉和股动脉显影，睾丸动脉不显影，静脉血池影像见阴囊区轻度显影，两侧基本对称，没有明显的放射性浓聚或缺损，强度与大腿相似。睾丸扭转的患者血流显像见患侧血流减低，静态显像见患侧中心部分呈放射性缺损，周围组织因充血，使缺损区边缘表现为放射性浓聚。睾丸炎症患者静态显像中则可见患侧显示放射性弥漫性增加，而血流显像变化不明显。

临床应用 急性阴囊疼痛主要见于急性睾丸扭转和急性睾丸

附睾炎症，两者的鉴别诊断十分重要，前者必须立即手术，后者则保守治疗。核素阴囊显像诊断急性阴囊疼痛原因明显优于超声检查，具有简单、快速、准确、无创等优点。①急性睾丸扭转：由于剧烈运动或暴力损伤阴囊时螺旋状附着于精索上的提睾肌强烈收缩，导致扭转并引起睾丸的急性血液循环障碍。临床常发生于先天性睾丸系膜过长、睾丸引带发育不良、隐睾、睾丸下降不全、附睾与睾丸连接不完全、附睾与部分精索过度活动、精索过长等情况。睾丸急性扭转导致睾丸血供障碍，若不及时进行手术治疗，睾丸存活概率很小。因此尽早明确诊断和手术复位至关重要。②急性附睾炎或急性睾丸炎：睾丸附睾炎是累及阴囊及其内容物的常见疾病，临床上难与睾丸扭转相鉴别。阴囊灌注显像可见患侧血流灌注明显增加；静态血池相可见患侧睾丸放射性分布较正常侧弥漫性增高。慢性期放射性分布可正常，若有脓肿形成时血池相示放射性分布缺损，提示患侧阴囊内有坏死灶。③阴囊外伤：其影像学表现取决于阴囊损伤范围和程度，轻度外伤时病变部位呈现放射性分布弥漫性轻度增高；而睾丸或阴囊内血肿时则表现为放射性分布缺损，周边可伴有或无放射性分布增高。④阴囊内占位性病变：阴囊内囊肿和附睾内结核性干酪样坏死表现为放射性分布缺损。睾丸肿瘤多为无痛性肿胀，血流灌注增高；有坏死时，病灶中央可见放射性分布缺损。⑤精索静脉曲张：精索静脉曲张是引起男性不育的原因之一。多见于青壮年，常左侧发病。核素阴囊显像由于精索静脉丛伸长、扩张、弯曲而使血流灌

注增加；静态显像可见患侧放射性浓聚，呈斑片状、条索状或不连续的放射性浓聚区，对诊断具有重要价值。

（马庆杰）

内分泌系统核医学显像（nuclear medical imaging of endocrine system）

应用核医学显像仪器对内分泌腺和内分泌组织的显像剂分布状态进行功能显像的技术。内分泌系统由内分泌腺（包括垂体、甲状腺、甲状旁腺、肾上腺、性腺等）和分布在体内其他器官中的内分泌组织组成。甲状腺有摄取和浓聚碘的功能，合成、储存和释放甲状腺激素，调节人体新陈代谢和产热。肾上腺由皮质（占肾上腺体积90%）和髓质（占肾上腺体积10%）构成。肾上腺皮质以胆固醇为基础，合成和分泌多种调节人体功能的皮质激素的原料；肾上腺髓质合成、储存、分泌肾上腺素和去甲肾上腺素，参与人体多种生物功能的调控。

核医学在内分泌系统应用分为功能测定（甲状腺摄[131]I功能试验）与显像（甲状腺显像、甲状旁腺显像）两类，检查对象为体内主要内分泌腺，用于内分泌系统的生理功能评价、病理生理机制研究以及有关疾病的诊断和鉴别。

（李 方）

甲状腺摄[131]I功能试验（thyroid uptake ^{131}I test）

服用[131]I后指定时间内，通过甲状腺功能测定仪体外探测甲状腺摄取、浓聚和释放[131]I的量，以评估甲状腺功能（包括碘代谢能力）的技术。

原理 甲状腺是体内碘分布最高的组织，因为甲状腺激素合成依靠碘元素。放射性碘（常用[131]I-碘化钠）被甲状腺组织摄取的数量和速度、释放的速率客观地反映了甲状腺的功能状态。

操作过程 在确认没有影响甲状腺功能的药物、饮食的状态下，空腹口服[碘–131]-碘化钠（[131]I-NaI），剂量为7.4MBq（2μCi），然后分别于2、4、24小时，用甲状腺功能测定仪按固定空间位置，测定甲状腺的放射性计数率，并以同期制备的标准源（含[131]I溶液的模拟甲状腺容器）的计数为基础，求出测定时间点的甲状腺摄[131]I百分数（摄碘率）；最后以摄碘率为纵坐标，时间为横坐标，绘制甲状腺摄[131]I率曲线。甲状腺摄碘率值与摄碘率曲线形态均有诊断意义。

注意事项 ①甲状腺摄[131]I功能试验使用的[131]I-NaI的化学量极微小，在进行检测前应停服含碘食物、药物，以及一些影响甲状腺功能的药物（表）。②服用[131]I-NaI量、标准源制备、摄碘率测定时间点、测定时甲状腺功能测定仪与甲状腺的空间位置与距离，均应严格执行临床操作规范要求。

结果分析 正常情况下，甲状腺摄[131]I率随时间的延长而逐渐升高，在24小时达高峰。正常值根据各地区饮食中含碘量不同以及测量设备和方法不同而有差异。一般2小时摄[131]I率为10%~30%，4小时为15%~40%，24小时为25%~60%。儿童及青少年甲状腺摄[131]I率较成人高，青春期后逐渐下降。

临床应用 ①辅助甲状腺功能亢进症[131]I治疗量的计算：应用[131]I治疗甲状腺功能亢进症时，须根据甲状腺体积、甲状腺最高摄[131]I率及[131]I的有效半衰期决定治疗剂量。②甲状腺功能亢进症的辅助诊断：甲状腺24小时摄[131]I率大于正常范围，曲线高峰出现在24小时前，2小时甲状腺摄[131]I率/24小时甲状腺摄[131]I率大于80%，或4小时甲状腺摄[131]I率/24小时甲状腺摄[131]I率大于85%，均为甲状腺摄[131]I率升高。常见于未治疗的甲状腺功能亢进症、缺碘性甲状腺肿和单纯性甲状腺肿。③甲状腺功能减退症的辅助诊断：各时间点甲状腺摄[131]I率降低于正常水平，且摄[131]I率高峰后延，为甲状腺摄碘功能低下。常见于甲状腺功能减退症、亚急性甲状腺炎和受药物、食物影响等。

（李 方）

表 影响甲状腺吸[131]I率的药物和食物及停用时间

药物和食品名称	停用时间	对摄[131]I碘率的影响
硫氰酸、过氯酸钾、硝酸盐等	1~2周	降低
含溴药物（三溴片、溴丙胺太林、水合氯醛等）、富碘食物（海带、紫菜、海蜇、海鱼、牡蛎等）、激素（肾上腺类固醇、ACTH、避孕药等）、抗甲状腺药物（硫脲类药物、甲巯咪唑、卡比马唑等）	2~4周	
昆布、海藻、浙贝、川贝、香附、木通、夏枯草、常山、玄参、丹参、连翘、黄药子、昆布、复方碘溶液、碘化钾、碘酊、含碘片	2~6周	
甲状腺素（T4）	4~6周	
含碘造影剂	4周~1年	
长期服用抗结核药物	2~4周	升高
抗甲状腺药物治疗数月后	4~6周	

甲状腺显像（thyroid scintigraphy）　在服用放射性显像剂后特定时间点，通过显像设备（如 γ 照相机和SPECT）对甲状腺或具有甲状腺功能的组织进行成像的技术。

原理　正常甲状腺组织选择性摄取和浓聚碘的能力，放射性碘（常用 ^{123}I- 或 ^{131}I- 碘化钠）在甲状腺或具备甲状腺功能的组织（异位甲状腺、有功能的甲状腺癌转移灶）的摄取和分布，反映了上述器官或组织的解剖位置、形态、大小及功能状态。

除碘之外，锝与碘同属一族，也能被甲状腺组织摄取和浓聚，故放射性锝（常用 [锝 –99m]– 高锝酸盐，$^{99m}TcO_4^-$ ）也可用于有功能的甲状腺组织显像。虽然 ^{99m}Tc 进入甲状腺组织后不能像碘一样进一步参与甲状腺激素合成与碘代谢，但 ^{99m}Tc 具有良好的物理特性，因此临床上广泛使用 $^{99m}TcO_4^-$ 进行甲状腺显像。

方法　根据显像目的不同，选择不同的显像剂。临床 $^{99m}TcO_4^-$ 进行甲状腺显像，受检者无需特殊准备。对于异位甲状腺、胸骨后甲状腺肿或者分化好的甲状腺癌转移灶时，须使用显像剂 ^{131}I 或 ^{123}I。检查前受检者需停服含碘食物及药物，以及影响甲状腺功能的药物（见甲状腺摄 ^{131}I 功能试验），检查当日需空腹。

图像分析　正常甲状腺位于颈部正中、胸骨切迹的上方、气管前方，形态呈蝴蝶形，分左右两叶，由峡部相连。两叶甲状腺显像剂分布均匀，右叶常大于左叶，峡部及两叶周边因组织较薄而显像剂分布稀疏。部分人的甲状腺两叶发育可不一致，形成多种形态变异，少数患者可见甲状腺锥叶。甲状腺发生病变时，主要表现甲状腺增大、失去正常形态、位置异常、甲状腺显像剂分布局灶性或弥漫性降低或升高，或甲状腺不显影。

临床应用　①观察甲状腺良性疾病：Graves 病患者甲状腺可弥漫性增大，腺体内显像剂摄取明显增高、均匀。单纯性甲状腺肿患者，腺体明显增大，放射性摄取可增高或正常。结节性甲状腺肿时，腺体外形可增大变形，腺内放射性分布不均匀。先天性无甲状腺或甲状腺一叶阙如者，表现为完全不显影或一侧叶不显影。②异位甲状腺的诊断：先天性异位甲状腺为胚胎发育异常，好发于胸骨后、舌根部、舌骨下及喉前，极少数可位于卵巢，常呈球形或卵圆形，不分叶，正常的甲状腺部位则无放射性浓聚；后天性异位甲状腺由肿大甲状腺下极延伸入胸腔所致，其正常部位存在甲状腺组织，并且与胸腔内的异位甲状腺相连，两者都具有摄取功能。③甲状腺结节的诊断和鉴别诊断：甲状腺结节是甲状腺最常见的病变。根据甲状腺结节摄取显像剂的能力通常将甲状腺结节分为高功能结节，也称"热结节"，显像剂浓聚高于周围正常甲状腺组织，多为良性病变，常见于甲状腺腺瘤、功能自主性结节等，可单发或多发，恶性变概率很小，约为 1%；功能正常结节（也称"温结节"），结节摄取显像剂功能与周围正常甲状腺组织接近，多见于甲状腺腺瘤、结节性甲状腺肿和慢性淋巴细胞性甲状腺炎；低功能结节，也称"冷结节"，结节显像剂分布呈局灶性稀疏或缺损，多见于甲状腺囊肿、甲状腺腺瘤伴出血、钙化、囊性变以及甲状腺癌等，也可见于亚急性或慢性淋巴细胞性甲状腺炎。④颈部肿块的鉴别诊断：甲状腺影像轮廓完整，形态正常，肿块位于甲状腺之外且无明显放射性聚集者，提示多为甲状腺外肿块。当甲状腺形态轮廓不完整、肿块在甲状腺轮廓内，则为甲状腺内肿块。⑤检测甲状腺癌转移灶：分化较好的甲状腺癌如乳头状腺癌和滤泡性腺癌及其转移灶具有摄取 ^{131}I 的功能，应用 ^{131}I 甲状腺显像可发现并定位这类病灶。转移灶好发部位为颈部淋巴结、双肺和全身骨骼。⑥估计甲状腺重量：测算甲状腺重量，确定 ^{131}I 治疗甲状腺功能亢进症给药剂量。测算公式：$M = A \times H \times K$。式中 M 为甲状腺重量，A 为甲状腺平面显像的正面投影面积，H 为左右两叶甲状腺平面显像的平均高度，K 为常数，K 值取 0.23 ~ 0.32 之间。一般来说，正常甲状腺重量为 25 ~ 40g。

注意事项　①甲状腺显像前准备与甲状腺功能测定前准备相近。②有功能的甲状腺癌转移灶摄取显像剂低于正常甲状腺组织，因此，寻找转移灶应在甲状腺全切术或大剂量 ^{131}I 摧毁全部正常的甲状腺组织之后进行。③同上原因，显像结果阳性可以确诊存在甲状腺癌转移，但阴性结果并不能排除转移灶的存在。④部分正常组织，如唾液腺、胃肠道、乳腺等均有不同程度的摄取功能，显像结果判断时须注意与之鉴别。⑤考虑异位甲状腺存在时，显像剂以静脉注射方式投入，以避免口腔内显像剂存留导致图像分析困难。

(李　方)

甲状旁腺显像（parathyroid imaging）　在引入特定放射性显像剂后特定时间点，通过显像设备

（如 γ 照相机和 SPECT）对甲状旁腺组织进行成像的技术。

原理 甲状旁腺位于甲状腺旁，分泌甲状旁腺激素（PTH），与降钙素和维生素 D 共同作用，调节血液的钙含量。甲状旁腺由主细胞和嗜酸性粒细胞组成，其中嗜酸性粒细胞富含线粒体。利用甲状旁腺组织成分的特点，根据显像剂在正常组织和甲状旁腺功能亢进组织中的代谢速率不同，采用多时相显像方法（常用 $^{99m}Tc-MIBI$），或不同显像剂（包括 $^{99m}Tc-MIBI/^{99m}TcO_4^-$、$^{201}TI/^{99m}TcO_4^-$、$^{99m}Tc-MIBI/^{131}I$）减影法，突出功能亢进的甲状旁腺与正常甲状腺组织的差别，使异常甲状旁腺清晰显影并定位。

方法 依据显像剂不同，应用不同的甲状旁腺显像方法。①$^{99m}Tc-MIBI$ 双时相法：静脉注射显像剂，分别于 1、2 小时对甲状腺部位成像。正常甲状腺摄取显像剂，约 60 分钟后清除超过一半，但功能亢进的甲状旁腺肿瘤组织对 $^{99m}Tc-MIBI$ 的摄取明显高于正常甲状腺组织，而洗脱速度慢，在注射显像剂后 2 小时其放射性活性依然保持稳定。比较 2 小时延迟显像与 1 小时早期影像，能够诊断功能亢进的甲状旁腺病灶。②双核素减影法：静脉分别注射两种不同显像剂，在同一时间（一般在注射后 1 小时）、同一体位采集，从前幅图像（甲状旁腺与甲状腺同步摄取）减除后一幅（甲状腺影像）得到甲状旁腺影像。

图像分析 ①双时相法：该方法早期相显示甲状腺显影清晰，甲状腺区域或甲状腺以外的颈部区域、纵隔区可见单个或多个异常放射性浓聚区。延迟相显示甲状腺影像基本消退，而甲状腺区

域或甲状腺以外的颈部区域、纵隔区放射性浓聚区消退不明显，为典型的功能亢进的甲状旁腺组织显影的图像。②双核素减影法：该方法甲状腺正常显影，甲状旁腺功能亢进或组织增生时可见病变处显像剂放射性摄取，减去正常甲状腺影像，得到的即是功能亢进的甲状旁腺组织。

临床应用 ①甲状旁腺腺瘤或增生的辅助诊断：原发性甲状旁腺功能亢进时，多为单发甲状旁腺腺瘤或主细胞增生引起。继发性甲状旁腺功能亢进时，通常为多个腺体增生肥大。②甲状旁腺功能亢进症的辅助诊断和术前定位：78% ～ 90% 的原发性甲状旁腺功能亢进症的原因是腺瘤，约 80% 的甲状旁腺腺瘤位于甲状腺区域，异位甲状旁腺约占 20%，好发于咽后、食管后、纵隔、食管黏膜下、颈动脉鞘内及颈外侧等部位。甲状旁腺显影对于异位甲状旁腺具有重要的定性和定位诊断价值。

注意事项 显像剂应以静脉注射方式投入，以保证足量显像剂摄取，并避免口腔内显像剂存留导致图像分析困难。

（李 方）

shènshàngxiàn suǐzhì xiǎnxiàng

肾上腺髓质显像（imaging of adrenal medulla） 投入能够被肾上腺髓质及富含类交感神经的组织摄取的显像剂后，一定时间内，通过核医学显像设备（γ 照相机、SPECT、PET）对肾上腺区进行成像，从而协助肾上腺内或肾上腺外嗜铬细胞瘤、神经母细胞瘤等病变的定位和定性诊断的技术。

原理 肾上腺由周围皮质（占肾上腺体积 90%）和中央髓质（占肾上腺体积 10%）构成，

肾上腺髓质分泌肾上腺素和去甲肾上腺素，一些与肾上腺素能的神经递质相似的显像剂，能够通过肾上腺髓质及类交感神经细胞膜表面的特异性、主动的胺摄取机制（I 类）进入细胞，并储存于胞质内的儿茶酚胺储存颗粒内。应用核医学显像设备（SPECT、PET），可以对富含交感神经组织或病变进行平面或者断层显像，直接显示肾上腺髓质的大小、功能状态，以及肾上腺内或腺外嗜铬细胞瘤、神经母细胞瘤等富含类交感神经组织病变，实现上述疾病的定位和定性诊断。

方法 根据所用显像剂而有所不同。以中国目前采用 $^{131}I-MIBG$ 或 $^{123}I-MIBG$ 为例：检查前一周或两周应停止使用影响 MIBG 摄取的药物（表）；注射显像剂前 3 天服用复方碘溶液封闭甲状腺，直至显像结束；静脉缓慢注射显像剂后分别于 24、48 小时进行肾区或躯干部显像，必要时 72 小时再次显像；显像前嘱患者排空膀胱，以免影响膀胱邻近肿瘤病灶的显示；为避免肠道放射性干扰，应于显像前日晚服用缓泻剂，清洁肠道。

图像分析 ①正常表现：一般正常肾上腺髓质不显影，少数病例（约占 20%）在注射后 48 ～ 72 小时后见双侧肾上腺髓质轻微摄取显像剂，两侧大致对称，右侧腺体略大于左侧，位置也稍高。正常人的唾液腺、心肌、肝脏、脾、双肾、膀胱等可以显影，部分病例可见到鼻咽部、肺不同程度显影，约 20% 的病例可看到结肠显影。女性患者的月经期子宫可显影。儿童的心肌摄取强度高；有时颈部和双肩可见对称性放射性增高区，为受交感神经支配的褐色脂肪组织显影。②异常表现：

表 药物干扰肾上腺髓质显像的机制

干扰机制	药物	检查前建议停用时间（天）
抑制 I 类胺转运机制	可卡因，类鸦片药物	7～14
	三环类抗抑郁药物（阿米替林及其衍生物、丙米嗪及其衍生物、阿莫沙平、多塞平、洛沙平等）	7～21
	抗精神病药（酚噻嗪类药物、丁酰苯类药物）	21～28
	拉贝洛尔、美托洛尔	21
抑制颗粒的摄取	利血平、丁苯那嗪等	14
竞争颗粒的摄取	去甲肾上腺素、胍乙啶、5-羟色胺等	14
排空储存颗粒	利血平、胍乙啶、拉贝洛尔等	14～21
	拟交感神经药，苯丙醇胺，苯丙胺，多巴胺，异丙肾上腺素，沙丁胺醇等	
增强摄取和滞留	钙通道阻滞剂	14
	血管紧张素转换酶抑制剂	14

早期出现，并持续增强的显像剂高摄取灶。一般嗜铬细胞瘤表现为单侧或双侧肾上腺内；在肾上腺以外的头、胸、腹部、盆腔等部位发现单发或多发异常的放射性增高或浓聚区，则提示异位嗜铬细胞瘤或多发嗜铬细胞瘤转移灶。

临床应用 ①嗜铬细胞瘤的诊断和鉴别诊断、分期：肾上腺髓质显像对于肾上腺嗜铬细胞瘤、肾上腺外嗜铬细胞瘤（副神经节瘤）和恶性嗜铬细胞瘤转移灶的诊断和定位具有重要的临床价值，是一种特异性的检查方法，它既是形态显像又是功能显像。绝大多数（约70%）嗜铬细胞瘤位于肾上腺，少数可见于腹主动脉旁区、髂血管旁、纵隔脊柱两侧、膀胱、子宫、心肌、直肠后甚至颈部等任何有交感神经节的器官。肾上腺髓质显像诊断定位嗜铬细胞瘤的敏感性为85%～88%，特异性接近100%。②神经母细胞瘤的辅助诊断：肾上腺髓质显像对儿童的神经母细胞瘤及其转移病灶的辅助诊断具有极高的临床价值，诊断定位神经母细胞瘤的敏感性约82%，特异性约88%。

注意事项 ①肾上腺髓质为体内主要嗜铬细胞分布器官，但嗜铬细胞可分布于全身不同部位，因此，临床怀疑嗜铬细胞瘤时，需要全身（躯干）部显像。②在使用放射性碘（特别是 ^{131}I）标记的显像剂之前，需要用碘剂（如卢格碘液）封闭甲状腺，防止部分体内脱碘后的 ^{131}I 进入甲状腺。

（李 方）

shènshàngxiàn pízhì xiǎnxiàng

肾上腺皮质显像（imaging of adrenal cortex）

利用放射性核素标记的胆固醇及其衍生物为显像剂，通过核医学显像设备（γ照相机、SPECT、PET）显示肾上腺皮质形态及功能状态的技术。

原理 肾上腺皮质（占肾上腺体积90%）位于肾上腺髓质外周，负责多种肾上腺皮质激素的生成。胆固醇是合成肾上腺皮质激素的原料，一些放射性标记的胆固醇或其衍生物能够与肾上腺皮质细胞膜上的低密度脂蛋白受体结合，局部摄取数量和速度与皮质功能密切相关，

方法 具体显像操作依所用显像剂而有所差别。①以中国最

常用的 ^{131}I-6-碘胆固醇为例：检查前应停用影响肾上腺皮质摄取显像剂的类药物（甲吡酮、口服避孕药、降胆固醇药等可以使肾上腺皮质摄取增加，地塞米松、普萘洛尔、螺内酯等可使肾上腺皮质摄取减少）两周；注射显像剂前3天用复方碘溶液封闭甲状腺直至检查结束；检查前需清洁肠道减少肠影的干扰，并通过进食脂质食物（如油煎蛋等）去除胆囊影的干扰；肾上腺皮质摄取显像剂慢，一般在注射显像剂后24小时、2～9天分别对肾上腺区进行显像。②有时临床需要调整肾上腺皮质功能强化鉴别诊断能力，即地塞米松抑制试验。在常规肾上腺皮质显像一个月后，第二次注射显像剂前两天开始口服地塞米松（饭后或合并使用胃药），直至检查结束，检查操作方法同常规显像。

图像分析 ①正常显像表现：注射显像剂3天双侧肾上腺皮质开始显影，5～9天显影最清晰，右侧略浓于左侧。②异常表现：双侧肾上腺皮质显影提前或/和明显增强；双侧影像不对称；单侧显影、双侧不显影和肾上腺异位等。③地塞米松抑制后，若两次显像无变化，则提示肾上腺皮质腺瘤；若第二次显像原显像增强部位放射性减少或不显影，则提示肾上腺皮质增生。

临床应用 ①肾上腺皮质疾病的诊断和鉴别：临床库欣综合征、原发性醛固酮增多症，肾上腺皮质显像能够协助明确病变类型（增生、腺瘤）及部位。②异位肾上腺检测：肾上腺皮质显像对于异位肾上腺定位和定性诊断具有临床价值。③肾上腺皮质功能检测：肾上腺皮质显像能够评价肾上腺术后残留腺体的功能，

有无腺瘤复发，以及移植后的肾上腺组织的功能。

注意事项 ①原则上肾上腺皮质显像的注意事项与肾上腺髓质显像基本相同，只是具体禁用药物不同。②肾上腺皮质显像的时间长，须与患者、家属及相关临床医生充分沟通。

（李　方）

gǔgé xìtǒng hé yīxué xiǎnxiàng

骨骼系统核医学显像（nuclear medical imaging of skeletal system）

应用核医学显像仪器对骨骼系统的显像剂分布状态进行功能显像的技术。骨骼系统由骨和关节构成。正常成人共有206块骨组成，骨与骨之间以结缔组织纤维、软骨或骨组织相连，形成关节。骨与关节有支持躯体、保护体内重要器官、通过附着肌肉发挥运动杠杆等作用，部分骨骼具有造血、维持矿物质平衡的功能。

核医学在骨骼和关节系统的常规应用包括全身骨显像、三相骨显像、骨断层显像、骨关节显像及骨密度测定等技术，能早期诊断和监测骨骼疾病及发展过程，评价骨代谢活性，并观察骨关节疾病对治疗的反应。

（袁耿彪）

quánshēn gǔ xiǎnxiàng

全身骨显像（whole body bone imaging）

引入能与骨基质中羟基磷灰石交换和吸附的显像剂，经一定作用时间后，用全身扫描床，配合核医学成像设备（γ照相机、SPECT、PET/CT）对全身骨骼一次性成像的技术。

原理　静脉注射亲骨性放射性核素显像剂（如^{99m}Tc标记的磷酸盐和膦酸盐、^{18}F–氟化钠），随血流到达全身骨骼，与骨骼组织中的羟基磷灰石晶体进行离子交换、化学吸附或与有机成分结合沉积在骨组织内，经一段时间在骨骼的分布达到稳定状态，此时显像剂的分布反映了骨组织的形态、功能、血流供应状态及疾病引起的骨骼变化，利用全身扫描床，使人体按一定速度通过显像设备显像视野，经计算机重建出全身骨骼的显像剂分布，或病变区域内异常分布状态，达到诊断骨骼疾病的目的。

方法　全身骨显像前患者无需特殊准备；常规通过外周静脉注射显像剂，根据患者具体情况，需要2～4小时吸收稳定时间；患者排空膀胱后平卧于全身扫描床，扫描床按协议速度通过显像设备视野，经计算机自动处理，生成前位、后位全身骨图像（γ照相机、SPECT），或生成全身骨最大密度投影像（PET/CT），用于显示全身骨显像剂分布。

图像分析　①正常影像表现：成人全身骨骼各部位结构显示清晰，中线左右放射性分布对称；松质骨或扁骨（如颅骨、肋骨、椎骨、骨盆）及长骨干骺端显影较强，长骨骨干摄取相对较少；双肾和膀胱内有未结合于骨而经泌尿系统排泄的显像剂；骨外软组织可以有少量均匀的显像剂分布。儿童及青少年因骨骺区血供丰富、骨代谢活跃，故骨骺部位放射性浓聚。②异常影像表现：病灶部位的显像剂分布高于（"热区"）或低于（"冷区"）对侧或周围正常骨骼；病灶形态、部位、数量及对周围骨影响均有诊断和鉴别价值。特殊影像特征是全身骨骼普遍、均匀的异常增强，双肾不显影，软组织及本底摄取低，称为"超级骨显像"。

临床应用　①转移性骨肿瘤：该法能早期、全面发现病灶且灵敏度高，临床应用广泛。②原发性骨肿瘤：用于早期显示病灶部位和范围，检出转移灶，并有助于判断术后复发与转移。③骨及关节炎性改变：包括急性骨髓炎、人工骨/关节植入体感染等，联合炎症显像，能够进一步明确诊断。④骨外伤：包括隐匿性骨折（X线不能显示）、陈旧性骨折、骨折延迟愈合和不愈合。⑤缺血性骨坏死。⑥代谢性骨病：如原发性和继发性甲状旁腺功能亢进症、佩吉特病等，各种代谢性骨病在骨显像上各有特点。

注意事项　①全身骨显像显示骨病变灵敏性高，但特异性较弱。②多数病灶表现为放射性浓聚，但放射性缺损区或"冷""热"混合型改变均为异常。③为减少膀胱内残存显像剂干扰，建议全身扫描从足部开始，向头部扫描。④部分骨关节疾病需要进一步结合局部或骨断层显像提高诊断力。⑤常用骨显像剂浓聚于病变骨而非转移的肿瘤病灶，需特别注意。

（袁耿彪）

sānxiàng gǔ xiǎnxiàng

三相骨显像（triple-phase bone imaging）

在同一局部，用动态方式，分别采集骨组织的血流、血池和静态（常规）骨显像，同时了解骨骼和邻近软组织的血流情况和骨代谢情况的技术。又称三时相骨显像。

原理　静脉注射的骨显像剂，随动脉血流首次进入骨组织的状态与骨的血流供应量相关，经过短时间与全身血内显像剂达成平衡后，局部的分布量与所在部位的血管容量（也称血池）相关，再经过足够时间沉积于骨组织内，其量与骨的生物代谢活性相关。在同一局部分别在上述三个时间段对骨成像，分别反映了局部骨

（关节）的血流供应、血管容积（血池）和骨组织的状态，是三相骨显像的基础。

方法　患者检查前无需特殊准备；拟检查的部位置于显像设备视野内，通过外周较大静脉"弹丸式"注射骨显像剂同时，快速连续采集20帧（共1分钟）为血流相，在注射后5~10分钟匀速采集5帧为血池相，安静休息2~4小时后，按骨显像常规采集静态骨显像。特殊情况下，可在注射后24小时再采集静态骨显像，为延迟相，此时，血流+血池+常规+延迟骨显像方式也称为四相骨显像。

图像分析　①正常显像表现：血流相为局部大血管快速显影，逐渐扩散至周围软组织，两侧放射性分布均匀、对称；血池相为软组织轮廓更加清晰，双侧对称，骨骼放射性较低；静态（常规）相为骨显示清晰，软组织内放射性降低；延迟相为骨及软组织内显像剂基本清除，局部无残留灶。②异常显像表现：任一时相，机体两侧对应结构的显像剂分布出现不对称性增高、减少，或局部清除差、残存灶均为异常影像表现；血流相异常提示局部大血管灌注改变；血池相异常提示局部组织充血或乏血状态；常规相异常的意义与全身骨显像相同；延迟相残存灶提示局部慢性病变。

临床应用　①鉴别局部炎症：骨髓炎在三时相均可见骨部位放射性浓聚，蜂窝织炎骨外软组织血流和血池相呈放射性浓聚。②判断骨移植状态：移植骨处灌注、血池及常规相显像剂不低于周围正常骨组织提示移植骨存活；反之提示移植骨无存活。③鉴别骨肿瘤：无论常规显像时影像表现如何，恶性骨肿瘤灌注、血池相

异常高浓聚，有别于良性肿瘤。

注意事项　①为保证血流相清晰显示大血管，注射显像剂应选用距心脏近的较大外周静脉做"弹丸式"注射。②三相骨显像通常需要身体两侧相应组织对比，注意显像野内同时包括两侧相应组织结构。③三（四）相骨显像采集间隔时间不等，应尽量保证采集图像的空间可比性。

（袁耿彪）

guānjié xiǎnxiàng

关节显像（joint imaging）　借用骨显像（全身或三相）方法，对全身或肢体主要关节（肩、肘、髋、膝、踝）的血流、代谢和形态进行显像的技术。也对小关节（椎小关节、颞下颌关节、指趾关节等）的血流及骨质代谢情况进行显像。

原理　关节由骨端松质骨和软骨关节面、纤维组织包绕形成关节囊和关节腔构成，并附有韧带、关节盘、关节唇、滑膜襞和滑膜囊，富有血管、淋巴管和神经。关节发生炎症或退行性变时，会出现滑膜增生、水肿，毛细血管通透性增加、局部血运增加，软骨破坏及周围成骨反应性增生等，利用反映骨代谢增生或局部血运的显像剂，可以反映骨关节疾病引起的上述改变。

方法　使用不同显像剂的具体操作方法略有不同。以$^{99m}TcO_4^-$为显像剂，多用全身骨显像方法；^{99m}Tc-MDP常用于关节显像，操作参照三相骨显像技术，简述如下：外周静脉"弹丸式"注射显像剂，立即开始分别采集血流相、血池相和常规静态相局部图像。为充分显示关节、关节腔结构，可根据需要采取关节特殊体位，如髋关节外展位。

图像分析　①正常影像表现：

正常关节处显像剂聚集高于相邻骨组织；关节腔显影清晰，关节轮廓完整、边界光滑，两侧血流、血池分布和骨结构对称。②异常表现：关节形态、结构和显像剂分布（增高、减低或混合）、血流血池图像改变、双侧不对称，均为异常影像表现；不同疾病累及的关节、范围、部位及异常形态有所不同，有助于疾病的诊断。

临床应用　①类风湿关节炎：其病理基础是滑膜炎，$^{99m}TcO_4^-$显像显示全身类风湿关节炎受损的部位范围和疾病活动状态，并可用于客观评估疗效。②强直性脊柱炎：全身骨显像显示纤维性或骨性强直和畸形的进展过程与累及范围；用计算机测定骶髂关节与骶骨的显像剂摄取比值有助于提高诊断效果。③骨关节炎或退行性关节病：通过凝聚部位、数目、程度及形态协助关节疾病鉴别。④关节置换或假体植入术后检测：根据关节置换术或假体植入术后周围骨关节血流和显像剂聚集情况，可鉴别关节松动、感染或骨髓炎；联合炎症显像可进一步明确诊断。⑤骨关节退行性变和坏死：根据关节骨显像剂缺损的部位、时间、周围的血流、血池和代谢反应，早期诊断并协助各种原因导致的股骨头坏死、儿童佩尔特斯（Perthes）病的检测及病情监测。

注意事项　①一般注意事项与三相骨显像相近。②使用$^{99m}TcO_4^-$为显像剂时，宜在注射前口服过氯酸钾封闭不必要的组织摄取显像剂。

（袁耿彪）

gǔ mìdù cèdìng

骨密度测定（bone density measurement）　利用射线的衰减、吸收及能量转换等原理，测定骨

矿物含量或骨密度，反映生理和病理状态下骨质代谢和骨量变化的方法。

原理 正常骨质内含有大量矿物质，以钙为主。钙的原子序数大于骨及周围组织中的组成原子，对光子（特别是低能光子）的吸收屏蔽作用大，以固定能量的光子照射骨，其被屏蔽的程度与该组织内的钙含量相关，可以代表骨的矿物质含量（bone mineral content，BMC）或骨密度（bone mineral density，BMD）。

方法 骨密度测量操作简单，一般不需要检查前准备。骨密度测定方法有多种。①单光子测定法：以放射性同位素（目前多用 ^{241}Am，γ射线能量为 59.3keV，$T_{1/2}$=432 年）为光源，测定桡骨和尺骨中远 1/3 交界处（前臂中下 1/3）部位，光子穿过骨前后的差别，测算骨吸收量。②双能 X 线吸收测定法（DEXA）：用 X 射线管球低能和高能光子峰，通过两种能量的 X 线穿透临床感兴趣区域骨质后的信号衰减计算骨矿物质含量。③其他技术：定量超声、定量 CT 等，也具有测定骨密度的能力，但应用相对较少。

结果分析 光子或 X 线穿过骨质后衰减量与骨密度成正比，但直接检测的光子值必须经归一化处理方可计算骨矿物质密度值：①以健康人群均值建立骨的正常 BMD 值。②以 T 值（BDM 测定值 −BDM 正常值 / BDM 正常值）作为判定值，单位为标准差 SD。③按世界卫生组织推荐的诊断标准：T 值在 −1.0 SD 以内为正常；T 值 −2.5 ～ −1.0S D 为骨量减少；T 值＜ −2.5 SD 诊断为骨质疏松；T 值＜ −2.5 SD 并有一次或多次脆性骨折为严重骨质疏松。

临床应用 ①骨质疏松的诊断：骨质疏松可分为原发性或继发性，骨密度减少是骨质疏松的重要诊断标准，通过动态监测骨密度变化可反映骨质疏松治疗的疗效。②骨质疏松的骨折危险度预测：BMD 与骨强度有关，BMD 减低则骨折危险性增加，一般认为，BMD 每降低 1 SD，骨折的相对危险性增加 1.5～3 倍；对已有过骨折者，再次骨折的相对危险性可增加 25 倍。③内分泌疾病疗效检测：多种内分泌及代谢疾病或药物可影响骨质代谢，通过骨密度测定可判断疗效从而调整诊疗方案。

注意事项 ①单光子测定时为归一软组织影响，在测定部位须用水袋或浸入水中进行。②涉及内分泌及代谢的药物可能影响骨代谢，骨折病史对结果判断有影响，检测前应详细了解病史及用药史。

（袁耿彪）

zàoxuè jí línbā xìtǒng hé yīxué xiǎnxiàng

造血及淋巴系统核医学显像
（nuclear medical imaging of hematopoiesis and lymphatic system） 应用核医学显像仪器对造血系统和淋巴系统的显像剂分布状态进行功能显像的技术。

造血系统由造血器官和造血细胞两部分组成。主要包括卵黄囊、肝脏、脾、肾、胸腺、淋巴结和骨髓等组织。造血细胞均起源于胚胎的中胚层，并随胚胎发育过程，造血的中心发生转移。在出生前人的造血要经历卵黄囊造血期（人胚第 3～9 周）、肝脏造血期（始于第 6 周，第 4～5 个月达高峰，以红细胞、粒细胞造血为主，脾、肾、胸腺和淋巴结等也参与造血）和骨髓造血期（始于第 4 个月，第 5 个月后成为造血中心，从此肝、脾等造血逐渐减退，骨髓造血功能迅速增加）。正常人骨髓是红细胞、粒细胞和巨核细胞的主要生成器官，同时还生成淋巴细胞和单核细胞。正常情况下，淋巴结参与红细胞生成时间较短，在人胚胎第 4 个月开始就成为制造淋巴细胞和浆细胞的器官，多能干细胞来自胚胎的肝脏和骨髓组织，淋巴干细胞还来自胸腺组织。

人刚出生时全身的骨髓均具有造血功能，在 5 岁以后造血骨髓由四肢远端呈向心性退缩，正常成人红骨髓组织主要见于全身扁平骨、肱骨及股骨近端 1/3 的骨髓，其余退缩为黄骨髓。黄骨髓平时无造血功能，但在生理需要时，黄骨髓、肝、脾甚至淋巴结可恢复造血功能，即临床上称之为髓外造血。人类各种血细胞均起源于共同的骨髓造血干细胞，并具有自我更新和多向分化的能力。此外，在血细胞生成过程中除了需要造血干细胞外，还需正常的造血微环境并受到各种造血调控因子的调控，包括微血管系统、神经成分、网状细胞、基质及其他结缔组织等造血微环境。了解造血系统的功能和特点对于正确理解和分析判断核医学骨髓显像结果，诊断造血系统疾病具有重要意义。

淋巴系统是人体内重要的防御功能系统，它分布于全身各组织内，由淋巴管（包括毛细淋巴管、淋巴管、淋巴干与淋巴导管）、淋巴组织（包括弥散淋巴组织与淋巴小结）、淋巴器官（如胸腺、骨髓、脾、扁桃体等）构成。淋巴液是体内的无色透明液体，内含淋巴细胞和渗入淋巴管的组织液。淋巴管是类似于静脉的管道，分布于全身各部位，并将收集全身各部的淋巴液进入淋巴循环，最后流入血液循环系统。因此淋巴系统也是脉管系统的组成部分，对于人体的免疫系统有着至关重要的作用。淋巴系统是人体重要的防御系统，对抗外来入侵的病毒及细菌，也制造淋巴细胞，属于白细胞的一种，负责机体的免疫功能和帮助组织功能的修复等，当病菌侵入人体时淋巴结会成像肿大、疼痛等淋巴结炎症表现。临床上，许多恶性肿瘤可以通过淋巴系统发生扩散和转移，而某些恶性肿瘤也可起源于淋巴组织如淋巴瘤。当淋巴循环因肿瘤浸润、寄生虫或手术、放疗等导致循环受阻时可引起淋巴水肿。利用放射性核素标记的大分子或胶体物质行 SPECT 显像，可显示淋巴系统的分布，动态显示淋巴回流功能，并用于前哨淋巴结探测。

(张永学)

quánshēn gǔsuǐ xiǎnxiàng

全身骨髓显像（whole body bone marrow imaging） 利用某些放射性药物（显像剂）特异性浓聚在骨髓的某种组成成分，通过核医学显像设备（SPECT 或 PET）显示骨髓内显像剂分布状态，进而反映骨髓的造血功能变化的技术。骨髓显像是目前唯一能提供全身功能性骨髓分布的检查方法，并且能显示身体各部位骨髓造血功能的活性变化，是研究骨髓功能和诊断造血系统疾病重要的辅助手段。

原理 最常用的方法是利用骨髓间质中的单核 - 吞噬细胞具有吞噬和清除注入血液内的放射性胶体（如 ^{99m}Tc- 硫胶体和 ^{99m}Tc- 植酸钠）的功能，通过 SPECT 可使骨髓显像。在正常情况以及大多数病理情况下，骨髓中几种细胞的功能与分布是一致的，骨髓

单核细胞的吞噬活性与骨髓造血功能成平行关系，故可通过骨髓单核 - 吞噬细胞显示间接反映造血功能的活性。也可通过 ^{52}Fe- 枸橼酸铁等显像剂直接显示造血骨髓活性，或者用放射性核素标记粒细胞表面抗原或粒细胞单克隆抗体进行骨髓放射免疫显像等。

方法 依据显像剂不同，骨髓显像方法包括以下几种。①放射性胶体骨髓显像：该方法利用放射性胶体被骨髓间质中的单核 - 吞噬细胞吞噬而使显像剂浓聚于骨髓，间接反映红骨髓的分布和功能状态。临床常用显像剂为 ^{99m}Tc- 硫胶体或 ^{99m}Tc- 植酸钠，是目前临床最为常用的骨髓显像方法。②红细胞生成骨髓显像：该方法利用放射性铁剂与血液中转铁蛋白结合进而沉积于造血骨髓，可直接反映红细胞生成骨髓的分布和功能状态。常用显像剂为 ^{52}Fe- 枸橼酸铁。③放射免疫骨髓显像：该方法利用放射性核素标记粒细胞表面抗原或粒细胞单克隆抗体进行放射免疫显像，反映粒细胞生成骨髓的分布和功能状态。④骨髓代谢显像：^{18}F-FDG PET 显像通过葡萄糖代谢水平反映细胞增生状况，可用来评价红骨髓的功能和各种疾病对骨髓的侵蚀情况的判断。

图像分析 正常骨髓显像图像：5 岁以下正常婴幼儿全身骨髓显影，5 ~ 10 岁时胫骨、腓骨、尺骨、桡骨可不显影或部分显影，

10 ~ 18 岁肱骨、股骨下端开始不显影，18 ~ 20 岁后呈成人骨髓影像。成人除肝脾外可见颅骨和躯干骨（如肋骨、胸骨、脊柱、骨盆）的红髓，即中心性骨髓显影，呈对称性分布；外周骨髓仅股骨、肱骨近端 1/4 ~ 1/3 髓腔显影；下位胸椎及部分腰椎因受肝脾的干扰不易辨认。依据骨髓内的显像剂摄取水平和显影的差别，将骨髓的活性分为 5 级（表）。

临床应用 ①再生障碍性贫血：骨髓显像表现呈多样化，可表现为荒芜型（骨髓造血功能弥漫性重度受抑）、抑制型、灶Ⅰ型、灶Ⅱ型和正常型。根据骨髓显像不同分型可评估预后。②白血病：骨髓显像可评估患者骨髓的分布和活性，骨髓功能受抑制程度与白血病细胞数量相关，可评估化疗后骨髓缓解过程和外周骨髓有无残余病灶。③真性红细胞增多症和骨髓增生异常综合征：骨髓显像均表现为中心骨髓正常或增生，外周骨髓扩张，整个骨髓显影非常清晰，类似骨骼显像。④骨髓纤维化：早期表现为中心骨髓活性抑制，外周骨髓扩张，晚期随病情进展外周骨髓活性也被逐渐抑制。⑤骨梗死：骨髓显像表现为局灶性显像剂分布稀疏缺损，可伴有周围显像剂分布增高。⑥慢性溶血性贫血、失血性贫血和缺铁性贫血：骨髓显像均表现为中心骨髓活性增强，外周骨髓远端扩张及脾大。⑦骨髓原发肿瘤和骨髓转移瘤：骨

表　骨髓造血活性分级及临床意义

分级	骨髓显示程度	临床意义
0 级	骨髓未显影，骨髓部位的显像剂分布和周围软组织本底近似	骨髓严重抑制
1 级	骨髓显示不清晰，在软组织本底的基础上，骨髓隐约显影	骨髓轻、中度抑制
2 级	骨髓明显显影，轮廓基本清晰	骨髓活性正常
3 级	骨髓显影清晰，轮廓界限清楚	骨髓造血活性高于正常
4 级	骨髓显影十分清楚，类似骨骼的显影程度	骨髓活性明显增强

髓显像可用于评估肿瘤（原发和转移瘤）对骨髓的侵蚀状态，可协助临床诊断、疗效评价和预后评估。⑧髓外造血：骨髓显像表现为髓外造血部位局灶性显像剂摄取增高，骨髓显像是探查髓外造血的有效手段。⑨骨髓显像可指导骨髓穿刺部位。

注意事项 目前临床上常用的显像剂是 ^{99m}Tc-硫胶体，应用不同的显像剂反映的骨髓成分也不同，在应用时需要密切结合不同显像剂的影像学特征。

（王　辉　尹雅芙）

línbā xiǎnxiàng

淋巴显像（lymphatic imaging）

以放射性核素标记的大分子或胶体物质为显像剂，通过 SPECT 显示各级引流淋巴结（链）的分布、形态及功能的技术。前哨淋巴结（sentinel lymph node，SLN）指接受某一部位淋巴引流的第一个区域淋巴结，当这个部位的肿瘤发生淋巴结转移时，肿瘤细胞通过淋巴引流途径最先到达 SLN，因而 SLN 可以反映整个局部淋巴引流区的肿瘤转移状况。

原理 利用放射性核素标记的大分子或胶体物质注入组织间隙内不能透过毛细血管基底膜而主要经毛细淋巴管吸收，并在向心性引流过程中部分被淋巴结窦内皮细胞所摄取，部分随淋巴液归入体循环，最后被肝、脾单核 - 吞噬细胞系统清除，通过 SPECT 显像可显示各级引流淋巴结（链）的分布、形态、相互关系及淋巴引流功能状态，以此对淋巴系统疾病进行辅助诊断。

方法 用于淋巴显像的放射性药物有三类：胶体类，如 ^{99m}Tc-植酸钠、^{99m}Tc-硫化锑；蛋白质类，如 ^{99m}Tc-HAS；高分子聚合物类，如 ^{99m}Tc-脂质体、^{99m}Tc-DX。注射部位和显像体位由于淋巴显像的目的和区域不同也各不相同。显像方法包括局部静态显像、全身显像和动态显像。前哨淋巴结显像通常于术前在肿瘤周围、肿瘤表面皮下或肿瘤内注射淋巴显像剂，采用局部静态或动态显像方法，并可于术中利用便携式 γ 探测仪进行术中探测。

图像分析 正常淋巴显像示淋巴结相对清晰显示，淋巴链影像连贯，淋巴结呈圆形或卵圆形，显像剂分布较均匀，左右基本对称，距离注射点近的淋巴结显像剂分布较浓，较远淋巴结随距离增加显像剂分布逐渐变淡。①颈部淋巴结：于注射点下方可见较大的淋巴结及内侧颈深和外侧颈浅两条淋巴链，两侧大致对称。侧位可见两条淋巴链呈"人"字形，前支为颈深淋巴结，后支为颈浅淋巴结。②腋窝淋巴结：从腋窝部斜向上方呈"八"字形分布，两侧大致对称。侧位可见腋下淋巴结呈菱形分布。③胸廓内淋巴结：可见沿胸骨旁 1～3cm 处分布于肋间隙的淋巴结连成链状，每侧 3～7 个，20% 的正常人两侧之间有横跨交通支。④盆腔淋巴结：后位每侧只能见到 1～2 个闭孔淋巴结，左右相似。前位可见髂总和主动脉旁淋巴结影。⑤腹膜后淋巴结：呈一倒 Y 形淋巴链，由腹股沟深浅淋巴结、髂外和髂总淋巴结和由 2～3 条腹主动脉旁淋巴结链构成，其上端为乳糜池，右上方可见肝轻度显影，双侧淋巴结分布大致对称，淋巴链连续性好。淋巴显像异常图像分析：①显影明显延迟，2～4 小时仍不见清晰完整的淋巴结显影。②双侧淋巴结明显不对称，尤其是明显增大的淋巴结其显像剂分布增强。③主要淋巴结缺失或多处淋巴结明显稀疏或缺损。④淋巴结链中断，伴远端淋巴滞留。⑤异常引流途径致不应显示的淋巴结显像或侧支淋巴通路显影。⑥皮下显像剂反流或明显淋巴管扩张。⑦4～6 小时后仍不见肝显影。凡具有上述 2～3 项表现者提示有淋巴结病变。

临床应用 ①前哨淋巴结探测：通过术前前哨淋巴结显像和 / 或术中前哨淋巴结探测，可明确 SLN 的位置，术中快速病理检测 SLN 是否被肿瘤细胞侵犯，减少术中不必要的探查和不必要的淋巴结廓清。②淋巴水肿的诊断：原发性淋巴水肿一般淋巴显影差，淋巴管显影中断，淋巴结摄取显像剂少，并可出现显像剂向表皮反流、扩散，严重者甚至完全无淋巴管或淋巴结显示；继发性淋巴水肿的局部淋巴引流缓慢或停止，淋巴管显影中断并多有扩张，可出现多条侧支淋巴管显影等征象，如果深部淋巴管同时被阻塞，也可出现皮肤淋巴反流。③淋巴管炎：局部淋巴引流加快和增强，淋巴结肿大，炎症淋巴管显影增粗而且显像剂分布异常浓聚，提示引流区近期感染；淋巴引流减慢和减弱，多由于长期反复的慢性感染和炎症所致纤维化引起。④乳糜症：淋巴显像可用于判断乳糜症及淋巴回流阻塞部位，为手术及术后疗效判断提供依据。

注意事项 应根据观察的部位、淋巴回流的路径不同选择合适的显像剂注射点，通常是双侧对称性注射等剂量显像剂。

（王　辉　尹雅芙）

zhōngliú hé yīxué xiǎnxiàng

肿瘤核医学显像（nuclear medical imaging of tumor diseases）

肿瘤是临床上最常见的疾病之一，尤其是恶性肿瘤疾病是严重威胁人类健康的重大疾病，也是人类第一大杀手。从广义来讲，肿瘤疾病包括良性肿瘤和恶性肿瘤，其中良性肿瘤对人体危害甚小，大多不需要特殊治疗。而恶性肿瘤是人们广泛关注的疾病，如果得不到早期诊断和早期有效的治疗将会威胁到人的生命。恶性肿瘤疾病种类繁多，性质各异，恶性程度也不同，其危害性也存在较大差异，人体内几乎所有的器官都可以发生肿瘤。包括脑肿瘤，眼、耳、鼻咽、口腔、唾液腺肿瘤，消化道肿瘤，肺、胸膜与纵隔肿瘤，肝、胆、胰、脾肿瘤，乳腺肿瘤，心脏及大血管肿瘤，泌尿、生殖肿瘤，皮肤肿瘤，以及骨、骨髓、淋巴、血液肿瘤等。

目前肿瘤的诊断方法主要包括影像学诊断（包括CT、MRI、超声、SPECT、PET/CT、PET/MR、光学成像等）、实验室诊断、组织病理学诊断、免疫组织化学分析等。

恶性肿瘤的治疗方法非常多，主要包括手术治疗、化学治疗、放射治疗（包括外照射和核医学内照射治疗）、生物靶向治疗、细胞治疗、免疫治疗、基因治疗、内分泌治疗、物理治疗、中药治疗等。

（张永学）

zhǒngliú zhèng diànzǐ fāshè duàncéng/jìsuànjī duàncéng chéngxiàngyí (cígòngzhèn) xiǎnxiàng

肿瘤正电子发射断层/计算机断层成像仪（磁共振）显像（tumor positron emission tomography/computed tomography [magnetic resonance] imaging） 利用某些正电子核素标记的分子（即显像剂）与肿瘤细胞具有选择性结合的特点，引入体内后在一定的时间范围内应用PET/CT（MR）进行全身或局部断层显像，用以精确显示显像剂在机体及病变组织内的分布特征及其摄取量，用于肿瘤定性、定量诊断和分期，评估肿瘤治疗疗效的技术。

随着正电子发射断层/计算机断层（PET/CT）的广泛应用，其在肿瘤早期诊断、分期、疗效监测方面发挥了重要作用，成为当今最成熟的分子影像技术。

PET/CT（MR）显像集分子功能影像与形态学影像于一体，实现不同模态影像的优势互补，对于肿瘤的早期诊断与鉴别诊断、分期与再分期、疗效与复发监测具有重要作用，为临床诊疗决策提供重要依据，是目前最先进、最尖端的医疗影像设备。

根据所使用的显像剂不同，肿瘤PET/CT（MR）显像又分为代谢显像（如葡萄糖代谢、氨基酸代谢、胆碱代谢）、乏氧显像、受体显像、放射免疫显像等多种类型。此外，PET/MR显像还可获得肿瘤的磁共振多序列影像、灌注影像和磁共振波谱（MRS）信息，为肿瘤的评价提供多种不同信息。根据临床上应用的目的不同，PET/CT（MR）可以应用于肿瘤诊断、分期、疗效监测、复发监测和预后评估等方面。

（霍力）

zhǒngliú zhèng diànzǐ fāshè duàncéng/jìsuànjī duàncéng chéngxiàngyí (cígòngzhèn) dàixiè xiǎnxiàng

肿瘤正电子发射断层/计算机断层成像仪（磁共振）代谢显像（tumor positron emission tomography/computed tomography [magnetic resonance] metabolism imaging） 利用发射正电子的核素标记某些代谢底物，引入机体后通过探测正电子湮没所产生的一对 γ 光子进行成像，反映机体和肿瘤组织内某些生物代谢活动的多模态成像技术。

目前PET显像所使用的正电子放射性核素主要有 ^{18}F、^{11}C、^{15}O、^{13}N 和 ^{68}Ga 等，这些核素大多是组成人体生命元素的同位素，因此通过核素置换生物分子中的同位素所形成的示踪剂不会改变原有的生物学特性和功能，能更客观、准确地显示体内生物代谢信息。而应用这些正电子核素标记的代谢显像剂则非常多，不同的代谢显像剂可以反映机体或病变不同的代谢过程。如应用 ^{18}F 标记FDG（脱氧葡萄糖）反映葡萄糖代谢，应用 ^{11}C 标记氨基酸反映氨基酸代谢等。PET/CT和PET/MR是把PET和CT或MR有机结合在一起，形成一种新的多模态成像仪器，可以同时采集脏器或组织的代谢功能信息和CT、MR的解剖形态学或生理学信息，并进行两种影像的同机融合，用于疾病的诊断。目前最常用的PET/CT显像剂为 ^{18}F-FDG，被称之为世纪分子。

当前PET/CT肿瘤代谢显像具有以下特点。①早期诊断肿瘤：由于肿瘤细胞代谢活跃，摄取显像剂能力为正常细胞的2~10倍，形成图像上代谢增高灶，因此在肿瘤早期尚未产生解剖结构变化前，即能发现隐匿的微小病灶（大于5mm）。②性价比高：帮助判断是否有转移、复发，对肿瘤进行准确分期及再分期，避免了多种检查延误疾病诊断或者制订错误的治疗方案。虽然一次费用不菲，但实际上避免了不必要的手术、放化疗和住院，总体性价比突出。③检查安全无创：检查所采用的核素大多是构成人体生命的基本元素或极为相似的核素，且半衰期很短，所接受的辐射剂量较一次胸部 CT 扫描的剂量稍高，安全高效。④同时提供功能和结构信息：通过定性和定量分析，能提供有价值的功能和代谢方面的信息，同时提供精确的解剖信息，能帮助确定和查找肿瘤的精确位置，其检查结果比单独的 PET 或 CT 有更高的准确性，特别是显著提高了对小病灶的诊断能力。⑤相对快的完成全身检查：其他影像学检查是对选定的身体某些部位进行扫描，而 PET/CT 一次全身扫描仅需近 20 分钟左右，能分别获得 PET、CT 及两者融合的全身横断面、矢状面和冠状面图像，可直观地看到疾病在全身的受累部位及情况。

（霍 力）

[fú−18] tuōyǎng pútáng dàixiè xiǎnxiàng

[氟 −18]− 脱氧葡糖代谢显像

（^{18}F−FDG glucose metabolism imaging） 以 ^{18}F 标记的脱氧葡萄糖为显像剂，应用 PET/CT 显像获取该显像剂在机体及病变组织代谢分布的技术。^{18}F−FDG 的化学名称为 2− 氟 −2− 脱氧 −D− 葡萄糖，是放射性核素 ^{18}F 标记的葡萄糖类似物，可准确反映体内组织器官的葡萄糖代谢水平，是目前 PET/CT 显像的主要显像剂。

原理 ^{18}F−FDG 是一种葡萄糖的类似物，在血液及组织中转运过程与葡萄糖相同，进入细胞的机制也与葡萄糖相同，依靠细胞膜上的 GLU−1—GLU−5 转运蛋白摄取入细胞，被己糖激酶催化后生成 6− 磷酸 −2−^{18}F−FDG，其结构与 6− 磷酸葡萄糖有差异，因此不能继续向下代谢进入三羧酸循环转变为 CO_2 与 H_2O 以及无氧氧化变成乳酸，从而在胞质内滞留并浓聚。^{18}F−FDG 在组织中的浓聚与葡萄糖利用率成正比，恶性肿瘤组织生长繁殖快，对于葡萄糖等物质需求量明显高于正常的组织或者良性肿瘤，其细胞膜上的葡萄糖转运蛋白和己糖激酶的活性增高，表现为肿瘤组织对 ^{18}F−FDG 摄取增加，因此应用 PET/CT 或 PET/MR 显像可以反映全身葡萄糖代谢的分布状态，用于疾病的诊断和评价。

药代动力学 静脉注射后，^{18}F−FDG 迅速分布于全身各器官。血中放射性以三指数模型清除，有效半清除时间 $t_{1/2\alpha}$、$t_{1/2\beta}$ 和 $t_{1/2\gamma}$ 分别为 0.2 ~ 0.3 分钟，10 ~ 13 分钟和 80 ~ 95 分钟，在心肌中的清除需 96 小时以上，肝、肺和肾清除快，^{18}F−FDG 不能被肾小管重吸收，大多以原型从尿液中排出。注射后 33 分钟，尿中放射性为注射剂量的 3.9%，膀胱中放射性在注射后 2 小时为注射剂量的 20.6%。与血浆蛋白的结合程度不明。

方法 受检者检查前几天内避免剧烈运动和按摩等刺激，检查当日禁食 4 小时以上，测量血糖处于正常范围内（4 ~ 7mmol/L）后，静脉注射 ^{18}F−FDG，剂量为 0.1 ~ 0.2mCi/kg（糖尿病患者检查当日正常服用降糖药物，不建议在注射中效和 / 或长效胰岛素当日进行检查）。注射后受检者安静、避光休息 40 ~ 60 分钟后进行 PET/CT 或 PET/MR 显像，显像前 5 分钟饮 250 ~ 500ml 牛奶以充盈胃部，并排空膀胱。头部显像为单床位，采集 10 分钟或 1×10^8 计数；躯干显像（颅底至股骨上段）为 5 ~ 6 床位，1 ~ 2 分钟 / 床位，并做低剂量 CT 扫描，用于人体组织衰减校正。

图像分析 由于基础代谢的需求，全身多处组织可摄取 ^{18}F−FDG，且受各组织生理、病理生理、生化状态的影响。正常情况下，头部大脑皮质、皮质下核团和小脑可见较高的 ^{18}F−FDG 摄取，两侧基本对称；肺部放射性摄取较低，年轻患者可见胸腺摄取；由于心肌能量供应的多源性，心肌放射性摄取变化较大，禁食状态下，约有 80% 的正常心肌不摄取 ^{18}F−FDG；肝脏摄取略高于脾脏或与脾脏相当；胆囊和胰腺不显影；胃肠道放射性摄取变化较大，需结合具体部位、形态和摄取程度进行分析，必要时通过进食、排便等活动改变生理状态后进行延迟显像；泌尿系统作为 ^{18}F−FDG 的排泄通路，肾脏和膀胱可见放射性摄取，输尿管一般不显影。此外，大量运动后可见骨骼肌摄取。术后 6 个月内，可见手术切口摄取 ^{18}F−FDG 增加。哺乳期乳腺、肉芽肿组织、感染和其他炎症反应同样可见 ^{18}F−FDG 摄取。

临床应用 ^{18}F−FDG PET/CT 临床主要应用于肿瘤、心脏及脑部疾病的诊断。①肿瘤诊断、分期及疗效评价：肿瘤组织的重要特点之一是生长迅速、代谢旺盛，特别是葡萄糖酵解速率增高。因此，理论上肿瘤恶性程度越高，对 ^{18}F−FDG 摄取的程度也越高，由此可以鉴别良恶性肿瘤。肿瘤分期是决定患者治疗方案的重要依据，一次 PET/CT 全身显像可提供全身多个器官有无转移的信息，有助于精确评估肿瘤分期。PET/CT 还可以通过治疗前后代谢的变化，对恶性肿瘤治疗后的疗效进行评估并进行预后判断，指导进一步的治疗。另一方面的应用是对治疗后肿瘤残留或复发进行早期诊断，并与治疗后纤维化、坏死进行鉴别，同时根据治疗后病灶代谢分布情况进行再分期，CT 及 MRI 等结构信息为主的影像手段很难做到这一点。②提供活检部位：PET/CT 能够提供病灶代谢活性的信息,选取代谢活性较高的部位进行组织穿刺活检,可以提高阳性检出率,协助临床制订最佳的治疗方案。③查找病因:通过全身范围的扫描,寻找肿瘤原发灶,并且可以用于不明原因发热病因的辅助诊断。④非肿瘤疾病中的应用:主要包括心脏和神经系统的应用。心脏方面可用于心肌存活的判断及冠心病治疗前后的疗效评估;神经系统主要用于癫痫的诊断和疗效判断、痴呆的病因诊断及脑肿瘤诊断、疗效判断及复发监测等方面的应用。心肌缺血时,游离脂肪酸的氧化代谢降低,外源性葡萄糖成为心肌的主要能量底物,表现为心肌对 FDG 摄取增加。正常情况下,葡萄糖是脑的主要能量来源,癫痫发作期病灶局部呈葡萄糖代谢增加,而发作间期则葡萄糖代谢相对减低。因此可以通过间接反映体内葡萄糖利用状况并利用不同组织对 FDG 代谢过程的差异为诊断提供信息。

注意事项 ①一部分恶性肿瘤也会表现为低摄取 FDG,如部分肺腺癌、肾透明细胞癌、高分化的肝癌等,需结合其他临床资料综合判断。②一些良性病变,如炎性肉芽肿、感染性疾病等也可能出现 FDG 高代谢,要仔细予以甄别。

(霍 力)

zhǒngliú ānjīsuān dàixiè xiǎnxiàng

肿瘤氨基酸代谢显像(tumor amino acid metabolism imaging)

利用放射性核素对氨基酸进行标记,静脉注射后能够参与机体氨基酸代谢过程,通过 PET/CT 显像在活体状态下评价氨基酸的转运、代谢和蛋白质的合成情况,从而用于某些肿瘤等疾病的定位与定性诊断的技术。

原理 氨基酸是生命活动中最基本的物质,氨基酸代谢显像最常用的显像剂为 ^{11}C 标记的蛋氨酸,又名甲硫氨酸,化学式 $C_5H_{11}O_2NS$,是构成人体必需的氨基酸之一,参与蛋白质的合成。蛋氨酸在人体内的分布主要集中在肝脏、肠道等消化系统,不经泌尿系统排泄。肿瘤细胞的快速生长除了需要摄取葡萄糖外,还需要大量的氨基酸,其氨基酸的转运速率和蛋白质合成速率增加,因此,利用放射性核素 ^{11}C 取代蛋氨酸分子中的 ^{12}C 进行标记,不改变氨基酸的原型结构,获得氨基酸代谢显像剂,静脉注射后行 PET/CT 显像可以用于诊断和鉴别诊断。

方法 由于 ^{11}C 半衰期较短(20 分钟),不利于药物的存储和转运,应配备回旋加速器现场生产制备合成显像剂。常规注射 15~20mCi,注射后 10 分钟显像。脑显像常规采集 1 个床位,采集 10 分钟。

图像分析 与 ^{18}F-FDG 相比, ^{11}C-MET 不经泌尿系统排泄,膀胱尿液不显影,图像本底计数低,特别是正常脑组织聚集水平很低,有利于病灶尤其是小病灶及近皮质低度恶性肿瘤的检出,可更好地显示脑肿瘤边界及坏死部分。 ^{11}C-MET 在炎症部位不聚集,易于鉴别肿瘤和炎症。

临床应用 ^{11}C-MET 主要用于肿瘤显像,可作为 ^{18}F-FDG 的补充,尤其是在脑胶质瘤的诊断中具有一定的应用价值。 ^{11}C-MET 可用于低分化胶质瘤放疗敏感性指标和化疗疗效的评估。对于复发性脑肿瘤或者脑肿瘤残余灶, ^{11}C-MET 显像呈放射性浓聚,灵敏度很高,而肿瘤坏死组织与正常脑皮质一样呈低摄取,且不受炎症反应的影响。研究表明,

^{11}C-MET 能被动扩散通过血脑屏障,一旦血脑屏障破坏,则其应用也受到限制。

注意事项 ^{11}C-MET PET/CT 显像主要用于肿瘤显像诊断和鉴别诊断,尤其是对低级别神经胶质瘤的诊断、复发与残留监测优于 ^{18}F-FDG。但是由于 ^{11}C 的半衰期比较短,一般仅用于局部显像,可作为 ^{18}F-FDG 显像的重要补充。

(霍 力)

dǎnjiǎn dàixiè xiǎnxiàng

胆碱代谢显像(choline metabolism imaging) 利用放射性核素 ^{11}C、 ^{18}F 等标记胆碱及胆碱类似物,静脉注射后通过 PET 或 PET/CT、PET/MR 行断层显像的技术。

原理 胆碱(choline),学名 α-羟-Ⅳ,Ⅳ-三甲基乙醇胺,化学式 $C_5H_{15}NO_2$,为带正电荷的四价碱基,是所有生物膜的重要组成成分和胆碱能神经元中乙酰胆碱的前体。胆碱主要有三种代谢途径。①胆碱磷酸化途径,生成卵磷脂等,用于生成细胞膜等生物膜,并参与细胞识别和信号传递。②胆碱氧化途径,生成具有调节渗透作用的三甲铵乙内酯等。③乙酰化途径,生成神经递质乙酰胆碱等。肿瘤的胆碱代谢显像主要利用肿瘤细胞因增生的需要,胆碱磷酸化途径显著增强的特性。

方法 将放射性核素 ^{11}C、 ^{18}F 等标记胆碱及胆碱类似物,给待检患者静脉注射后通过 PET 或 PET/CT、PET/MR 进行断层显像,直观地显示胆碱在体内的分布特征,特别是利用显像剂在肿瘤性病变中的浓聚特性,诊断和评估疾病。最常用的显像剂是 ^{11}C-胆碱、 ^{18}F-甲基胆碱和 ^{18}F-乙基胆碱。由于 ^{11}C 的半衰期只有 20 分钟, ^{11}C-胆碱的应用受限,必须

有现场的回旋加速器；^{18}F 具有约 110 分钟的半衰期，其标记的胆碱则可以配送，以及进行延迟显像以获得更高的病灶 / 本底比值。

图像分析 胆碱代谢显像中，肝、脾、肾、膀胱、部分肠道和腮腺可见中度的正常放射性分布，其余正常组织摄取低，而肿瘤组织多可见放射性高摄取或较高摄取。正常脑组织摄取低，因此对脑胶质瘤等病灶的显示具有较高的对比度。肿瘤早期膀胱内还没有放射性时，可更好地显示前列腺病灶。对于 ^{18}F 标记的胆碱，可于大量饮水后行前列腺区延迟显像。前列腺癌多呈局部放射性高摄取，但与前列腺增生并无绝对的阈值界限。部分甲状腺腺瘤等良性病变可表现为阳性，部分前列腺癌可表现为假阴性。

临床应用 胆碱代谢显像在脑胶质瘤、鼻咽癌、甲状旁腺增生、肺癌、肝癌、泌尿系统肿瘤和前列腺癌等具有一定的价值，核素标记的胆碱在多数肿瘤中具有较高的浓聚，可用于肿瘤的诊断、分期和治疗评估等。特别是用于脑胶质瘤和前列腺癌等肿瘤时，可以弥补 ^{18}F-FDG PET 显像的明显不足：①脑胶质瘤与 ^{18}F-FDG PET 比较，胆碱代谢显像脑本底低，可以更好地检出病灶、明确边界、判断治疗后残存和复发，以及判断疗效和鉴别放射性炎症。②前列腺癌对原发灶的检出具有一定的价值，对淋巴结和骨转移的评估、疗效判断和生化复发的病灶检出等具有较大的价值。此外，在 B 超及 ^{99m}Tc-MIBI 甲状旁腺显像不确定时，可进一步检出甲状旁腺增生；对于肝癌、肺癌和鼻咽癌等，可作为 ^{18}F-FDG PET 的补充。

注意事项 胆碱显像仅适用于部分肿瘤诊断，不能代替 ^{18}F-FDG 显像，但可以作为某些 ^{18}F-FDG 显像阴性的肿瘤的补充检查。

（朱朝晖）

[fú-18] xiōngxiàn mìdìng tuōyǎng hégān xiǎnxiàng

[氟 -18]- 胸腺嘧啶脱氧核苷显像（^{18}F-3′-deoxy-3′-fluorothymidine imaging） 利用放射性核素 ^{18}F 标记胸腺嘧啶脱氧核苷，获得 ^{18}F-3'- 脱氧 -3'-L 氟代胸苷（^{18}F-FLT），静脉注射后通过 PET（含 PET/CT、PET/MR）进行断层显像的技术。

原理 胸腺嘧啶脱氧核苷是嘧啶核苷的一种，是已知唯一参与 DNA 合成而在 RNA 中几乎不存在的核苷酸。^{18}F-FLT 作为胸腺嘧啶脱氧核苷类似物，通过被动扩散或 Na^+ 依赖转运蛋白进入细胞，被胸苷激酶 TK-1 磷酸化为 ^{18}F-FLT-MP。但由于 3' 位被 ^{18}F 取代，不能继续参与 DNA 合成，也不易被降解，从而滞留在细胞内。这一"陷入"机制与 ^{18}F-FDG 类似，有利于 PET 显像。肿瘤细胞由于增生的需要，TK-1 活性上调，以加快核苷类底物的合成利用。因此，^{18}F-FLT 可以反映肿瘤的 DNA 合成代谢，是一种增生示踪剂。

方法 用放射性核素 ^{18}F 标记胸腺嘧啶脱氧核苷，获得 ^{18}F-FLT，给待检患者静脉注射后约 1 小时，通过 PET（含 PET/CT 和 PET/MR）进行断层显像，直观地显示 ^{18}F-FLT 在体内的分布，以及在恶性肿瘤中的浓聚，从而诊断疾病并评估其增生特性。

图像分析 ^{18}F-FLT 主要经肾排泄，肾脏和膀胱的放射性较高，肝脏和骨髓摄取较高，脾和肠道也有一定摄取，其余正常组织摄取低。恶性肿瘤多可见放射性高摄取或较高摄取。

临床应用 ^{18}F-FLT 显像可用于多数高恶性肿瘤，如肺癌、淋巴瘤、结直肠癌、脑胶质瘤和鼻咽癌等的诊断、分期、疗效评估和预后。与 ^{18}F-FDG 比较，^{18}F-FLT 的摄取虽然普遍偏低，但能够帮助鉴别部分 ^{18}F-FDG 假阳性病变。相对于 ^{18}F-FDG，^{18}F-FLT 与 Ki-67 的相关性更好，因此对肿瘤的增生特性判断、疗效评估和预后分析等可能更佳。在对恶性肿瘤的放化疗评估方面，比 ^{18}F-FDG 的变化更快。且因不受治疗后巨噬细胞吸收坏死组织等的影响，评估疗效应更准。

注意事项 ^{18}F-FLT 在正常骨髓中摄取高，与肿瘤骨髓累及鉴别困难，特别是化疗后可能存在骨髓的增生改变。此外，增生性肉芽肿、部分结核性病灶等也可能存在 ^{18}F-FLT 高摄取，需注意鉴别。

（朱朝晖）

shēngzhǎng yìsù shòutǐ xiǎnxiàng

生长抑素受体显像（somatostatin receptor imaging） 利用 ^{68}Ga、^{99m}Tc 或 ^{111}In 等标记生长抑素类似物，静脉注射后通过 PET（含 PET/CT 和 PET/MR）或 SPECT（含 SPECT/CT）进行断层显像的技术。

原理 生长抑素受体（somatostatin receptor，SSTR）是一种糖蛋白，有 SSTR 1 ~ SSTR 5 共 5 种亚型，其中 SSTR2 又可分为 SSTR2A 和 SSTR2B。SSTR 过度表达于多数神经内分泌肿瘤（NET），如胰高血糖素瘤、胃泌素瘤、垂体腺瘤、嗜铬细胞瘤、副神经节瘤、类癌、甲状腺髓样癌等。不同肿瘤细胞表面表达的 SSTR 亚型不完全相同。

方法 生长抑素受体显像是将放射性核素标记的生长抑素类似物静脉注射入体内，与细胞表面高表达的 SSTR 特异性结合，诊断 NET 和其他 SSTR 表达阳性病变。奥曲肽是人工合成的生长抑素类似物，可用 ^{111}In 或 ^{99m}Tc 标记进行 SPECT 显像，或用 ^{68}Ga 标记后进行 PET 显像。^{68}Ga 标记的生长抑素类似物有多种，如 ^{68}Ga-DOTATATE、^{68}Ga-DOTA-TOC 和 ^{68}Ga-DOTA-NOC 等，分别与 SSTR 不同亚型的结合能力不同。其中，^{68}Ga-DOTATATE 与 SSTR2 的结合相对更强，已于 2016 年被美国 FDA 批准用于临床 NET 诊断。

图像分析 核素标记奥曲肽，均主要从肾脏排泄，因此肾脏和膀胱具有较高的放射性分布。脾脏、肝脏、垂体、肾上腺也具有较高的生理性摄取。此外，鼻咽部、唾液腺、甲状腺和部分肠道可见轻度摄取。除生理性摄取外，局部或多发的灶性摄取增高均应考虑为异常。对于检测小的受体表达异常增高的肿瘤病灶，^{68}Ga-DOTATATE PET/CT 显像的敏感度显著优于 ^{99m}Tc-HYNIC-TOC SPECT/CT 显像，而后者的图像质量优于经典的以 ^{111}In-DTPA-octreotide 作为显像剂的奥曲肽扫描。

临床应用 ①在临床症状、体征或检查提示 NET 时，寻找并定位原发灶，也包括已发现病灶，但临床难以确认是否 NET 时，协助鉴别诊断。②通过全身扫描发现 NET 转移灶，指导临床分期和治疗决策，并评估预后。③对于已转移的中晚期患者，可明确是否适合进行靶向生长抑素受体的药物治疗，或者针对同一靶点的多肽－受体介导的放射性核素肿瘤治疗，即 ^{177}Lu 或 ^{90}Y 等标记的生长抑素类似物治疗。其中，^{177}Lu-DOTATATE 于 2018 年被美国 FDA 批准用于晚期 NET 治疗。④评估 NET 患者治疗效果，包括化疗、生物治疗或放射性核素肿瘤靶向治疗等，以及监测 NET 患者治疗后有无残存、复发和转移病灶，特别是在临床怀疑复发或标志物水平升高时。⑤除用于 NET 外，这一显像方法也可以用于评估其他 SSTR 高表达的肿瘤或疾病，如用于寻找并定位肿瘤性骨软化患者的致病肿瘤，以及监测脑膜瘤、基底细胞癌等有无残存或复发等。

注意事项 特别要注意胰腺钩突部可能会出现中等程度的片状生理性摄取，需与此部位的 NET 小心鉴别。除 NET 和以上提及的肿瘤外，淋巴瘤、乳腺癌、肺癌等常见肿瘤及炎症、肉芽肿等其他病变也可能有 SSTR 表达。

（朱朝晖）

[jiā-68] qiánlièxiàn tèyì mó kàngyuán xiǎnxiàng

[镓-68]-前列腺特异膜抗原显像（68Ga-prostate specific membrane antigen imaging）

应用放射性核素 ^{68}Ga 标记前列腺特异性膜抗原的配体作为显像剂，对前列腺癌及其转移灶进行 PET/CT 或 PET/MR 显像的技术。

原理 前列腺特异性膜抗原（prostate specific membrane antigen，PSMA）是一种跨膜糖蛋白，在前列腺外器官中的表达水平仅为前列腺癌的 1/100～1/1000，是一种理想的前列腺癌标志物。几种人类 PSMA 的小分子配体，通过螯合剂与 ^{68}Ga 连接用于临床 PET 显像，包括 ^{68}Ga-PSMA-11、^{68}Ga-PSMA-617、^{68}Ga-PSMA-I&T，均简写为 ^{68}Ga-PSMA。这些化合物分子量小，组织穿透力高，可以快速从血液中清除，无明显毒性，应用 PET/CT 或 PET/MR 对前列腺癌及其转移灶进行显像，具有靶/非靶比值高、对比度强的优点。

方法 患者无特殊准备，不需要禁食，可以服用其他药物。患者在显像前 2 小时内饮水至少 500ml，显像前排尿。如无禁忌证，可在注射 ^{68}Ga-PSMA 前或后静脉注射呋塞米 20mg。每千克体重静脉注射 ^{68}Ga-PSMA 1.8～2.2MBq（0.049～0.060mCi）后 1 小时左右（时间 50～100 分钟均可）行 PET/CT 或 PET/MR 扫描，根据需要注射后 3 小时左右进行延迟扫描。患者仰卧位，双手抱头，扫描范围头顶至大腿中段，CT 采集参数同常规采集方案，根据临床需要可适当调整扫描部位和采集参数，PET 以 3D 模式采集，2～4 分钟/床位，通过 CT 进行衰减校正，有序子集最大期望值方法（ordered subsets expectation maximization，OSEM）法图像重建。

图像分析 ^{68}Ga-PSMA PET 显像中，前列腺癌原发灶及转移灶与周围组织相比，一般具有较高的摄取；泪腺、唾液腺、肝脏、脾脏、小肠、结肠和肾脏会有正常的生理性摄取，因此可能遗漏潜在的肝脏转移灶。免疫组化和 ^{68}Ga-PSMA PET 数据显示 PSMA 表达增加也可以发生在非前列腺癌的新生血管，如结肠癌、食管癌、甲状腺癌、肺癌、肾细胞癌、脑肿瘤，以及良性组织，因此这些病变 PSMA PET 显像可能会表现为显像剂的高摄取。

临床应用 ^{68}Ga-PSMA 前列腺癌显像主要用于前列腺癌复发病灶的定位；前列腺癌高危患者术前分期或制订外放疗计划。在临床逐步推广的应用包括：在 PSMA 指导的放射治疗之前和期间进行分期（主要是转移性去势抵抗性前列腺癌），在 ^{177}Lu-PSMA 治疗前需要行 ^{68}Ga-PSMA 显像，以确定患者是否具有核素靶向治疗适应证；指导高度怀疑前列腺癌但先前活检结果为阴性者进行靶向活检；监测转移性前列腺癌的全身治疗。

注意事项 如患者无排尿困难，检查前 2 小时内应充分水化；对磺胺类药物过敏者、肝肾功能不良者禁用呋塞米。

（兰晓莉）

zhèng diànzǐ fāshè duàncéng jìsuànjī duàncéng chéngxiàngyí (cígòngzhèn) zhǒngliú fēnqī

正电子发射断层/计算机断层成像仪（磁共振）肿瘤分期（positron emission tomography/computed tomography[magnetic resonance] tumor staging）

肿瘤的分期对于临床制订治疗决策非常重要。PET/CT 和 PET/MR 显像具有灵敏度高、集功能影像与形态影像于一体且可方便地进行全身显像的特点，在肿瘤 TNM 临床分期中具有重要价值。

原理 ^{18}F-FDG 是目前最常用的 PET 显像剂，^{18}F-FDG PET/CT 显像能反映全身组织及肿瘤病灶的葡萄糖代谢水平，^{18}F-FDG 在组织中的浓聚与葡萄糖利用率成正比，恶性肿瘤组织生长繁殖快，对于葡萄糖等物质需求量明显高于正常的组织或者良性肿瘤，其细胞膜上的葡萄糖转运蛋白和己糖激酶的活性增高。无论是肿瘤原发灶和还是转移灶，大多表现为对 ^{18}F-FDG 摄取增加，因此应用 PET/CT 或 PET/MR 全身显像显示肿瘤病灶大小、形态（T 分期），以及局部淋巴结转移（N 分期）和远处转移情况（M 分期），为恶性肿瘤的分期提供依据。

方法 见 [氟 -18]- 胸腺嘧啶脱氧核苷显像 PET/CT 和 PET/MR 全身显像，一般用于肿瘤分期都采用全身断层显像。

临床应用 肿瘤分期通常只针对恶性肿瘤。它是一个评价体内恶性肿瘤的数量和位置的过程。肿瘤分期是根据个体内原发肿瘤以及播散程度来描述恶性肿瘤的严重程度和受累范围。影像学检查手段可以提供原发肿瘤位置，受累和播散情况的相关信息，是决定肿瘤分期的重要检查方法。既往主要依赖常规影像检查如 CT、MRI 诊断作为依据，但这对直径较小的淋巴结（直径小于 1cm）是否存在转移难以鉴别。PET/CT（MR）具有功能影像和解剖影像结合的突出优势，能够早期发现转移病灶，提高肿瘤的分期准确性。大多数肿瘤 PET 上表现为放射性摄取增高，平均标准化摄取值 > 2.5，对于低代谢的病灶，延迟显像通常 SUV 增高，有助于鉴别诊断。PET/CT（MR）能够提高发现肿瘤与周围组织浸润的准确性，从而对肿瘤进行更准确的 T 分期。PET/CT（MR）判断淋巴结转移主要依据淋巴结的代谢，以半定量 SUV ≥ 2.5 为标准，更准确地显示淋巴结转移。PET/CT（MR）是寻找远处转移的优选检查手段，发现远处转移可能改变肿瘤的 M 分期，从而改变临床治疗计划。2015 版及 2018 版《中国原发肺癌诊疗规范》均提出 PET/CT 是肺癌诊断、分期与再分期、疗效评价和预后评估的最佳方法，推荐有条件者使用。研究证明 PET/CT 在肿瘤分期中能提供更加全面的信息，与术后病理分期符合率较高。MRI 的软组织对比度优于 CT，因此 PET/MR 在肝脏肿瘤、乳腺肿瘤等的诊断方面敏感性高于 PET/CT，有利于提高这些肿瘤分期的准确性。

注意事项 ^{18}F-FDG PET/CT 在用于肿瘤分期时需要考虑受仪器分辨率的影响，对于较小的转移淋巴结以及不摄取 ^{18}F-FDG 的病灶可能出现假阴性结果，导致低估肿瘤分期。

（杨国仁）

zhèng diànzǐ fāshè duàncéng / jìsuànjī duàncéng chéngxiàngyí zhǒngliú liáoxiào pínggū

正电子发射断层/计算机断层成像仪肿瘤疗效评估（evaluation of therapeutic effect with positron emission tomography/computed tomography on tumors）

PET/CT 可以针对肿瘤特殊的生物学特点，通过选择不同的显像剂，从分子水平显示肿瘤细胞的特征，比较肿瘤治疗前后显像剂的摄取情况，从而评估肿瘤治疗效果。

原理 最常用的显像剂是 [氟 -18] 标记的脱氧葡萄糖（^{18}F-FDG）。^{18}F-FDG PET/CT 能在体无创、灵敏反映肿瘤组织葡萄糖代谢的摄取程度，往往在解剖结构出现变化之前就能准确反应肿瘤治疗后的效果，与肿瘤细胞的增生、凋亡等变化存在相互关联，当肿瘤治疗有效时，其代谢水平呈显著减低，以此可作为肿瘤在体监测化疗敏感性与耐药性的影像标志物，预测肿瘤化疗反应性，指导个体化用药方案的选择。

方法 按照标准方法进行 ^{18}F-FDG PET/CT 显像。治疗前进行基线 ^{18}F-FDG PET/CT。目前，应用 ^{18}F-FDG PET/CT 评价肿瘤疗效的临床实践主要包括两类：第一类是在肿瘤治疗方案完成后，应用 ^{18}F-FDG PET/CT 进行疗效评价，判断残余肿瘤组织是否存在活性；第二类是在肿瘤治疗方案进行中，应用 ^{18}F-FDG PET/CT 评价治疗中期肿瘤组织对显像剂 ^{18}F-FDG 的摄取变化，早期预测肿瘤治疗方案是否有效。

实际应用中，需测量治疗前后靶病灶的瘦体重标准摄取值（standard uptake lean body，SUL），并进行比较，按照PET评价实体瘤疗效标准（PET Response Criteria in Solid Tumors，PERCIST）评估治疗效果。涉及的重要名词包括：①瘦体重标准摄取值（SUL）：为避免患者脂肪含量变化对常规标准化摄取值的影响，PET评估参数采用SUL。SUL是指以标准瘦体重为基础获得的标准摄取值。峰值SUL指病灶感兴趣区内单一最小单元（直径1.2cm、体积1ml的球体）的最高摄取值。②肝脏本底：在肝脏右下叶勾画直径3cm感兴趣区（不能包含大血管），测量平均SUL和标准差。③纵隔血池本底：如果肝脏有病变，在降主动脉中心勾画直径1cm、长2cm的圆柱形VOI测量平均SUL和标准偏差，不包括降主动脉壁。④可测量病灶：指单个摄取^{18}F-FDG的病灶。⑤靶病灶：当存在多个可测量病灶时，按照病灶大小及可重复测量的原则，每个脏器最多选取2个病灶，总共不超过5个病灶作为靶病灶。靶病灶以外的所有病灶作为非靶病灶。⑥肿瘤病灶基线确定：肿瘤病灶峰值SUL ≥ 1.5肝脏SULmean ± 2SD；如果肝脏有病变，肿瘤病灶峰值SUL ≥ 2.0血池SULmean ± 2SD。

PET评价实体瘤疗效标准（PERCIST 1.0） 通过测定靶病灶感兴趣区标准化摄取值的变化，将治疗疗效分为以下4类。①完全代谢响应（complete metabolic response，CMR）：可测量靶病灶^{18}F-FDG摄取完全消失，低于肝脏本底，与周围血池本底相近；所有其他病灶消失，摄取与血池本底相当。②部分代谢响应（partial metabolic response，PMR）：可测量靶病灶^{18}F-FDG摄取峰值SUL较基线降低至少30%，绝对值降低至少0.8 SUL单位，且无新病灶出现。③代谢进展（progressive metabolic disease，PMD）：病灶^{18}F-FDG摄取峰值SUL较基线增加至少30%，绝对值增加至少0.8 SUL单位，且病灶具有典型肿瘤表现，排除炎症或治疗后反应；或出现新病灶。④代谢稳定（stable metabolic disease，SMD）：非CMR、PMR及PMD。

临床应用 ^{18}F-FDG PET显像在很多实体瘤中治疗早期、治疗中期和治疗结束时都可以对疗效评估起重要的作用，尤其是恶性淋巴瘤、非小细胞肺癌、乳腺癌、食管癌等，以PERCIST标准最为常用。治疗前的基线PET和治疗后1~3周期的PET在某些肿瘤如恶性淋巴瘤，可以明确用于评价疗效。在治疗反应的早期评估可改变治疗方案，停止无效治疗或将无效治疗改成有效治疗，这些都将对患者的生存有重大意义。

PERCIST标准作为客观评价肿瘤靶向治疗标准，对于推动个性化治疗具有重要的价值。

注意事项 ①对于不摄取^{18}F-FDG肿瘤病灶或以细胞毒性治疗为主的肿瘤治疗，不适合应用^{18}F-FDG PET评估疗效，此时传统的实体瘤评价RECIST（response evaluation criteria in solid tumors，RECIST）标准是最佳的选择；而对于以靶向治疗药物为主，或希望监测到肿瘤治疗早期的疗效，PERCIST是较好的选择；将两者联合使用可能在评估中会更为有益。②同一患者在应用SUV进行度量时，需要在基线扫描和治疗后的扫描中，遵循PET采集和图像处理程序的标准化。患者准备

和干预程序、^{18}F-FDG给药程序、PET/CT图像采集、图像质量和信噪比、数据分析程序、SUV标准化、设备的指控和操作人员的考核等都可能是定量分析结果差异的因素，需要在每一步骤对上述操作和流程制定统一、规范的原则。③PET显像时程（包括化疗几个疗程后进行PET显像，以及治疗后何时进行PET显像）的掌握是十分重要的：不同肿瘤可能有不同的时程。大多研究表明，治疗后早期（1个疗程后，或者在第二个疗程开始之前）进行PET显像以监测疗效是可行的时间窗，这时即可评估肿瘤对治疗的反应；在肿瘤治疗全部结束后进行PET显像将提供肿瘤再分期的信息，同时可以指导治疗，提供是否继续治疗或者手术治疗的决策；推荐在肿瘤化疗后至少10天后再进行PET显像。这个时间窗可以使化疗药物有完全反应的过程，而且可以避免^{18}F-FDG "闪烁" 现象的干扰，这个 "闪烁" 现象常出现在治疗后早期；对于恶性淋巴瘤标准，在化疗后至少3周进行PET显像；在外照射治疗后（即全部放疗疗效结束后），推荐在8~12周后行PET显像以评估疗效，以避免放疗产生的炎性反应影响治疗效果的评估。④对PET/CT采集处理方法具有严格的要求，治疗前后PET显像的方法需规范、统一。

(兰晓莉)

zhèng diànzǐ fāshè duàncéng / jìsuànjī duàncéng chéngxiàngyí zhǒngliú fùfā jiāncè

正电子发射断层／计算机断层成像仪肿瘤复发监测（monitor of tumor recurrence with positron emission tomography/computed tomography）

以PET/CT显像为手段动态观察恶性肿瘤病灶经

手术、放化疗或其他治疗后的代谢与某些代谢分子的变化特征，评估肿瘤病灶是否出现新的异常代谢分布的分子影像技术。该技术是早期监测肿瘤复发的一种灵敏、特异的方法，已在临床上得到广泛应用。

原理 临床最常用的显像剂为 ^{18}F-FDG，复发的肿瘤组织葡萄糖代谢明显增高，因此 ^{18}F-FDG 摄取增加，表现为局部放射性异常浓聚，通过 PET/CT 显像能灵敏地发现肿瘤复发病灶及其位置、范围和程度。然而有些类型的肿瘤组织不摄取 ^{18}F-FDG，或者有些器官的 ^{18}F-FDG 生理性摄取较高，不利于通过 ^{18}F-FDG PET/CT 显像监测肿瘤复发，需要采用其他显像剂进行 PET/CT 显像，如神经胶质瘤的复发监测常使用 ^{11}C- 蛋氨酸（MET）PET/CT 显像监测，因为正常脑组织氨基酸代谢较低，而肿瘤病灶摄取氨基酸较高，肿瘤与非肿瘤组织具有较高的对比度，有利于早期监测肿瘤复发。

方法 检查方法同常规 ^{18}F-FDG PET/CT 显像。但是，评估肿瘤治疗后复发最好在治疗后不同时期定期行 PET/CT 显像复查，以便及时发现肿瘤复发病灶。临床上一般进行全身 PET/CT，除了早期发现局部复发外，还可发现远处肿瘤转移病灶。

图像分析 恶性肿瘤经不同的方法治疗后 PET/CT 显像在原发肿瘤部位出现新的显像剂异常浓聚影，SUV 明显增高，尤其是在 CT 或 MRI 上同时有异常软组织影等形态学改变，则提示恶性肿瘤治疗后复发。临床上，治疗后复发需要与治疗后残留相鉴别，如果肿瘤治疗后 PET/CT 显像已恢复正常，而在以后的随访中肿瘤局部出现新的显像剂异常浓聚，则

提示为复发，如治疗后 PET/CT 显像局部始终呈显像剂异常分布浓聚，则提示肿瘤治疗后病灶残留，反映治疗过程未将肿瘤组织完全清除或杀灭，还需要进一步实施治疗。

临床应用 ^{18}F-FDG PET/CT 显像是临床上最常用的监测肿瘤复发的方法，该方法不仅灵敏度高，且特异性较强，无创伤。可应用于所有的葡萄糖代谢增高的肿瘤监测，适用范围广泛。可根据不同类型的肿瘤及患者的接受能力选择 PET/CT 监测的时间周期，一般恶性程度较高的肿瘤监测周期亦短（如早期可以 3～6 个月监测），而复发风险较低的肿瘤监测周期往往可以较长（如每年监测一次），需要根据患者具体情况而定。

注意事项 ① ^{18}F-FDG PET/CT 显像仅适用于监测高葡萄糖代谢的肿瘤，对于术前肿瘤病灶不摄取 ^{18}F-FDG 的肿瘤不适用监测复发、残留和疗效，需要选用其他类型的显像剂，最好有治疗前的 PET/CT 显像作为对照。②恶性肿瘤治疗后 ^{18}F-FDG PET/CT 显像，在原发肿瘤区域出现显像剂异常浓聚时，需要鉴别肿瘤复发与术后、放疗后炎症。通常选择在术后或放疗后至少 6 周以上行 PET/CT 显像监测，以避免治疗后炎症的干扰。

（张永学）

zhèng diànzǐ fāshè duàncéng / jìsuànjī duàncéng chéngxiàngyí zhǒngliú yùhòu pínggū

正电子发射断层/计算机断层成像仪肿瘤预后评估（evaluation of tumors prognostic with positron emission tomography/computed tomography）

针对肿瘤特殊的生物学特点选择不同的显像剂，利用 PET/CT 显像从分子水平显示肿瘤细胞的特征，根据肿瘤病变对显像剂的摄取情况，结合肿瘤形态、大小和病变范围等信息评估肿瘤的预后。最常用的显像剂是 ^{18}氟标记的脱氧葡萄糖（^{18}F-FDG）。

原理 恶性肿瘤的预后与肿瘤的分化程度及生物学特征、分期、治疗方案及对治疗的反应等密切有关，而应用 PET/CT 显像能够根据不同肿瘤的生物学特点，选择反映不同生物学特性的显像剂，准确获得肿瘤病灶对显像剂摄取的生物学行为、病灶大小、侵犯范围以及对治疗的反应等多模态信息，预测其患者的预后情况，其预测的准确性优于单独的形态学影像评估。

^{18}F-FDG PET/CT 显像从分子水平无创探测恶性肿瘤的代谢负荷，对原发灶、淋巴结及全身转移灶进行精确的解剖定位，并提供代谢信息的定量参数应用于预后评估。肿瘤组织对 ^{18}F-FDG 摄取程度常用的定量、半定量参数包括平均标准化摄取值（mean standardized uptake value，SUVmean）、最大标准化摄取值（maximum standardized uptake value，SUVmax）、标准化摄取峰值（peak standardized uptake value，SUVpeak）、肿瘤代谢体积（metabolic tumor volume，MTV）、病灶糖酵解总量（total lesion glycolysis，TLG）、全身肿瘤代谢体积（whole-body metabolic tumor volume，MTVwb）及全身病灶总糖酵解值（whole-body total lesion glycolysis，TLGwb）。这些参数与肿瘤细胞的增生和生长能力密切相关，可以较早地反映肿瘤细胞对治疗的反应，进行预后评估。SUVmax 为感兴趣区内 ^{18}F-FDG 最高摄取值，与肿瘤

的大小、分化程度有关，应用最广，但仅反映某一点的功能代谢，无法评估肿瘤整体的代谢情况；SUVmean 为感兴趣区内 ^{18}F-FDG 摄取的平均值；MTV 是肿瘤组织中较高代谢活性组织的体积，是结合代谢和体积的半定量参数，能更好地反映整体病灶的代谢负荷。测量方法有手动、半自动或自动法。手动法由医师手动勾画肿瘤边界，耗时长、可重复性差，测量值的准确性取决于医师的经验。半自动或自动法包括固定阈值法和梯度分割法。固定阈值法操作简单，包括相对百分阈值法（即以 20%～70%SUVmax 为阈值）、绝对阈值法（即采用某一 SUV 为阈值，如 SUV2.5）、纵隔血池平均代谢活性阈值法、肝脏平均代谢活性阈值法等。目前对于最佳阈值尚无定论。梯度分割法通过分析病灶边缘与本底之间代谢活性的梯度差来勾画病灶边缘，与固定阈值法相比，梯度分割法相对准确、稳定。TLG 是结合 MTV 及 SUVmean 的半定量参数，为 MTV 与感兴趣区内 SUVmean 的乘积，同时反映肿瘤的代谢活性和代谢体积。MTVwb 和 TLGwb 为肿瘤原发灶、淋巴结和远处转移灶的 MTV 或 TLG 之和，将肿瘤原发灶、淋巴结以及远处转移灶结合在一起进行综合分析，显示全身肿瘤代谢体积和代谢活性，这在预后评估中具有更大的价值。

方法 按照相关指南和操作规程进行 ^{18}F-FDG PET/CT 显像。

临床应用 影响恶性肿瘤预后的因素很多，不同肿瘤预后的影响因素也不尽相同，其中包括年龄、性别、TNM 分期、实验室指标等。^{18}F-FDG PET/CT 对于恶性肿瘤预后评估包括以下几个

方面：①治疗前病变对 ^{18}F-FDG 的摄取程度对大多数恶性肿瘤具有预后价值，相对而言，摄取程度越高者，预后越差。②治疗前 ^{18}F-FDG PET/CT 可对病变进行准确分期，病变分期越晚者，预后越差。③部分肿瘤治疗后早期评估比治疗结束后评估具有更好的预后价值，早期发现摄取降低明显（治疗敏感）者预后好，不明显（治疗不敏感）者预后差，此时可以及时调整治疗方案，加强治疗或改为二线方案，以改善患者预后。④肿瘤放化疗全部疗程结束后 ^{18}F-FDG PET/CT 显像仍显示明显的残存病灶或疾病进展者，预后差。

注意事项 应用 PET/CT 代谢显像评估预后有一定局限性，在应用时必须结合具体分析：①不是所有恶性肿瘤都能应用 PET/CT 代谢显像评估预后，部分肿瘤呈低代谢特征不适于评估预后或疗效。②在预后评估中，需要结合代谢功能、形态学以及 TNM 分析进行综合评估，仅仅通过某些指标评估其可靠性差。③不同肿瘤的生物学特性不同，评估的方法也不一样，因此，需要结合具体情况，操作时选择合适的显像剂和定量参数。

(杨国仁)

yánzhèng xiǎnxiàng

炎症显像（inflammation imaging） 利用某些放射性核素显像剂能聚集于炎症病灶的组织细胞，在炎症病灶部位形成显像剂浓聚区，通过核医学显像设备（如 SPECT 和 PET/CT）显像，从而探查体内感染或非感染性炎症病灶的技术。

原理 根据炎症的病理过程中炎性细胞或炎性因子聚集的特点，将放射性核素标记的白细胞、

人免疫球蛋白、抗人粒细胞单克隆抗体和 ^{18}F-FDG 等炎症显像剂静脉注射后，能够选择性的聚集在炎症病灶组织内，通过显像仪器即可显示炎症病灶显影，用于炎症的诊断。

方法 依显像剂不同，临床应用有以下几种炎症显像的方法。①^{18}F-FDG PET/CT 炎症显像：该方法是利用炎症病灶葡萄糖代谢率高而导致 ^{18}F-FDG 在局部聚集的原理。应用 ^{18}F-FDG PET/CT 全身或局部断层显像，获取显像剂的分布状态。②放射性核素标记白细胞显像：炎症病灶的一个基本病理过程就是白细胞聚集，放射性核素标记白细胞即可聚集于炎症病灶部位。抽取患者自身血液 30～50ml，分离白细胞，标记制备 ^{111}In-oxine-白细胞或 ^{99m}Tc-HMPAO-白细胞显像剂，静脉注射显像剂后在不同时间点（如 1、4、24 小时）用 SPECT 或 SPECT/CT 进行全身平面扫描，必要时加局部断层显像。③^{67}Ga 显像：^{67}Ga 有聚集于炎症病灶的特性。静脉注射 ^{67}Ga-枸橼酸后 4～8 小时及 24 小时用 SPECT 或 SPECT/CT 进行全身扫描和病灶局部平面或断层显像。

图像分析 炎症病灶在炎症显像上的基本特征是显像剂分布高于周围正常组织，即所谓局灶性放射性浓聚。病灶形态根据炎症部位和性质不同而异，比如肝脓肿多呈类圆形；腹腔脓肿可呈类圆形或不规则形状；大血管炎在冠状面或矢状面图像呈双条带样放射性浓聚灶；胸膜炎或腹膜炎则可见放射性浓聚与胸膜或腹膜轮廓一致。

临床应用 ①不明原因发热和不明原因炎症：核医学炎症显像可方便地行全身显像，有助于

早期发现炎症病变，故在探测隐匿感染灶和其他炎症病灶方面具有优势。由于感染、风湿病和肿瘤是临床上不明原因发热或不明原因炎症的主要病因，而 ^{18}F-FDG PET/CT 对于该三类病变均可灵敏探测，且具有快速、简便、图像分辨率高的优势，目前在临床上更为常用。近 90% 的不明原因发热或不明原因炎症患者通过 ^{18}F-FDG PET/CT 检查获益，不过对于病变性质的鉴别需结合临床资料和具体影像学特点综合分析。由于 ^{18}F-FDG PET/CT 具有很高的阴性预测值，对于患者阴性显像结果往往提示局灶性感染的可能性较小。核素标记白细胞显像对于肾脏感染（如急性肾盂肾炎、局灶性肾炎以及肾脓肿或肾周脓肿等）诊断等有较好的诊断价值，^{111}In-oxine- 白细胞不经肠道清除，对于诊断腹部感染具优势。②骨髓炎：上述三种方法均可灵敏地诊断骨髓炎，对于慢性骨髓炎的诊断更具临床价值。在伴有其他基础骨质病变、人工植入物或其他易干扰骨髓炎诊断情况的病例中，核素标记白细胞显像确定或排除骨髓炎的准确性大于 90%。对于含骨髓骨骼部位（如髋部和膝部）疑诊骨髓炎，核素标记白细胞显像与胶体骨髓显像联合检查可提高诊断准确性，受累骨髓在骨髓显像上表现为放射性缺损区，而在核素标记白细胞显像上则呈放射性摄取增加，二者联合诊断的准确性可达 95%。③肺部炎性病变：以 ^{18}F-FDG PET/CT 和 ^{67}Ga 显像较佳，能够灵敏发现肺部感染性病变（如细菌性或病毒性肺炎、结核、真菌感染、寄生虫感染等）和非感染炎性病变（如结节病、炎性假瘤、矽肺等），不过仅仅依据放射性摄取增高难

以对病灶进行定性诊断，对于病变性质判断需结合形态改变（如 CT 表现）、临床资料甚至穿刺活检进行综合分析鉴别。④血管移植物感染：^{18}F-FDG PET/CT 和放射性核素标记白细胞显像对于移植血管感染的诊断具有较高的灵敏度和特异性。⑤人工关节感染：人工关节感染和人工关节假体松动的鉴别甚为重要，却往往较为困难。人工关节感染在 ^{18}F-FDG PET/CT 较为特征的表现是沿着假体和骨骼的接触面呈放射性高摄取。^{18}F-FDG PET/CT 诊断人工关节感染虽具有灵敏度高，但特异性欠佳。放射性核素标记白细胞显像特异性虽好但检查方法复杂。⑥非感染性血管炎性疾病：^{18}F-FDG PET/CT 对于大动脉炎、巨细胞性动脉炎、韦格纳肉芽肿、结节性多动脉炎等大血管炎性病变能够全面、直观地显示病变范围，有利于疗效随访评价。⑦炎性肠病：核素标记白细胞显像可对于克罗恩病和溃疡性结肠炎进行鉴别：如病变位于小肠而直肠无病变、病变呈非连续性提示克罗恩病；而结肠至直肠连续性病变且不伴小肠受累则提示溃疡性结肠炎。放射性核素标记白细胞显像结果与钡剂放射学和结肠内镜结果有很好的一致性，而且前者不仅可以观察内镜难以查及的肠段，还可以用来监测、评价疗效。活动性肠炎表现为呈肠型分布的异常浓聚灶，非活动性的结肠炎核素显像则呈阴性结果。⑧还有一些以放射性核素标记炎症靶向分子的炎症显像方法尚未进入临床应用，如放射性核素标记人免疫球蛋白、抗粒细胞抗体、靶向粒细胞多肽等。

注意事项 ^{67}Ga 除炎症病灶外，亦可浓聚于肿瘤部位，故应

结合临床综合分析显像结果；经用抗生素或皮质激素治疗的患者，^{67}Ga 显像可能会产生假阴性结果。标记好的白细胞应尽早使用（最好在 2 小时内）。若使用静脉滴注，禁止使用葡萄糖溶液，以防止标记细胞聚集。

此外，体内某些生理性因素亦可导致一些显像剂高摄取的影像表现，应注意鉴别。比如造血活跃的骨髓、排卵期的卵巢、术后近期的创伤部位、棕色脂肪组织以及肠道等均可能在 ^{18}F-FDG PET/CT 显像时呈放射性增高表现；在放射性核素标记白细胞显像和 ^{67}Ga 显像中正常人肝、脾、骨髓可显影，还可能出现肠道显影；^{67}Ga 显像在鼻咽部、泪腺、唾液腺、乳腺、外生殖器等组织器官均可有不同程度显影。

（吴 华）

zhìliáo hé yīxué
治疗核医学（therapeutic unclear medicine）

治疗核医学是临床核医学的重要组成部分，分为内照射治疗和外照射治疗两类。

在外照射治疗中，主要应用低剂量的 β 射线（如 ^{90}Y、^{32}P）对某些皮肤病变，如毛细血管瘤、瘢痕疙瘩、神经性皮炎等进行敷贴治疗。近年来应用 ^{125}I 粒子组织间植入治疗某些恶性肿瘤，应用 ^{90}Y- 微球栓塞治疗肝癌等越来越广泛。

内照射治疗是治疗核医学最常用和最重要的内容，随着新的治疗药物和治疗方法的发展，目前已成为临床上许多疾病治疗的重要方法。

（张永学）

fàngshèxìng hésù zhìliáo
放射性核素治疗（radionuclide therapy）

通过不同途径将放射性核素引入人体病灶内或贴近病

灶，利用放射性核素释放的射线（主要是 β 射线）产生的电离辐射作用在病灶局部引起生物学效应，从而抑制或毁损病变的方法。

按照治疗的原理和方法，放射性核素治疗包括放射性核素内照射治疗、放射性核素外照射治疗、放射性核素介入治疗和放射性核素靶向治疗。

（吴 华）

fàngshèxìng hésù nèi zhàoshè zhìliáo

放射性核素内照射治疗（radionuclide internal radiation therapy）

应用具有生物靶向性的放射性药物通过口服、经血管注射、直接注入病灶等途径将放射性药物引入人体，放射性核素即与病变组织靶向结合而聚集、潴留在病变局部的组织细胞内，并参与细胞的代谢，通过放射性核素释放的射线（主要是 β 射线）产生电离辐射的生物学效应，达到抑制或毁损病变作用的方法。简称核素内照射治疗。

内照射治疗是放射性核素治疗的主要方式。因放射性核素特异性地结合到病灶的组织细胞内，因而具有靶向性好、可同时治疗全身多发病灶、邻近组织器官损伤小和全身不良反应小的优点。当然，由于内照射治疗需使用针对病变特异性的放射性药物，所以临床治疗的病种就受到放射性药物的限制，不同的放射性药物有其相应的临床病种和适应证。

目前临床常用的放射性核素内照射治疗方法包括 ^{131}I 治疗甲状腺功能亢进症、分化型甲状腺癌术后 ^{131}I 清除残留甲状腺、^{131}I 治疗分化型甲状腺癌转移灶、放射性核素治疗转移性骨肿瘤（放射性核素如 ^{89}Sr、^{223}Ra、^{153}Sm 等）、^{131}I 间碘苄胍（^{131}I-MIBG）治疗嗜铬细胞瘤或神经母细胞瘤、^{32}P-

胶体磷酸铬注射治疗癌性胸水和腹水、^{32}P 治疗血液病（如真性红细胞增多症等）、^{177}Lu 标记前列腺特异性膜抗原治疗前列腺癌转移灶等。其他尚有研发中的一些内照射治疗方法可见放射性核素靶向治疗。

（吴 华）

diǎn-131 zhìliáo jiǎzhuàngxiàn gōngnéng kàngjìnzhèng

[碘-131] 治疗甲状腺功能亢进症（^{131}I treatment of hyperthyroidism）

甲状腺功能亢进症是由于甲状腺腺体本身合成和分泌甲状腺激素增加，引起以神经、循环、消化等系统兴奋性增高和代谢亢进为主要表现的一组临床综合征。主要包括格雷夫斯病（Graves disease, GD）、毒性多结节性甲状腺肿（toxic multi-nodular goiter, TMNG）、甲状腺高功能腺瘤（toxic adenoma, TA），以 GD 最为常见，占所有甲状腺功能亢进症的 80% 以上，多见于青年和中年女性。

历史与背景 1941 年首次成功用人工合成的放射性核素 ^{131}I 治疗人类 GD。^{131}I 可特异性浓聚于甲状腺组织，利用其释放的 β 射线局限性破坏甲状腺组织达到控制甲状腺功能亢进症目的，同时，其释放的 γ 射线还可用于示踪测量 ^{131}I 的体内分布及代谢特征，兼顾治疗及诊断目的。

GD 是由于刺激性 TSH 受体（TSH receptor, TSHR）的自身抗体（TSHR antibody, TRAb）所致，甲状腺滤泡细胞和眼球后方的软组织皆表达 TSHR，刺激甲状腺滤泡细胞合成分泌甲状腺激素、眼外肌后眶后结缔组织增生和肿胀，引起甲状腺功能亢进症症状及 Graves 眼病（Graves' ophthalmopathy, GO）。

原理 甲状腺功能亢进症的特点是甲状腺摄取碘能力明显增加，根据甲状腺重量和摄碘情况，空腹口服一定剂量的 ^{131}I 后大部分迅速通过胃肠道吸收入血液循环，并被甲状腺选择性摄取，利用 ^{131}I 释放的 β 射线局限性破坏甲状腺组织，从而达到治疗甲状腺功能亢进症的目的。

适应证 ①GD：目前主要采用三种治疗方法，抗甲状腺药物（anti-thyroid drug, ATD）、^{131}I 治疗和手术，在选择治疗方法时应权衡利弊（表）。②TMNG 和 TA：主要采用 ^{131}I 治疗或手术。对于结节较大、需快速解决压迫梗阻症状者首选手术治疗。对于术后甲状腺功能亢进症症状持续存在或复发者首选 ^{131}I 治疗，以避免增加手术并发症的风险；对于

表 甲状腺功能亢进症治疗方法的利弊比较

方法	利	弊
^{131}I 治疗	确切控制甲状腺毒症所需时间较短；避免手术风险；避免应用 ATD 治疗的潜在不良反应	甲状腺破坏性治疗，甲减发生的可能性高；需终生服用甲状腺激素替代治疗；治疗后可出现一过性甲状腺激素升高而致甲状腺功能亢进症症状加重；具有放射性，需要进行相关辐射防护
ATD	非甲状腺破坏性治疗；药源性甲状腺功能减退（甲减）为可逆性；避免手术风险和辐射暴露	治疗持续时间较长；部分患者因药物不良反应而须停药；治疗后疾病复发比例较高
手术	迅速确切控制甲状腺毒症；避免辐射暴露；避免应用 ATD 治疗的潜在不良反应	甲状腺破坏性治疗，可于治疗后发生甲减，需终生服用甲状腺激素替代治疗；手术本身的潜在风险

¹³¹I 治疗后甲状腺功能亢进症症状持续存在或复发者，手术可作为一种替代疗法。

禁忌证 ①妊娠和哺乳者。②甲状腺功能亢进症合并甲状腺结节且可疑恶性者。③中重度活动性 GO 患者宜首选硫脲类药物治疗，轻度及非活动性 GO 者可在多学科综合治疗（multi-disciplinary team，MDT）及糖皮质激素辅助下行 ¹³¹I 治疗。④无法遵循放射性安全指导者。

治疗前准备 ①病情评估：评估甲状腺毒症程度，伴有并发症者需要 MDT 监管确保围治疗期安全。影像学评估除外可疑恶性并需要手术干预的甲状腺结节。②低碘准备：人体内稳定的碘可与 ¹³¹I 竞争进入甲状腺组织，¹³¹I 治疗前应降低体内碘负荷，控制含碘饮食，尽量避免应用含碘造影剂和药物。③除外妊娠。④缓解甲状腺毒症：β 肾上腺素能受体阻滞剂具有降低交感神经兴奋性等作用，在没有用药禁忌的情况下均可使用普萘洛尔、美托洛尔等缓解甲状腺功能亢进症症状。⑤ ATD 预治疗：¹³¹I 治疗后可引起一过性甲状腺功能亢进症症状加重，对于老年（年龄 > 60 岁）、存在并发症（如房颤、心力衰竭等）、不能耐受甲状腺功能亢进症症状的重度甲状腺毒症者，可使用 ATD，如甲巯咪唑控制甲状腺功能，保障围治疗期安全。

治疗目标 目前尚无有效针对甲状腺功能亢进症病因的治疗方法，常用三种甲状腺功能亢进症治疗方法中，除 ATD 通过抑制甲状腺激素合成控制甲状腺功能亢进症症状外，¹³¹I 治疗及手术均通过破坏甲状腺使其功能恢复正常或甲状腺功能减退后纠正至正常，即有效地控制甲状腺功能亢

进症，尽快缓解甲状腺功能亢进症的相关并发症。

治疗剂量的确定 ①固定活度法：该方法简便易行，一次缓解率较高，甲状腺功能减退发生率也较高。推荐治疗 ¹³¹I 活度，GD 为 370 ~ 740MBq（10 ~ 20mCi）；TMNG 宜在 GD 活度基础上适当增加；TA 为 555 ~ 1110MBq（15 ~ 30mCi）。②计算活度法：常用的计算公式如下：

$$^{131}I 治疗剂量（MBq 或 \mu Ci）= \frac{计划用量（MBq 或 \mu Ci/q）\times 甲状腺重量（g）}{甲状腺 ^{131}I 最高（或 24 小时）摄取率（\%）} \times 100\%$$

GD 每克甲状腺组织的常用 ¹³¹I 活度为 2.59 ~ 7.40MBq（70 ~ 200μCi），并依据病史、甲状腺质地、吸碘率及有效半衰期测定结果等做适当调整。对于 TA 和 TMNG 治疗应一次性给予充足剂量以缓解症状，为 5.55 ~ 7.40MBq（150 ~ 200μCi）/g。

围治疗期反应及处理 ①少数患者服 ¹³¹I 后可出现一过性乏力、头晕、食欲缺乏、恶心、呕吐、皮肤瘙痒、甲状腺局部肿痛等反应，常无需处理，个别可对症治疗。甲状腺功能亢进症危象是严重且罕见的早期反应，应加强 ¹³¹I 治疗前评估，以预防为主。② ¹³¹I 治疗可诱发或加重 GO，¹³¹I 治疗前有活动性突眼的患者应严格评估及预处理，尽快使甲状腺功能恢复正常并维持稳定至关重要。吸烟可诱发或加重突眼，建议患者戒烟。

疗效评价 ¹³¹I 的疗效依据甲状腺功能亢进症症状、体征、血清甲状腺素变化分为完全缓解、好转、无效及复发。6 个月后还未痊愈者，经医师评估可考虑进行

再次 ¹³¹I 治疗。通常一次治疗的治愈率在 60% 以上，两次治疗的治愈率大于 95%，有效率 100%，治愈率与不同个体的敏感性和使用的 ¹³¹I 剂量密切相关。

注意事项 服药前后 2 小时禁食，服药后可适量饮水。¹³¹I 治疗后应注意休息，避免感染、劳累和精神刺激，不要揉压甲状腺。治疗后短期内患者应避免与婴幼儿及妊娠女性密切接触，患者治疗后半年内避孕。¹³¹I 治疗后 2 ~ 3 个月复查，3 ~ 6 个月后经评估未完全缓解或复发者可考虑再次 ¹³¹I 治疗。

（林岩松）

[diǎn-131] zhìliáo fēnhuàxíng jiǎzhuàngxiàn ái

[碘 -131] 治疗分化型甲状腺癌（treatment of differentiated thyroid cancer with ¹³¹I） 甲状腺癌按病理分为乳头状癌、滤泡状癌、髓样癌和未分化癌。乳头状甲状腺癌和滤泡状甲状腺癌又称为分化型甲状腺癌（differentiated thyroid carcinoma，DTC），占甲状腺癌的 90% ~ 95%，该类甲状腺癌具有摄碘功能，是 ¹³¹I 治疗的基础。

原理 分化型甲状腺癌的原发灶和转移灶癌细胞具有正常甲状腺滤泡细胞的部分功能，其细胞膜表面具有钠 / 碘同向转运体（Na/I symporter，NIS）并具有摄碘能力，通过 NIS 将 ¹³¹I 从血液中选择性地摄入到甲状腺癌细胞及残留的正常甲状腺滤泡细胞中，利用 ¹³¹I 释放的 β 射线及其辐射生物学效应清除甲状腺癌转移灶、隐匿的甲状腺癌细胞及残留甲状腺组织，达到降低肿瘤复发及转移的目的。

DTC 患者术后分期与复发危险度分层见表 1 和表 2。

表1 分化型甲状腺癌的 TNM 分期

	T	N	M
年龄＜55岁			
Ⅰ期	任何 T	任何 N	M0
Ⅱ期	任何 T	任何 N	M1
年龄≥55岁			
Ⅰ期	T1/2	N0/Nx	M0
Ⅱ期	T1/2	N1	M0
	T3	任何 N	M0
Ⅲ期	T4a	任何 N	M0
Ⅳa期	T4b	任何 N	M0
Ⅳb期	任何 T	任何 N	M1

表2 分化型甲状腺癌的复发危险度分层

复发危险度分层	符合条件
低危	符合以下全部条件者 －无局部或远处转移 －所有肉眼所见的肿瘤均被彻底清除 －肿瘤没有侵犯周围组织 －肿瘤不是侵袭型的组织学亚型，并且没有血管侵犯 －如果该患者清甲后全身 131I 显像，甲状腺床以外没有发现碘摄取
中危	符合以下任一条件者 －初次手术病理检查可在镜下发现肿瘤有甲状腺周围软组织侵犯 －有颈部淋巴结转移或清甲后行全身 131I 显像发现有异常放射性摄取 －肿瘤为侵袭型的组织学类型，或有血管侵犯 －多发的 PTMC 伴甲状腺外侵犯和伴有 BRAFV600E 基因突变
高危	符合以下任一条件者 －肉眼下可见肿瘤侵犯周围组织或器官 －肿瘤未能完全切除，术中有残留 －伴有远处转移 －全甲状腺切除后，血清 Tg 水平仍较高 －FTC 伴有广泛血管侵犯

131I 治疗分化型甲状腺癌包含三个内容：①采用 131I 清除手术后残留的甲状腺组织，简称"清甲"治疗。②采用 131I 清除隐匿于术后残留甲状腺组织中的微小癌病灶、已侵袭到甲状腺以外的隐匿转移灶或因病情不允许或手术无法切除的潜在 DTC 病灶等，简称辅助治疗。③采用 131I 清除手术不能切除的分化型甲状腺癌转移灶，简称"清灶"治疗。

"清甲"治疗 包括以下一些方面。

适应证 ①对于术后患者应根据病理结果，综合评估是否有周围组织侵犯、淋巴结转移、远处转移以及患者的意愿等，根据评估结果确定是否进行"清甲"治疗。对存在癌组织周围组织明显侵犯（术中可见）、淋巴结转移或远处转移（如肺、骨、脑等器官）者需行 131I"清甲"治疗。②肿瘤较小（≤1cm），没有周围组织的明显侵犯、淋巴结转移及其他侵袭性特征者可不行 131I"清甲"治疗。但如果甲状腺组织已经全切，为了方便随诊，可以行 131I"清甲"治疗，这些患者残留甲状腺组织被清除后，在随访中可以通过检测甲状腺球蛋白（Thyroglobulin，Tg）及 131I 全身显像（131I whole body scan，131I-WBS），以了解 DTC 是否复发和转移，简化随诊检查内容。

禁忌证 妊娠期和哺乳期妇女；甲状腺术后创口未愈合者；计划6个月内妊娠者。

治疗前准备 ①升高血清促甲状腺激素（thyrotropin，TSH）水平至＞30mU/L。②低碘饮食2周以上（碘摄入量＜50μg/d）。③测定血甲状腺激素、TSH、Tg、甲状腺球蛋白抗体（thyroglobulin antibody，TgAb）、血常规、肝肾功能、电解质、甲状旁腺素。育龄妇女应检查血人绒毛膜促性腺激素以排除妊娠。可行颈部超声、X 线胸片或胸部平扫 CT 等检查。④可以选择行甲状腺摄 131I 率测定了解残留甲状腺组织的量，和／或行 131I 诊断性显像（＜185MBq），并在显像后72小时内实施"清甲"治疗。

治疗剂量 常规给予 131I 1.11～3.7GBq（30～100mCi）。如"清甲"前已发现有转移灶或无法切除的残留肿瘤组织，则可给予3.7～7.40GBq（100～200mCi），"清甲"的同时兼顾"清灶"治疗。对于青少年和高龄患者可酌情减少 131I 剂量。

服用 131I 方法以及注意事项 ①空腹一次口服 131I。②患者应住院隔离治疗，体内残留 131I 剂量小于或等于400MBq（10.8 mCi）方可出院。③服 131I 后适量多饮水，常含话梅或维生素 C 或咀嚼口香糖，按摩唾液腺或补液等。④口服泼尼松15～30mg/d，预防和减轻 131I 可能引起的局部水肿、疼痛等。⑤口服 131I 后2～5天做全身显像，建议采用 131I SPECT/CT 检查，可进一步提高诊断的准确性，了解有无转移灶及其摄碘功能状态，为进一步随访和治疗方案的制订提供依据。⑥口服 ^{131}I 后 24~72 小时开始口服甲状腺素，常规用药为 L-T$_4$，空腹顿服。如"清甲"前残留较多甲状腺组织者，因"清甲"的 ^{131}I 破坏甲状腺组织后使甲状腺激素释放入血，造成血液中甲状腺激素水平短期升高，故服用甲状腺素的起始时间可适当推迟。年长或伴有基础疾病者补充甲状腺素的剂量宜逐步增加。服用甲状腺素 1 个月后根据血清甲状腺激素和 TSH 水平调整剂量。⑦ ^{131}I 治疗后半年内须避孕。

随访及疗效评价 "清甲"治疗 1~3 个月应常规随诊，进行甲状腺激素、TSH、Tg、TgAb 水平监测，及时了解 Tg 变化，调整甲状腺素剂量，将 TSH 控制至相应的抑制水平。定期行颈部超声监测可疑转移淋巴结经 ^{131}I 治疗后的变化。^{131}I 治疗 6 个月后可进行评估，了解"清甲"是否成功。

成功标准 ①临床上无肿瘤存在的证据。②无肿瘤存在的 ^{131}I-WBS 和／或颈部超声证据（"清甲"治疗时 ^{131}I-WBS 未见甲状腺床外有异常摄取；或有摄取但近期的 Dx-WBS 及颈部超声均为阴性）。③抑制状态 Tg < 0.2ng/ml 和刺激状态 Tg < 1ng/ml，且 TgAb 为阴性。

再次治疗 经评估后达到上述"清甲"成功标准且未发现转移灶，则每年随访 1 次。若首次"清甲"未成功者，可再次 ^{131}I"清甲"治疗，两次"清甲"治疗间隔 5~6 个月，直至达到上述标准。若发现转移则行转移灶的 ^{131}I 治疗。

"清灶"治疗 包括以下几方面。

适应证 DTC 局部复发、转移灶或远处转移灶，无法手术切除，且病灶具备摄 ^{131}I 功能。

禁忌证 同"清甲"治疗。

治疗前准备 患者准备同"清甲"治疗。在 ^{131}I 治疗前应对患者的病情进行评估及再分期，对合并疾病进行合理处理，制订相应的治疗方案。

治疗剂量 ①颈部淋巴结转移病灶的 ^{131}I 治疗：颈部淋巴结是 DTC 最常见的转移部位，既可以发生肿瘤同侧淋巴结转移，也可发生双侧淋巴结转移。锁骨上区、纵隔区也是淋巴结转移的好发部位。经过治疗后多数患者病情得到缓解，转移的淋巴结病灶部分或全部消失。常用的 ^{131}I 治疗剂量为 3.7~5.55GBq（100~150mCi）。较大的淋巴结转移病灶宜采用手术切除，术后经评估可进一步行 ^{131}I 治疗。②肺转移的 ^{131}I 治疗：DTC 肺转移时只要病灶能摄取 ^{131}I，就是治疗的指征，但需结合评估结果制订合理治疗方案。常用的 ^{131}I 治疗剂量为 5.55~7.4GBq（150~200mCi），对 70 岁以上的高龄患者，治疗剂量不宜超过 5.55GBq（150mCi）。单发结节转移灶应首先考虑手术切除。多发小结节 ^{131}I 治疗效果较好，大多数患者经过多次治疗后转移病灶消失，达到临床治愈。多发大结节转移病灶治疗效果不如多发小结节，但大多数患者治疗后结节体积缩小，部分消失，临床病情得到明显缓解。双肺弥漫性转移者，经过多次治疗后，病情常可得到明显缓解，但由于肺组织受到弥漫性照射，可能导致肺纤维化，在多次治疗后应注意增大 ^{131}I 治疗间期，并注意预防肺部纤维化发生。③骨转移的 ^{131}I 治疗：^{131}I 对 DTC 骨转移病灶治疗的疗效不如肺转移病灶，但大部分患者经过治疗后可实现病情稳定，

部分患者的转移病灶数量可减少或消失。常用的 ^{131}I 治疗剂量为 5.55~7.4 GBq（150~200mCi）。对孤立的有症状且可切除的转移灶应考虑外科手术治疗。不能手术切除的疼痛病灶或多发骨转移时可以单独行 ^{131}I 治疗或 ^{131}I、外照射、双膦酸盐药物、粒子植入治疗等联合治疗。此外对于骨痛患者还可以给予 ^{89}Sr 等放射性药物治疗。无症状、不摄碘、对邻近关键组织结构无威胁的稳定期骨转移灶，目前无充分证据支持进行 ^{131}I 治疗。④脑转移的 ^{131}I 治疗：DTC 脑转移者预后很差。手术切除和外照射是主要治疗手段。无论转移灶是否摄取 ^{131}I，都应当首先考虑外科手术，不适合手术切除的转移灶应考虑立体定向放疗。如转移病变能聚 ^{131}I，在手术切除或外照射治疗后可考虑用 ^{131}I 治疗，但在 ^{131}I 治疗时应同时使用糖皮质激素，以减轻或预防治疗前可能 TSH 刺激下的肿瘤增大及治疗后放射性炎症反应导致的脑水肿发生，必要时同时辅以脱水治疗。^{131}I- 全身显像（^{131}I-WBS）阴性和 Tg 升高的 DTC 患者的经验性 ^{131}I 治疗：诊断剂量全身显像（Dx-WBS）阴性，而影像学检查未发现 DTC 病灶，如停用 L-T$_4$ 后患者 Tg ≥ 10μg/L 时高度提示体内有弥散的微小 DTC 病灶，可经验性给予 3.7~7.4 GBq（100~200 mCi）^{131}I 治疗。如治疗剂量全身显像（Rx-WBS）发现有摄碘功能的病灶，或治疗后 Tg 水平下降说明治疗有效，可进一步实施经验性 ^{131}I 治疗，直至病情缓解或无反应，此后以 TSH 抑制治疗为主。如 Rx-WBS 阴性，而其他影像检查发现转移灶，且 Tg 未见有效降低，提示转移灶癌细胞已转化为失分化或低分化状态，应采用其

他治疗措施。经验性治疗前可行 ^{18}F-FDG PET 显像，阳性提示病灶摄取 ^{131}I 能力差，患者预后不佳；阴性患者可行经验性 ^{131}I 治疗。

随访及疗效评价 服 ^{131}I 治疗后，早期可出现甲状腺部位肿痛、上腹不适、恶心，部分可见唾液腺肿痛，应做对症处理。较常见的后期副作用包括慢性唾液腺损伤、龋齿、鼻泪管阻塞或胃肠道反应等。弥漫性肺转移患者多次 ^{131}I 治疗可能导致放射性肺炎或肺纤维化，应注意监测患者肺功能。^{131}I 治疗罕见引起骨髓抑制、肾功能异常。^{131}I 治疗与继发性肿瘤的关系无一致结论。没有足够证据表明 ^{131}I 治疗影响生殖系统功能。

"清灶"治疗 1 ~ 3 个月应常规随诊，进行甲状腺激素、TSH、Tg、TgAb 水平监测，调整甲状腺素剂量，将 TSH 控制至相应的抑制水平。"清灶"治疗 6 个月后，可进行疗效评估。"清灶"成功标准同"清甲"成功标准。

再次清灶治疗 如治疗有效（血清 Tg、TgAb 持续下降，影像学检查显示转移灶缩小、减少），可再次"清灶"治疗。再次治疗间隔为 6 ~ 12 个月。若"清灶"治疗后血清 Tg 仍持续升高或无明显下降，或影像学检查显示转移灶增大、增多，或 ^{18}F-FDG PET 发现新增的高代谢病灶，应重新评估患者病情后决定是否继续 ^{131}I 治疗。

再次治疗的次数和累积接受的 ^{131}I 总活度没有明确的限制，根据上次治疗的效果和副作用、本次治疗希望达到的目的以及患者身体状况而定。但随 ^{131}I 治疗次数增多和 ^{131}I 的累积活度越高，发生毒副作用和并发症的风险也越高，所以应慎重评估再次治疗的风险与效益。

TSH 抑制治疗 指手术后或"清甲""清灶"治疗后应用甲状腺激素将 TSH 抑制在正常低限或低限以下的程度，实现降低甲状腺癌复发和死亡的危险性、提高患者的生存率、显著延长患者的生存时间的目的。TSH 抑制水平是 DTC 复发、转移和病死率的独立预测因素，两者间呈正相关的关系，尤其对高危 DTC 患者。临床上主要根据患者的复发危险度分层来决定 TSH 抑制的水平，中、高危 DTC 患者 TSH 抑制至小于 0.1mU/L，低危 DTC 患者 TSH 抑制在 0.1 ~ 0.5mU/L。TSH 抑制治疗期间应注意防范其副作用的风险。

分子靶向治疗 部分复发/转移性 DTC 最终转变为 ^{131}I 难治性甲状腺癌（RAIR-DTC），目前对 RAIR-DTC 的界定仍有争议。当手术、^{131}I 以及 TSH 抑制治疗无效或存在禁忌且病情呈现进展的复发/转移性 DTC 患者，可以考虑行分子靶向治疗。目前分子靶向治疗包括多激酶抑制剂及选择性激酶抑制剂在内的多种药物，如索拉非尼。治疗期间应密切观察药物的副作用。

其他治疗 对 ^{131}I 难治性甲状腺癌的患者宜采用其他治疗，如手术治疗、更严格的 TSH 抑制治疗、放射治疗、粒子植入治疗等。

（高再荣）

zhuǎnyíxìng gǔ zhǒngliú hésù zhìliáo

转移性骨肿瘤核素治疗（radionuclide therapy of metastatic bone tumor）

肿瘤骨转移是多种肿瘤晚期常见的严重并发症，约 80% 的肿瘤骨转移继发于前列腺癌、乳腺癌、肺癌。肿瘤骨转移患者有可能发生骨不良事件，包括骨痛、病理性骨折、脊髓压迫，严重影响患者的生活质量。

肿瘤骨转移的处理方法通常有镇痛、外科手术、放疗、化疗、激素疗法、双磷酸盐治疗及放射性核素治疗。

原理 骨转移灶周边的成骨细胞修复活跃，静脉注射亲骨性放射性药物后，病灶可明显浓聚放射性药物，药物发射的射线与肿瘤组织产生辐射生物效应，从而达到缓解疼痛、杀伤肿瘤细胞和提高生活质量的目的。该治疗具有全身多靶点同时治疗、镇痛作用时间长、不良反应相对较小、方法简便等优点。

治疗用放射性核素 治疗转移性骨肿瘤的放射性核素主要有 α 核素和 β 核素药物。α 核素药物以 ^{223}RaCl$_2$ 为代表，该药已获得美国 FDA 批准；β 核素药物较多，已获美国 FDA 批准的有 ^{32}P-磷酸盐、^{89}SrCl$_2$、^{153}Sm-EDTMP。研究性的药物主要有 ^{186}Re/^{188}Re-HEDP、^{117m}Sn-DTPA、^{177}Lu-MDP、^{177}Lu-EDTMP、^{177}Lu-PSMA。

中国临床应用的放射性药物主要为 ^{89}SrCl$_2$ 和 ^{153}Sm-EDTMP。^{89}Sr 是一种纯 β 射线类放射性核素，半衰期为 50.6 天，β 射线最大能量为 1.46MeV。锶与钙为同族元素，其体内代谢特点与钙相似，静脉注射后骨转移灶摄取量是正常骨的 2 ~ 25 倍。^{153}Sm 的半衰期为 46.3 小时，β 射线能量为 0.810MeV（20%）、0.710MeV（50%）和 0.640MeV（30%），组织中射程约为 3.4mm，同时发射能量为 103keV 的 γ 射线，在用于治疗的同时可进行显像，^{153}Sm-EDTMP 注射后骨转移癌病灶的摄取量约为正常骨 16 倍。

适应证 肿瘤骨转移灶，尤其是成骨性多发骨转移灶，骨扫描检查为 MDP 摄取的病灶；也可以是原发骨肿瘤病灶或伴有多发骨转移者；血红蛋白＞90g/L，白细胞＞3.5×10^9/L，血小板＞80×10^9/L。

禁忌证 绝对禁忌：妊娠或者哺乳期患者；相对禁忌证为：血细胞减少，弥散性血管内凝血，血肌酐＞180μmol/L，肾小球滤过率＜30ml/min，脊髓压迫及病理性骨折急性期患者，预期寿命较短的患者。

治疗前准备及治疗方案 治疗前需停用化疗或放疗至少2~4周。测量体重，完善骨显像、X线检查、血常规、肝肾功能、电解质和酶学检查。评估患者疼痛、睡眠、生活质量及活动能力。^{89}SrCl$_2$及^{153}Sm-EDTMP均采用静脉注射，^{89}SrCl$_2$常用剂量为148MBq（4mCi），^{153}Sm-EDTMP剂量范围按每千克体重22.2~37MBq（0.6~1mCi）。

治疗目标 减轻肿瘤性骨痛给患者带来的痛苦，改善晚期癌症患者的生活质量，并有利于抑制或杀伤肿瘤细胞。

疗效评价 治疗后应记录骨痛消失、开始缓解、缓解维持和复发的时间，患者镇痛药的用量，行为评分，X线检查骨病灶有否修复，检测血常规、碱性磷酸酶、肿瘤标志物。针对骨痛未完全缓解或复发患者，放射性核素骨转移治疗可重复多次治疗。重复治疗时间根据放射性药物的半衰期而定，^{153}Sm-EDTMP间隔4周、^{89}Sr-SrCl$_2$间隔3月以上。文献报道疼痛缓解率平均为76%，完全缓解率平均32%，起效时间2~28天者占64%，4周占90%。平均作用时间3个月，最长15个月。放射性药物也可以联合放疗、化疗和双磷酸盐治疗；其中放疗和双磷酸盐治疗可以先后分别使用，也可同时联合使用。

主要不良反应 为骨髓抑制。骨髓严重抑制的发生率较低，一般治疗后10~16天恢复。骨髓不良反应主要为CTCAE Ⅰ~Ⅱ级，Ⅲ~Ⅳ级发生率不到5%，治疗前应评估骨髓抑制的危险因素。

（李 林）

fàngshèxìng hésù wài zhàoshè zhìliáo

放射性核素外照射治疗（radionuclide external radiation therapy）

应用较固定或密封的放射源照射病变组织来治疗某些疾病的技术。简称外照射治疗。其放射性核素不被人体组织或细胞摄取。包括两种方式，第一种是放射治疗装置的放射源自体外固定距离发出的射线穿过人体正常组织到达病变处产生放射治疗作用，又称远距离（放射）治疗。第二种是利用放射性核素制成各种密封型放射源（如粒子、微球、敷贴器等），通过经皮、生理腔道（如食管、直肠、阴道等）、血管介入或手术方式将密封型放射源置于病变表面或病灶内进行持续的放射治疗，又称近距离治疗。通常放射性核素外照射治疗属于前述第二种方式。在肿瘤放射治疗学中，则按照放射源是体外还是体内将上述近距离治疗归类为内照射治疗，但是上述近距离治疗时放射性核素并未结合在病灶组织细胞内，放射性核素也不参与体内的代谢过程，射线是穿过密封金属而对病变产生辐射作用，故从治疗原理而言无论距离多近仍属于外照射治疗。

核医学应用的放射性核素外照射治疗，即利用各种密封型放射源进行近距离治疗，目前临床应用主要有以下几种：①放射性核素敷贴治疗，即用发射β射线的核素制成敷贴器（如^{90}Y、^{32}P等），治疗浅表病变，如瘢痕疙瘩、皮肤血管瘤、眼部翼状胬肉等。②放射性粒子植入治疗，用金属包封放射性核素（^{125}I或^{103}Pd）的放射性微粒源植入肿瘤内进行持续低剂量的放射治疗，主要应用于实体肿瘤如前列腺癌、肺癌、头颈部肿瘤、胰腺癌等。③^{90}Sr/^{90}Y前列腺增生治疗器经尿道或直肠治疗前列腺增生。④放射性支架防治血运重建后的血管再狭窄。⑤食管癌性狭窄腔内放射治疗。⑥脑瘤术后残腔放疗囊近距离放疗。

（吴 华）

fàngshèxìng hésù fūtiē zhìliáo

放射性核素敷贴治疗（radionuclide application therapy）

将放射性核素制成敷贴器，利用核素产生的短程射线近距离作用于病变部位，治疗某些皮肤疾病的方法。敷贴治疗方法具有简便、无创、无痛和疗效肯定等优点。

原理 当前临床应用的放射性核素敷贴主要为纯β射线敷贴，如^{90}Sr-^{90}Y和^{32}P敷贴。由于β射线电离能力强，穿透能力弱，在人体组织内射程短，大部分能量在数毫米处被吸收，患者受照射组织的范围小，可以避免产生对周围及深部组织不必要的辐射损伤。^{90}Sr-^{90}Y敷贴器释放2.2 MeV的纯β射线，在组织内最大射程为12.9mm。^{32}P的半衰期为14.3天，释放纯β射线的最大能量为1.71 MeV，组织内最大射程为8mm。^{32}P敷贴器可以根据病变形状制作相应的敷贴器，有针对性地照射靶区，有效减少周围正常组织损伤。

适应证 核素敷贴治疗可应用于瘢痕疙瘩、皮肤血管瘤、慢性局限性湿疹、鲜红斑疹、局限性神经性皮炎、局限性牛皮癣、浅表性鸡眼、寻常疣等的治疗，其中以血管瘤和瘢痕疙瘩最多见。

禁忌证 无明确禁忌证。

治疗前准备 根据病变类型、大小和形态计算治疗吸收剂量和疗程，制备敷贴器。

方法 ①瘢痕疙瘩可导致瘙痒及疼痛等不适。敷贴治疗联合手术、激光及局部注射药物，可使91%～96%的患者减轻症状。目前主张手术过后尽快（24小时内）行敷贴治疗，可早期阻断胶原合成与沉积，防止胶原过度增生，达到预防瘢痕疙瘩复发。常规治疗方案为小剂量多次治疗，一疗程总剂量为15～30Gy。治疗后随访至少4年左右，局部复发率为4%～40%。②皮肤血管瘤是婴幼儿最常见的良性肿瘤。敷贴治疗适用于草莓状血管瘤、局限的小片状鲜红斑痣、面积不大且较薄的海绵状血管瘤，以及某些混合型血管瘤（皮肤表面为主且不厚）的婴幼儿患者。其中以草莓状血管瘤及鲜红斑痣效果为佳，治疗年龄越小，效果越好。敷贴治疗联合β受体阻滞剂，如口服普萘洛尔或者局部应用马来酸噻吗洛尔，治疗效果确切，总有效率在80%～100%。一般采用分次疗法，每天或隔天一次，临床上根据患者的年龄及血管瘤类型给予不同剂量。

敷贴治疗一个疗程后未治愈或复发，可间隔2～3个月行第二疗程治疗。

不良反应 发生概率约19%。近期不良反应主要是皮肤的损伤，如皮肤红斑、发痒、皮炎（包括干性皮炎和湿性皮炎）、局部色素沉着或色素脱失、切口愈合延迟，严重者可致皮肤溃疡和萎缩等。反应严重程度与剂量、年龄、部位及患者的敏感性相关。

(李 林)

fàngshèxìng hésù jièrù zhìliáo

放射性核素介入治疗（radionuclide interventional therapy）

用介入手段（如穿刺、导管、手术植入等）将高活度的放射性药物直接送达病变部位或病变组织内的方法。简称核素介入治疗。核素介入治疗具有病变局部放疗作用强而正常组织器官损伤小的优点。

临床应用的核素介入治疗方法包括以下几种。①放射性胶体（如 $^{32}P-$ 胶体）腔内注射治疗癌症转移导致的胸水、腹水。②放射性粒子（如 ^{125}I 粒子或 ^{103}Pd 粒子）植入治疗多种实体肿瘤。③动脉内核素介入治疗，即采用血管介入技术经肿瘤供血动脉注入放射性胶体、放射性微球、放射性碘油、放射性核素标记抗体等放射性药物治疗实体肿瘤，如肝癌等。④放射性支架防治冠状动脉血运重建后的血管再狭窄。⑤放射性胶体关节腔内注射（放射性滑膜切除术）治疗各种原因所致的顽固性/复发性关节炎、关节腔积液。⑥放射性胶体腔内注射治疗囊肿性病变，如颅咽管瘤、甲状腺囊肿、颌骨囊肿等。⑦实体瘤内直接注射核素治疗。

(吴 华)

fàngshèxìng hésù qiāng nèi jièrù zhìliáo

放射性核素腔内介入治疗（radionuclide endoceliac interventional therapy）

通过腔内直接注射的方法将治疗放射性核素引入到有癌性积液的胸腹腔内达到治疗目的的方法。

原理 将发射β射线的放射性胶体经穿刺手段直接注入有癌性积液的胸腹腔内，这些放射性胶体经充分稀释后，将比较均匀地黏附在胸腹腔浆膜、间质和腔内肿瘤、胸腹水中游离的癌细胞表面，通过β射线的辐射作用杀伤、杀死癌细胞，并导致浆膜的纤维化及小血管和淋巴管的闭塞，从而抑制癌细胞的生长、缩小病灶以减少癌细胞的刺激作用，最终减缓或停止积液的产生，达到姑息治疗的作用。目前常用放射性 ^{32}P 胶体，其他如 $^{198}Au-$ 胶体或 ^{90}Y 胶体等也可用于癌性胸腹水的治疗。

适应证 ①病理学检查证实有胸腹膜转移或积液中查见癌细胞，临床及病理学证实为癌性胸腹水的患者。②胸腹水为渗出液，经反复穿刺放液或积极化疗、抗炎治疗无效。③预计生存期大于3个月的患者。④胸腹腔肿瘤切除术后，术中见淋巴转移者。⑤胸腹腔肿瘤切除术后，防止肿瘤转移或复发的预防性治疗。⑥胸腹腔内无大块肿瘤的存在。

禁忌证 ①各种非肿瘤因素如结核、肺炎、肺栓塞、胶原血管病、外伤、心脏病、肝硬化和脾功能亢进等导致的胸腹腔积液。②体积小的包裹性积液。③病情严重，有明显恶病质、贫血、白细胞或血小板减少。④体壁有伤口与胸腹腔相通或有支气管胸膜瘘及伤口渗液或无法关闭体腔者。⑤妊娠妇女和儿童。⑥浆膜内有巨大肿瘤。

治疗前准备 ①血常规和肝、肾功能检查。②经X线摄片、放射性核素 ^{99m}Tc 硫胶体（2～3mCi）显像等影像学检查证实无胸腹腔内粘连。③大量积液者应抽去一定量的积液，以免因注入胶体后短期内停止抽液造成患者难以耐受的胀痛和气急。

疗效评价 放射性胶体 $Cr^{32}PO_4$ 腔内介入治疗效果良好，但见效缓慢，明显疗效一般出现在治疗后3个月左右，此前可有咳嗽、胸痛、腹胀等症状的缓解，主要以改善症状、减轻痛苦、提高患者的生活质量为主，延长生命为辅。可通过观察胸腹水再生成的速率来判断治疗效果。①癌性胸水：治疗成功的标志是胸水再生成停止或减少，仅有某些症状的减轻而无客观体征改善则为无效。放射性胶体 $Cr^{32}PO_4$ 治疗癌性胸水的有效率为 50%～70%。②癌性腹水：疗效可分为优、良、中、差。首次治疗后 3 个月无腹水再生成为优；腹水再生成速率明显缓解，半年后需再次治疗为良；治疗后腹水再生成速率较治疗前减少约 50% 为中；治疗后腹水再生成速率较治疗前无变化或变化不大为差。放射性胶体 $Cr^{32}PO_4$ 治疗癌性腹水疗效属优、良级者的有效率为 63%～86%。

不良反应 部分患者可能出现一过性粒细胞减低、恶心等。

注意事项 ①做好治疗前的各项准备工作。②治疗中一定要将放射性胶体引入病变部位，正确变换体位，以利于放射性胶体在胸腹腔内分布均匀，使病变组织受到均匀照射。③术中不宜将放射性胶体 $Cr^{32}PO_4$ 注入胸腹腔内，可留置多根导管，待术后经导管注入胸腹腔内。

（谭 建）

guānzhuàng dòngmài zài xiázhǎi yùfáng yǔ zhìliáo

冠状动脉再狭窄预防与治疗

(prevention and treatment of coronary restenosis) 冠心病患者经皮冠状动脉介入治疗术后，冠状动脉造影复查显示血管内径再次狭窄达 50% 及以上者，称为支架内再狭窄，有 20%～40% 的经皮冠状动脉介入治疗的患者发生支架内再狭窄。

原理 将放射性核素置于血管腔内，或者将长半衰期放射性核素固定于血管支架上，放射性所发射的 β 射线或 α 射线或 γ 射线对病灶部位进行集中照射，在局部产生足够的电离辐射生物效应，从而抑制细胞增生甚至导致细胞死亡，而这种作用对增生旺盛的细胞更显著。电离辐射还能明显抑制细胞迁移及细胞外基质的合成，也能促使细胞凋亡。因此，可达到杀伤靶细胞，减少细胞外基质合成，减慢平滑肌细胞迁移以及抑制血管壁重构，预防 PTCA 术后再狭窄的发生，而邻近血管和组织吸收量低，不受影响或影响甚微。

适应证 目前没有适应证的统一标准，根据患者临床表现、病变血管的情况、照射时机、使用的治疗装置等情况而决定。对 18 岁以上成人原发冠状动脉疾病患者，单支血管、单处病变，新病变或再狭窄病变，靶病变长度适合支架范围者均可应用。

禁忌证 多支冠状动脉病变；近期（72 小时内）发生的心肌梗死，LVEF < 30%；没有保护的左主干病变；有既往胸部放射治疗史

治疗方法 整个操作过程需在心血管介入治疗科室及其有资质的心血管介入科医生的主导下按照相应规范进行，核医学科配合介入科医生制备合适的放射性核素治疗源、计算和确定治疗剂量等。

疗效评价 冠状动脉内放射治疗可有效防止 PTCA 术后再狭窄，能明显降低血管再狭窄发生率，临床应用安全可行，成功率高，短期内没有急性血管闭塞、心肌梗死、死亡及白细胞减少症等。

主要不良反应 ①血栓形成：术中可发生急性血栓，1 个月内可发生亚急性血栓，尤其 1 个月后晚期血栓的发生率较高。②边缘效应：又被形象地称为"糖果纸"现象，是指血管受照区边缘部管腔内径减少，出现再狭窄。③内皮化延迟和动脉瘤的形成：照射可使血管内皮化延迟而导致血管内皮细胞密度减低。动脉瘤的形成则与内照射引起的动脉壁内细胞亚致死性或致死性损伤、动脉壁变薄、动脉夹层延迟愈合等因素有关。

（谭 建）

fàngshèxìng wēi qiú shuānsāi zhìliáo gān'ái

放射性微球栓塞治疗肝癌

(radiological microsphere embolization in the treatment of liver cancer) 经肝动脉途径，将放射性核素微球灌注进入肝癌病灶中，通过微球所携带的核素释放电离辐射治疗肝癌的方法。是血管内肝癌介入放疗的重要方法。

原理 肝脏具有双重血供，肝癌血供 90% 以上来自肝动脉，而正常肝组织血供 25%～30% 来自肝动脉，70%～75% 来自门静脉，为肝癌肝动脉灌注内照射栓塞治疗提供了理论基础，通过肝动脉注入放射性微球多数到达肿瘤局部，可使肿瘤与非组织吸收剂量比（T/N）大于 3 倍以上，病灶部位可以达到足够的治疗剂量，且避免了病灶邻近肝组织受到不可逆的损伤。滞留于肿瘤内和周边的放射性微球发出 β 射线可以改变或破坏 DNA 及其他具有生物活性的大分子结构，引起组织坏死死亡；或者在完成有限的几次分裂之后丧失不断增生的能力引起瘤细胞程序性死亡，微球还可机械性栓塞肿瘤供血动脉，加之射线作用于肿瘤周围血管，也使血管闭塞，两者协同发挥对肿瘤的治疗作用。目前常用的放射性

微球为：①^{32}P 或 ^{90}Y- 玻璃微球。②利用离子交换反应标记的新型树脂微球。③用短半衰期 ^{166}Ho 标记的聚乳酸微球和用 ^{188}Re 标记的人体白蛋白微球是近期研究热点，这些微球在核素衰变消失后，在体内可被生物降解，不形成残留。

适应证 ①原发性肝癌或继发性肝癌，因发生部位特殊、转移范围广泛等原因不适合手术切除。②拒绝手术治疗、手术后复发及预期经该治疗后有可能实施手术治疗。③常规化疗、外照射治疗等无效或禁忌者（若近期接受化疗或外照射治疗需待不良反应消除后方能使用该法治疗）。

禁忌证 ①有明显肝－心、肝－肺分流以及严重动静脉瘘。②恶病质、严重肝肾功能不全、骨髓造血功能严重抑制及凝血功能障碍。③肿瘤巨大且血供差或有广泛坏死。④临终期患者。

治疗前准备 通常在介入放射科医生的主导下实施，其治疗前准备和治疗后处理按照介入治疗规范操作，核医学负责放射性微球的准备、剂量确定等。

灌注方法 经肝动脉灌注核素微球是实现肝癌内照射栓塞治疗最为理想的途径，主要方法有术中肝动脉给药、超声引导下经皮穿刺瘤体内给药、开腹手术门静脉穿刺给药。

疗效评价 肝癌肝动脉灌注放射性核素微球的内照射栓塞技术能发挥动脉阻断术和内照射治疗的双重作用，迅速消灭癌细胞并造成癌肿大部分坏死；且放射性核素能在局部形成高剂量的靶区辐射，对肿瘤周围的正常肝组织损伤较小，提高了肝组织对放射性核素的耐受性；术前应用可以减少肿瘤播散、转移，对中晚期患者使用该法治疗可以缓解症

状，提高生存率，同时也可以缩小肿瘤以利于二期手术切除；是一种安全、有效、可行的方法，尤其对于原发性、富血管的肝癌，表现出很好的治疗效果，分区模型的建立和应用可在术前预测肿瘤、非瘤肝组织及肺内的吸收剂量，有效估计患者术后并发症发生的危险性，保证治疗安全、有效、重复进行。

不良反应 主要包括低热、恶心、食欲缺乏、右上腹部疼痛，部分患者有一过性转氨酶升高和黄疸等。严重的副作用是微球通过分流或动－静脉瘘进入其他脏器致相应的脏器损伤。如果放射性微球进入胃肠道可以引起消化道出血和溃疡，严重者需要手术治疗。如果放射性微球进入肺脏，可以引起不可逆转的肺梗死、肺水肿和肺纤维化等。高剂量内照射可以引起严重的骨髓抑制、放射性肝炎和放射性肺炎。由于肝－肺分流或肝－胃肠道分流的存在，内照射对肝功能异常者特别是凝血时间异常或晚期患者慎用。

（谭 建）

fàngshèxìng lìzǐ zhírù zhìliáo

放射性粒子植入治疗（radioactive seeds implantation therapy）

通过穿刺等介入途径，将封装于金属粒子内的长半衰期放射性核素（常用 ^{125}I 粒子）按照计划剂量永久性植入到肿瘤病灶内，通过放射性粒子持续发射的电离辐射，达到治疗肿瘤目的的方法。

原理 将一定活度的放射性核素标记在胶体、微球或金属丝上，然后密封在钛合金外壳中制成体积很小的（微型）针状或颗粒状的放射源即放射性粒子。经手术或借助影像学的引导将放射性粒子种植入肿瘤实体内或受肿瘤侵犯的组织中，包括肿瘤淋巴

扩散途径的组织。利用放射性粒子持续发射的 β 射线或 / 和 γ 射线，经低剂量率连续辐射作用，杀死肿瘤细胞或抑制肿瘤细胞生长，以消除、控制肿瘤的发展，达到治疗或缓解症状的目的，而正常组织不受损伤或仅有微小损伤。

适应证 ①多种原发性恶性实体肿瘤，如前列腺癌、乳腺癌、肺癌、肝癌、胆管癌、胃癌、肠癌、甲状腺癌、舌癌及头颈和颅内肿瘤等，尤其适用于无法用其他方法治疗、已经广泛转移而又不能手术或暂不能手术者。②肿瘤范围广泛而且入侵周围组织不能完全切除。③局部或区域性癌的延伸扩散部分，特别是侵入重要组织难以手术切除。④经外照射治疗因剂量或耐受等原因仍残留局部病灶。⑤孤立的转移或复发癌灶。

禁忌证 ①侵犯大血管或靠近大血管并有感染的肿瘤。②处于溃疡性恶化的肿瘤。③质脆、血管丰富而又多源供血的肿瘤及某些肉瘤。④发生广泛转移或蛛网膜下腔种植及颅内高压的颅脑肿瘤。⑤估计不能存活至疗效出现的患者。

治疗前准备 ①患者常规检查肝肾功能、血常规、出凝血时间等。②应用粒子治疗计划系统，基于 CT、MRI 或 PET/CT 影像获取肿瘤病灶信息，根据肿瘤体积准确计算和计划植入的粒子数量及辐射剂量。③对粒子进行装夹、消毒处理备用。④如果采用模板法种植，则事先需要根据患者的个体情况制作模板。

粒子植入方法 放射性粒子植入的方法有 3 种。①直视手术植入：即手术切除肿瘤后，在手术部位及可能有转移又无法切除

或可能发生转移的部位将粒子植入组织间。②以 X 线检查、超声等影像手段导向经皮穿刺或通过内镜穿刺将粒子植入肿瘤实体内。③模板种植或 3D 打印模板种植。

粒子的放置又有永久性植入和暂时性植入之分。常用永久性植入的放射性核素有 ^{125}I、^{198}Au、^{103}Pd 等。常用非永久性植入的放射性核素有 ^{226}Ra、^{192}Ir、^{60}Co、^{137}Cs。

美国近距离治疗学会和中华医学会的建议：放射性粒子植入前必须应用放射性粒子治疗计划系统（treatment planning system，TPS）制订治疗计划，观察剂量分布，计算肿瘤最小周边剂量或匹配周边剂量，提供剂量体积直方图，调整导针及粒子位置等。治疗前计划要求处方剂量分布符合双 90% 定律，即 90% 以上靶区受到 90% 处方剂量的照射。

放射性粒子植入治疗早期主要用于前列腺癌治疗，CT 引导技术的引入，大大提高了粒子植入治疗精度和应用范畴，使之进一步拓展至如肺癌等的体部放射性粒子植入；而 3D 打印技术的出现，使粒子植入治疗精度进一步提高，并有效实现了术前计划设计要求，使粒子植入治疗成为可计划、可优化和可评估的技术，在很大程度上发展了放射性粒子植入领域。

疗效评价 放射性粒子植入治疗前列腺癌、胰腺癌、肝癌、脑胶质瘤、乳腺癌、肺癌、胸壁肿瘤及头颈肿瘤等，疗效肯定。表现为症状改善，肿瘤缩小甚至消失，转移和复发减少，生存率提高。

不良反应 较少，部分有一过性乏力、白细胞减少、胃肠不适。放射性粒子植入治疗胰腺癌最常见的并发症为胰瘘，少见出血、感染、粒子移位成肺栓塞等。前列腺癌患者植入后，可有骨盆和大腿不适感；少数出现尿道阻塞、尿道刺激症状加重或性功能障碍；偶见尿道坏死、直肠溃疡等。在临床应用中值得注意的有放射性粒子的丢失、放射性粒子的迁移、对正常组织的损伤。

（谭 建）

fàngshèxìng hésù fēnzǐ bǎxiàng zhìliáo

放射性核素分子靶向治疗

（radionuclide molecular targeted therapy） 利用放射性核素标记的药物能靶向性浓聚在病变组织中的特性，利用放射性药物衰变过程中产生的射线近距离照射病变组织，通过其产生的电离辐射生物效应实现无创性靶向治疗目的的方法。

放射性核素分子靶向治疗始于 20 世纪 40 年代 ^{131}I 成功用于甲状腺疾病的治疗，此后历经 80 年的研究探索，已成为临床重要的治疗手段之一。特别是近年来 ^{177}Lu-DOTATATE 治疗神经内分泌肿瘤及 ^{177}Lu-PSMA 治疗去势抵抗型前列腺癌的临床应用和研究，进一步促进了核素分子靶向治疗的发展。2017 年 NETTER-1 临床试验证实了 ^{177}Lu-DOTATATE 治疗中肠神经内分泌肿瘤良好的有效性及安全性，基于该研究结果美国食品药品监督管理局（FDA）于 2018 年批准了 ^{177}Lu-DOTATATE 用于治疗生长抑素受体阳性的胃肠胰神经内分泌肿瘤。

放射性核素内照射引起生物效应的机制至今尚未完全阐明，目前的研究认为，射线可作用于 DNA 实现抑制或杀伤病变细胞的作用，DNA 是对射线最敏感的物质，放射性核素衰变过程中产生的射线可导致 DNA 单链、双链断裂，DNA 交联和 DNA 碱基损伤，DNA 断裂及合成障碍则会触发有丝分裂障碍或细胞凋亡继而引起细胞死亡；此外，射线的作用还可引起水分子的电离和激发，形成各种活泼的活性氧及自由基通过其细胞毒性作用达到内照射治疗的目的。

根据衰变发出的射线不同，可将治疗性核素分为 3 类：第一类是发射 β 射线的核素，如 ^{131}I、^{177}Lu 等，射程范围从数十至数百个细胞直径，根据射程可分为：短射程 < $200\mu m$，中射程 $200\mu m$ 至 1mm，长射程 > 1mm；第二类是发射 α 射线的核素，射程约为 10 个细胞直径的距离，$50\sim90\mu m$，如 ^{223}Ra；第三类是通过电子俘获或内转换发射俄歇电子或内转换电子，射程多为 10nm，只有当衰变位置靠近 DNA 时才能产生治疗作用，但该特征对于降低放射性核素靶向治疗的不良反应非常有利，如 ^{125}I。根据放射性化合物所靶向的配体不同，又可将放射性核素分子靶向治疗分为放射免疫治疗、受体介导的放射性核素靶向治疗、基因转染介导核素靶向治疗等。

放射性核素分子靶向治疗所使用的化合物通过合适的放射性核素标记后还可用作诊断性显像，即可实现诊疗一体化，通过在体分子影像指导更加精准的放射性核素分子靶向治疗，例如 ^{68}Ga-PSMA PET/CT 与 ^{177}Lu-PSMA 诊疗一体化。

（林岩松）

[lǔ-177]-PSMA zhìliáo qiánlièxiàn ái

[镥-177]-PSMA 治疗前列腺癌

（^{177}Lu-PSMA treatment of prostate cancer） 前列腺癌是老年男性常见的恶性肿瘤，睾丸切除或药物去势是前列腺癌的重要治疗方法，但部分患者在治疗过程中进展为去势抵抗性前列腺癌（castration-resistant prostate carcinoma，CRPC），此类患者预后差、死亡率高。

历史与背景 自 2004 年多西他赛被批准作为一线化疗药物以来，新型雄激素抑制剂——阿比特龙、放射性药物 ^{223}Ra 相继进入临床应用，尽管在 CRPC 治疗方面取得了一定的进展，但患者最终仍会出现疾病进展。前列腺特异性膜抗原（prostate-specific membrane antigen，PSMA）是一种 II 型跨膜蛋白，特异性表达于前列腺上皮细胞，并于前列腺癌组织高表达，尤其是转移性或 CRPC 中表达水平更高，这一特征使得 PSMA 可成为前列腺癌治疗的分子靶点。肽受体介导的放射性核素治疗（peptide receptor radionuclide therapy，PRRT）是通过放射性核素标记的配体特异性的与肿瘤细胞上的受体结合以达到治疗目的的治疗方式。^{177}Lu-PSMA 是一种小分子抑制剂，可与 PSMA 高度结合，通过 ^{177}Lu 衰变产生的 β 粒子射线达到治疗 CRPC 的目的，同时发射的低能 γ 射线，可以用于全身 SPECT 显像诊断和治疗的评估。

适应证 ①病理证实的转移性 CRPC。②标准化治疗（紫杉烷类化疗和第二代抗雄激素治疗）后疾病进展（依据实体瘤评价标准 1.1 进行评估）。③ ^{68}Ga-PSMA PET/CT 显像确认病灶 PSMA 高表达。④预计生存期超过 3 个月。

禁忌证 ①肾小球滤过率（GFR）低于 40ml/min。②中性粒细胞计数 $< 1.5 \times 10^9$/L。③血小板计数 $< 75 \times 10^9$/L。④血红蛋白浓度 < 90g/L 或清蛋白浓度 < 25g/L 或更低。

治疗前准备 ^{177}Lu-PSMA 治疗前应根据患者个体情况嘱患者喝水充分水化（1.5L）或予静脉补液充分水化。

治疗剂量的确定 应充分考虑患者的肿瘤负荷、体重及肾功能。给予的治疗剂量可从 6GBq 开始调整：如果有超过 20 个病灶，则增加 1GBq；如果少于 10 个病灶，则减少 1GBq；如果体重大于 90kg 或 GFR 大于 90ml/min，则每个因素增加 0.5GBq；如果重量低于 70kg 或 GFR 小于 60ml/min，则每个因素减少 0.5GBq。

疗效评价 ①监测血清肿瘤标志物 PSA。②CT 或 MRI 监测病灶形态改变，并依据实体瘤评估标准（RECIST1.1）评估疗效。③ ^{68}Ga-PSMA PET/CT 显像评估病灶治疗后 PSMA 表达水平。

不良反应监测 监测全血细胞计数、肾功能。

一次 ^{177}Lu-PSMA 治疗后 6~8 周，如前次治疗有效且患者无明显禁忌证，可行再次 ^{177}Lu-PSMA 治疗。

（林岩松）

[lǔ-177]-DOTATATE zhìliáo shénjīng nèifēnmì zhǒngliú

[镥-177]-DOTATATE 治疗神经内分泌肿瘤（^{177}Lu-DOT-ATATE treatment of neuroendocrine tumor）

神经内分泌肿瘤（neuroendocrine tumors，NETs）泛指所有起源自神经内分泌细胞的肿瘤。近年来其发病呈上升趋势，特别是中肠和胰腺 NETs 的发病率。约 72% 的 NETs 发生在胃肠道结构中，约 25% 来自支气管及肺。

历史与背景 手术切除是 NETs 的主要治疗方式，但 NETs 常常在局部进展或转移时才被发现，因而失去手术治疗的机会。奥曲肽和兰瑞肽是两种最常用的生长抑素类似物，它们在控制有症状和无症状的 NETs 中起着重要作用，被视为一线治疗方法。然而，晚期进展性 NETs 的患者常需要额外的治疗，包括使用肽受体放射性核素疗法（peptide receptor radionuclide therapy）。因大多数 NETs 细胞过度表达生长抑素受体（somatostatin receptor，SSTR），使得基于 SSTR 的 PRRT 治疗成为可能。自 20 世纪 90 年代 ^{111}In- 奥曲肽开启了 PRRT 治疗 NETs 的临床研究，到近期 NETTER-1 临床试验采用 ^{177}Lu-DOTATATE 治疗中肠神经内分泌肿瘤，已证实以 SSTR 为靶点的 PRRT 治疗 NETs 的有效性及安全性，其中 ^{177}Lu-DOTATATE 于 2018 年被 FDA 批准用于胃肠胰神经内分泌肿瘤的治疗，2018 版 NCCN 指南也提出对于生长抑素显像阳性，奥曲肽/兰瑞肽治疗后进展的 NETs 可考虑 ^{177}Lu-DOTATATE 治疗。

适应证 ①病理证实的 NETs，优选 G1 及 G2 级 NETs。②病灶已无法手术切除。③生长抑素受体显像确认病灶 SSTR 高表达。④预计生存期超过 3 个月。

禁忌证 ①妊娠和哺乳期。②肾功能损伤（肌酐清除率小于 40~50ml/min）。③骨髓抑制：白细胞计数 $< 2 \times 10^9$/L，血小板计数 $< 75 \times 10^9$/L，血红蛋白 < 80g/L。④严重的肝功能损伤：总胆红素大于 3 倍上限。

治疗前准备 ①拟行 PRRT 治疗前 4~6 周应停用长效生长抑素制剂，短效生长抑素制剂提前 24 小时停用。②实验室检查：检查肝肾功能、全血细胞计数、嗜铬粒蛋白 A 和/或其他增高的肿瘤标志物。③肾脏通常是 PRRT 治疗的剂量限制器官。进行 PRRT 治疗的同时，输注含有赖氨酸和精氨酸的氨基酸溶液以减少肾脏辐射吸收剂量。

治疗剂量的确定　建议剂量为 5.55～7.4GBq（150～200mCi）；建议疗程为 3～5 个疗程；疗程间隔时间为 6～12 周。

疗效评价　①血清肿瘤标志物：嗜铬粒蛋白 A 等。②CT 监测病灶形态改变，并依据实体瘤评估标准（RECIST1.1）评估疗效。③生长抑素受体显像评估病灶治疗后 SSTR 表达水平。

不良反应监测　监测全血细胞计数、肾功能。

（林岩松）

fàngshèxìng hésù zhìliáo bìngfáng

放射性核素治疗病房（radionuclide treatment ward）

具有完善的辐射防护措施、专门为收入院进行放射性核素治疗患者开设的专用病房单元。放射性核素治疗病房与其他病房的主要区别在于对患者实施了包括放射性药物治疗在内的治疗方案，在患者治疗和管理过程中应注意辐射防护和安全问题。

住院治疗对象　①患者一次性使用的放射性药物活度超过了相关的剂量约束或剂量限值标准。②放射性核素治疗的种类、方式和时间必须住院方能进行和完成者。③病情需要住院观察者。④患者居住条件和周围环境不能满足门诊放射性核素治疗的防护要求。

病房建设基本要求　①病房设计方案需取得卫生管理部门和环保部门的许可，分区合理，便于管理。②病房入口应设立电离辐射警示标志。③病床之间间隔 1.5m 以上，且两床间需设置铅屏风等屏蔽体。④病房中应配备对讲、监控等设施。⑤应设有专用房间储存患者使用过的衣服被褥，并放置相应的安全时间后进行洗涤。⑥放射性药物分装、服药应有专用房间，并尽量设置在病房的一端，以尽量缩短患者服药后行走距离。放射性药物的分装操作应采用自动分装方式，[131]I 给药操作宜采用自动或遥控给药方式。⑦在患者的床头卡或病房门卡上注明所使用的放射性药物的种类、放射性活度及使用日期。⑧病房内应设患者专用厕所，患者排泄物应全部进入放射性废液衰变池，衰变池应合理布局，并有防泄漏措施。⑨粒籽植入的患者宜使用临时专用病房。如无专用病房，患者床边 1.5m 处应划为临时控制区。控制区入口处应有电离辐射警示标志，除医护人员外，其他无关人员不应入内。⑩医护人员查房，家属成员如需长时间陪护应与患者保持 1m 以上的距离。⑪粒籽植入治疗室应配备铅衣、铅玻璃眼镜、铅围裙等防护用品，数量应满足工作需求。植入治疗室与贮存室应分开。粒籽植入治疗室应配备辐射监测仪器，手术结束后应对手术区域进行检测，以排除粒籽源在手术植入过程中的遗漏。⑫接受 [131]I 治疗的患者，应在其体内的放射性活度降至 400MBq 或距离患者体表 1m 处的周围剂量当量率每小时不大于 25μSv 方可出院，以控制该患者家庭与公众成员可能受到的照射。对接受其他放射性药物治疗的患者仅当患者体内放射性活度低于相应的剂量限制要求时才能出院。

（高再荣）

索　引

条 目 标 题 汉 字 笔 画 索 引

说　明

一、本索引供读者按条目标题的汉字笔画查检条目。

二、条目标题按第一字的笔画由少到多的顺序排列，按画数和起笔笔形横（一）、竖（丨）、撇（丿）、点（、）、折（乛，包括丁乚𡿨等）的顺序排列。笔画数和起笔笔形相同的字，按字形结构排列，先左右形字，再上下形字，后整体字。第一字相同的，依次按后面各字的笔画数和起笔笔形顺序排列。

三、以拉丁字母、希腊字母和阿拉伯数字、罗马数字开头的条目标题，依次排在汉字条目标题的后面。

条 目 外 文 标 题 索 引

内 容 索 引

说 明

一、本索引是本卷条目和条目内容的主题分析索引。索引款目按汉语拼音字母顺序并辅以汉字笔画、起笔笔形顺序排列。同音时，按汉字笔画由少到多的顺序排列，笔画数相同的按起笔笔形横（一）、竖（丨）、撇（丿）、点（丶）、折（乛，包括丁乚乀等）的顺序排列。第一字相同时，按第二字，余类推。索引标目中夹有拉丁字母、希腊字母、阿拉伯数字和罗马数字的，依次排在相应的汉字索引款目之后。标点符号不作为排序单元。

二、设有条目的款目用黑体字，未设条目的款目用宋体字。

三、不同概念（含人物）具有同一标目名称时，分别设置索引款目；未设条目的同名索引标目后括注简单说明或所属类别，以利检索。

四、索引标目之后的阿拉伯数字是标目内容所在的页码，数字之后的小写拉丁字母表示索引内容所在的版面区域。本书正文的版面区域划分如右图。

a	c	e
b	d	f

本卷主要编辑、出版人员

执行总编　谢　阳

编　　审　谢　阳

责任编辑　吴翠姣

索引编辑　赵　健

名词术语编辑　陈丽丽

汉语拼音编辑　曾爱英

外文编辑　刘　婷

参见编辑　杨　冲

责任校对　苏　沁

责任印制　陈　楠

装帧设计　雅昌设计中心·北京